誰にでも理解できる
緩和ケアの実践書

編集
花岡 一雄
東京大学名誉教授
JR東京総合病院名誉院長
東邦大学客員教授

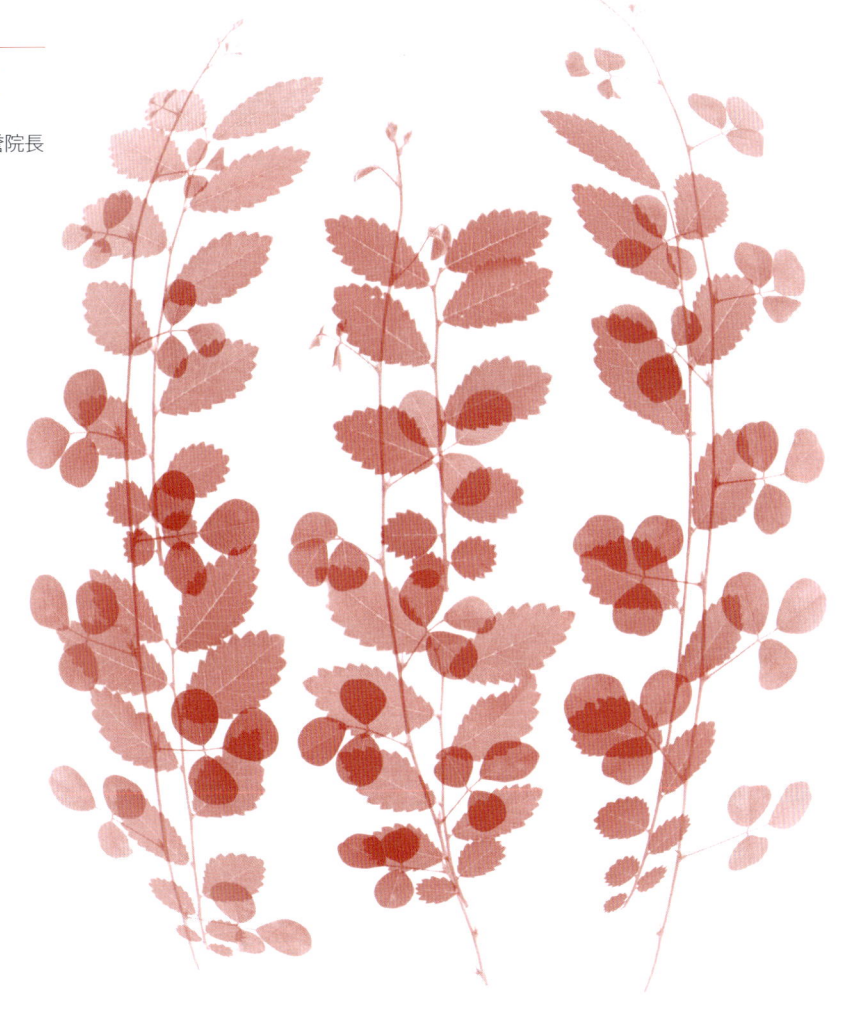

克誠堂出版

執筆者一覧

(敬称略・執筆順)

表　　圭一	社会医療法人禎心会病院ペインクリニックセンター
橋本　龍也	島根大学医学部附属病院緩和ケアセンター
齊藤　洋司	島根大学医学部麻酔科学教室
佐藤　哲観	弘前大学医学部附属病院麻酔科緩和ケア診療室
大西　佳子	京都府立医科大学疼痛・緩和医療学講座
細川　豊史	京都府立医科大学疼痛・緩和医療学講座
佐伯　　茂	日本大学医学部麻酔科学系麻酔科学分野
田邉　　豊	順天堂大学医学部附属練馬病院麻酔科・ペインクリニック
山口　重樹	獨協医科大学麻酔科学教室
白川　賢宗	獨協医科大学麻酔科学教室
Donal R. Taylor	獨協医科大学麻酔科学教室
井手　康雄	埼玉医科大学病院麻酔科
有田　英子	JR東京総合病院麻酔科・痛みセンター／日本大学医学部麻酔科学系麻酔科学分野
松田　陽一	大阪大学大学院医学系研究科麻酔・集中治療医学講座
林　　章敏	聖路加国際病院緩和ケア科
川股　知之	和歌山県立医科大学麻酔科学教室
後閑　　大	日本大学医学部麻酔科学系麻酔科学分野
具志堅　隆	協愛病院麻酔科・ペインクリニック
柴田　政彦	大阪大学大学院医学系研究科疼痛医学寄附講座
矢島　　直	JR東京総合病院麻酔科
木村　　哲	秋田大学大学院医学系研究科医学専攻病態制御医学系麻酔・蘇生・疼痛管理学講座
西川　俊昭	秋田大学大学院医学系研究科医学専攻病態制御医学系麻酔・蘇生・疼痛管理学講座
住谷　昌彦	東京大学医学部附属病院緩和ケア診療部／麻酔科・痛みセンター
山内　照夫	聖路加国際病院オンコロジーセンター
篠原　　仁	東京慈恵会医科大学麻酔科学講座
下山　恵美	帝京大学ちば総合医療センター麻酔科
下山　直人	東京慈恵会医科大学腫瘍センター緩和ケア室

執筆者一覧

(敬称略・執筆順)

小川　節郎	日本大学総合科学研究所
原　　聡	原クリニック
河西　　稔	医療法人宏徳会安藤病院ペインクリニックセンター
山口　敬介	順天堂大学医学部麻酔科学・ペインクリニック講座
井関　雅子	順天堂大学医学部麻酔科学・ペインクリニック講座
益田　律子	東海大学医学部付属八王子病院麻酔科
橋口さおり	慶應義塾大学病院緩和ケアセンター
大熊　加惠	東京大学医学部附属病院放射線科
中川　惠一	東京大学医学部附属病院放射線科
吉澤　明孝	医療法人社団愛語会要町病院副院長緩和ケア内科
吉澤　孝之	医療法人社団愛語会要町病院院長呼吸器内科
世良田　和幸	昭和大学横浜市北部病院
楳田　高士	関西医療大学・大学院
森本　昌宏	近畿大学医学部麻酔科学講座
佐藤　　智	八戸市立市民病院緩和医療科
渡邊　茂子	元 JR 東京総合病院緩和ケア科
行田　泰明	医療法人社団淳友会わたクリニック
佐久間　詠理	医療法人社団淳友会わたクリニック
渡邉　淳子	医療法人社団淳友会わたクリニック

序　文

　2007年4月より施行されたがん対策基本法により，医療界における緩和ケアに対する理解が深まってきたとはいえ，まだまだ十分とはいえない。

　そのような中で，2010年5月に刊行された「癌性疼痛」（克誠堂出版刊）は，For Professional Anesthesiologists シリーズとして大変好評であり，今回，増刷もされている。この「癌性疼痛」は，内容的にはかなり高度であり，専門的な緩和ケアの対策としては大いに役立つ名著である。

　しかしながら，がん対策基本法が施行されて，5年経過した2012年にがん対策推進基本計画の見直しがなされ，"治療の初期段階からの緩和ケアの実施" を "がんと診断されたときからの緩和ケアの推進" と変更された。このことは，がんと診断されたときに医療従事者が患者に対して "緩和ケア" について分かりやすく，誰もが十分に理解できるように平易に説明することが基本となる。また，緩和ケアは，診断，治療，在宅医療など，さまざまな場面で切れ目なく実施されることが必要とされている。

　現在，わが国における医療用麻薬の使用量が先進諸国よりかなり少ないために，緩和ケアの浸透性が悪いと判断され，緩和ケアが，がん医療において十分に果たされていないことが推測された。すなわち，医療者間で，がん医療における緩和ケアの重要性の認識がまだまだ不足している，また国民に対して緩和ケアを正しく周知すること，および正しく理解してもらうという基本的な事項が進んでいないと考えられた。

　多くの医師が "もう治療法がありません。緩和ケアかホスピスへ" という言葉を使うという話もあるように，一般社会においても "緩和ケア" は，もう手立てのない最後の医療手段のようにとらえられることが多い。緩和ケアは決して終末期医療ではないことを，訴えていく必要がある。そして，がん診療に緩和ケアを組み入れた診療体制にしていくことが重要である。

　現在，医師を対象に緩和ケア研修が全国で実施されている。年間約1万人が受講しており，約5万人がすでに受講した。しかしながら，医師全員が受講するには，20年以上も必要である。と同時に，一般病棟の看護師にも緩和ケア研修の必要性が考慮されている。本書は，このような背景を鑑み，医療者（医師，看護師，薬剤師，臨床工学士，臨床心理士，放射線技師，理学療法士，など）全員を読者対象として考えて，その全員によく分かるような内容と表現で記述することを心がけた。

　本書が，わが国における緩和ケアのさらなる推進に役立てれば幸いである。

　　　　2015年4月1日

　　　　　　　　　　　　　　　　　　　　　　東京大学名誉教授
　　　　　　　　　　　　　　　　　　　　　　JR東京総合病院名誉院長　　花岡　一雄
　　　　　　　　　　　　　　　　　　　　　　東邦大学客員教授

目 次

基礎編

I がん性疼痛はなぜ起きるか ……… 表　圭一　1
はじめに／3
A　侵害受容性の痛み／3
B　神経障害性の痛み／7
C　内臓の痛み／8
D　骨の痛み／9
おわりに／12

II がん性疼痛をどのように理解すればよいのか ……… 橋本　龍也／齊藤　洋司　13
はじめに／15
A　トータルペイン（全人的苦痛）とは／15
B　身体的苦痛／15
C　精神的苦痛／15
D　社会的苦痛／16
E　スピリチュアルペイン（霊的苦痛）／17

III がん疼痛の評価方法 ……… 佐藤　哲観　21
はじめに／23
A　痛みを評価することの重要性／23
B　痛みの評価方法／23
C　痛み治療に対する反応を評価する／29
D　痛み治療を行ううえでのバリアを探索する／29
まとめ／29

臨床編

I　身体的苦痛に対する薬物療法 ……………………………………………… 31

　A．非ステロイド性抗炎症薬（NSAIDs）…………… 大西　佳子／細川　豊史　33
　　　はじめに／33
　　　A　作用機序／33
　　　B　NSAIDs の薬理作用／35
　　　C　NSAIDs の副作用／36
　　　D　NSAIDs の分類／37
　　　E　がん性疼痛治療における NSAIDs 使用のコツとポイント／38
　　　F　神経障害性疼痛と NSAIDs／40
　　　おわりに／40

　B．アセトアミノフェン…………………………………………… 佐伯　茂　42
　　　はじめに／42
　　　A　アセトアミノフェンの歴史／42
　　　B　構造式と薬物動態／43
　　　C　作用機序／44
　　　D　アセトアミノフェンの薬物動態／44
　　　E　本邦でがん性疼痛に使用が可能な製剤／45
　　　F　がん性疼痛におけるアセトアミノフェン／46
　　　G　副作用／46
　　　H　薬物相互作用／47
　　　I　アセトアミノフェン中毒の治療／47
　　　おわりに／47

　C．コルチコステロイド………………………………………… 田邉　豊　49
　　　はじめに／49
　　　A　コルチコステロイドの作用機序と薬理作用／49
　　　B　コルチコステロイドの種類／50
　　　C　適用となる病態／50
　　　D　コルチコステロイドの投与法／51
　　　E　副作用と対策／52

D. オピオイド

1 弱オピオイド：コデイン／ジヒドロコデイン／トラマドール ……………… 山口　重樹／白川　賢宗／Donal R. Taylor　55
はじめに／55
- A　コデインリン酸塩水和物（コデイン）／55
- B　ジヒドロコデインリン酸塩（ジヒドロコデイン）／58
- C　トラマドール塩酸塩（トラマドール）／59
- D　CYP2D6 とコデイン，ジヒドロコデイン，トラマドール／62

2 拮抗性鎮痛薬：ペンタゾシン／ブプレノルフィン ………… 井手　康雄　65
はじめに／65
- A　ペンタゾシン／65
- B　ブプレノルフィン／67

まとめ／68

3 強オピオイド：モルヒネ …………………………………………… 有田　英子　70
はじめに／70
- A　モルヒネの作用と特徴／70
- B　モルヒネ製剤の適用と種類／72
- C　モルヒネ製剤の適用および禁忌と注意すべき併用薬／78

おわりに／80

4 強オピオイド：オキシコドン …………………………………… 松田　陽一　82
はじめに／82
- A　オキシコドンの特徴／82
- B　オキシコドンを投与するときの注意点／85
- C　各種オキシコドン製剤の投与法／86

5 強オピオイド：フェンタニル ……………………………………… 林　章敏　90
はじめに／90
- A　フェンタニルの特徴／90
- B　フェンタニルの pharmacodynamics（薬力学）／90
- C　フェンタニルの pharmacokinetics（薬物動態学）／90
- D　フェンタニルの特徴（ほかのオピオイドとの比較）／90
- E　フェンタニルの臨床／92
- F　フェンタニル貼付剤を使用する際のケアの留意点／97
- G　フェンタニルの耐性について／97

E. 鎮痛補助薬

**1 抗うつ薬：アミトリプチリン／デュロキセチン／
ミルナシプラン** ………………………………………………… 川股　知之　100

はじめに／100
A　抗うつ薬の種類と特徴／100
B　抗うつ薬の鎮痛機序／102
C　投与方法／103
D　化学療法による末梢神経障害に対する抗うつ薬の鎮痛効果／106

2 抗不安薬 ……………………………………………………………… 後閑　　大　108

はじめに／108
A　がん性痛と痛みの閾値／108
B　緩和ケアの鎮痛補助薬／109
C　抗不安薬の意義／110
D　ベンゾジアゼピン系薬物の薬理作用／110
E　セロトニン作動性薬物の薬理作用／111
F　実際の使用方針／111
G　抗不安薬の副作用／112
おわりに／113

3 抗痙攣薬 ……………………………………………………………… 具志堅　隆　114

はじめに／114
A　主な抗痙攣薬／114
B　実践──抗痙攣薬の選択／118
おわりに／121

4 抗不整脈薬：リドカイン／メキシレチン ……………………… 柴田　政彦　123

はじめに／123
A　歴　史／123
B　抗不整脈薬がなぜ痛みに効くのか？／123
C　抗不整脈薬の利点／124
D　抗不整脈薬の欠点／125
E　適　用／125
F　投与方法／125
G　副作用／126

5 NMDA 受容体拮抗薬 ……………………………………… 矢島　　直　**127**
　　はじめに／127
　　　A　ケタミン（ケタラール®）／128
　　　B　デキストロメトルファン（メジコン®）／129
　　まとめ／129

6 α₂受容体アゴニスト ……………………………… 木村　　哲／西川　俊昭　**131**
　　はじめに／131
　　　A　α₂受容体アゴニストの作用／131
　　　B　代表的α₂受容体アゴニスト：デクスメデトミジンとクロニジン／132
　　　C　緩和ケア領域におけるα₂受容体アゴニストの有用性／133
　　まとめ／136

7 末梢神経障害性疼痛治療薬 ……………………… 住谷　昌彦／山内　照夫　**139**
　　はじめに／139
　　　A　プレガバリン／139
　　　B　プレガバリンの使用方法／140
　　　C　緩和医療においてプレガバリンが果たす役割／140
　　　D　ワクシニアウイルス接種家兎炎症皮膚抽出液含有製剤
　　　　　（ノイロトロピン®）／142
　　　E　緩和医療においてノイロトロピン®が果たす役割／143

II　WHO方式がん性疼痛治療法 … 篠原　　仁／下山　恵美／下山　直人　**145**
　　はじめに／147
　　　A　WHO方式がん性疼痛治療法の歴史・社会的背景／147
　　　B　WHOがん性疼痛治療指針／148
　　　C　WHO方式と実際／151

III　オピオイドの使い方の基本的概念 ……………………………… 小川　節郎　**155**
　　はじめに／157
　　　A　オピオイドについて"知る"必要性／157
　　　B　オピオイドの基本的薬理学／157
　　　C　オピオイドに対する患者の意識と対応／158
　　　D　オピオイドによる治療の開始時期／159
　　　E　オピオイド投与経路について／160

　　　　F　オピオイド継続中における疼痛管理／162
　　　　G　特殊な病態におけるオピオイドの使用／163
　　　　H　オピオイド・ローテーション／163

IV　オピオイドの副作用への対処法 …………………………… 原　　聡　169

　　　はじめに／171
　　　　A　オピオイドの薬理作用／171
　　　　B　投与開始からの副作用／171
　　　　C　投与中に見られる副作用／174
　　　　D　増量・過量による副作用／175
　　　　E　そのほか／178

V　神経ブロック療法 ……………………………………………………… 179

A．交感神経ブロック ………………………………………… 河西　稔　181
　　　はじめに／181
　　　　A　交感神経ブロックで痛みが和らぐ機序／181
　　　　B　身体各部位における交感神経ブロック／181
　　　おわりに／189

B．知覚神経ブロック ………………………… 山口　敬介／井関　雅子　190
　　　はじめに／190
　　　　A　がん性疼痛における知覚神経ブロックの意義／190
　　　　B　対象疾患／190
　　　　C　ブロック時の一般的注意事項／190
　　　　D　知覚神経ブロックの実際／191
　　　　E　症例呈示／197

C．脊髄鎮痛法：硬膜外鎮痛法，脊髄くも膜下鎮痛法 …… 益田　律子　200
　　　はじめに／200
　　　　A　脊髄鎮痛とは／200
　　　　B　脊髄鎮痛に用いられる薬物／201
　　　　C　脊髄鎮痛の意義／203
　　　　D　全身投与経路から脊髄投与経路に変更する場合の利点と欠点／203
　　　　E　脊髄鎮痛の適用，脊髄鎮痛導入前のチェックリスト／204

- F 硬膜外鎮痛と脊髄くも膜下鎮痛の特徴：どちらを選ぶか／205
- G 全身経路から脊髄経路への変更方法の実際／207
- H 長期カテーテル留置手技と感染対策／208
- I 副作用，合併症／211
- J そのほか管理上の諸問題／213
- K 全身性鎮痛から脊髄鎮痛への変更が奏効した具体症例／213

おわりに／214

VI 持続皮下・静脈内注入療法 ……………………………… 橋口さおり 217

はじめに／219
- A 持続静注／219
- B 持続皮下注／219
- C 薬　物／219
- D 静脈および皮下注によるオピオイド投与の実際／221
- E PCA (patient-controlled analgesia：患者自己調節鎮痛)／221

VII 放射線療法 ……………………………… 大熊　加惠／中川　恵一 225

はじめに／227
- A 緩和ケアとしての放射線治療／227
- B 生存期間との兼ね合い／227
- C 放射線治療の流れ／228
- D 各　論／228
- E 今後の緩和ケアにおける放射線治療／231

VIII 理学療法（リハビリテーション）………… 吉澤　明孝／吉澤　孝之 233

はじめに／235
- A 緩和におけるリハビリテーションの目的／235
- B リハビリテーションの内容／236
- C 終末期がん患者のリハビリテーションの実際／237

まとめ／238

IX 漢方療法 ································ 世良田和幸　241

はじめに／243
A　漢方医学とは／243
B　漢方医学とがん／243
C　漢方医学の基礎／243
D　がんに対する漢方治療／244

X 鍼灸治療 ································ 楳田　高士／森本　昌宏　249

はじめに／251
A　鍼灸治療の概要／251
B　鍼灸治療と緩和ケアについて／251
C　緩和ケアにおける患者の愁訴と鍼灸治療／252
D　鍼灸治療を実施する時期について／252
E　鍼灸治療の実際（手技）について／253
F　緩和ケアにおける鍼灸治療の注意点（有害事象の防止）／254
おわりに／255

XI 精神的苦痛に対する心理療法 ································ 佐藤　智　257

はじめに〜心理療法とは〜／259
A　心理療法の基本／259
B　スピリチュアルペインの緩和／264
おわりに〜達成感について〜／267

XII 社会的苦痛に対するメディカルソーシャルワーカー（MSW）の役割 ································ 渡邊　茂子　269

はじめに／271
A　全人的苦痛（トータルペイン）の理解／271
B　SW（social worker）とは／271
C　MSWとは／272
D　MSWの業務／272
E　MSWの意見／275
F　対応に必要な知識・制度などの主な情報／276

XIII　在宅医療における緩和ケア　…行田　泰明／佐久間詠理／渡邉　淳子　279

　　はじめに／281
　　A　在宅緩和ケアの現状／281
　　B　在宅緩和ケアの特徴／283
　　C　医療連携／284
　　D　在宅訪問診療システム／285
　　E　在宅医療におけるがん性疼痛対策／285
　　F　在宅医療における栄養管理／289
　　G　在宅医療における緩和ケアの実際／291
　　おわりに／292

索　引 ……………………………………………………………………… 295

基礎編

I
がん性疼痛はなぜ起きるか

はじめに

現在，世界中で年間1,000万人以上の人が，がんの診断を受けており，2020年までには，毎年1,500万人以上の新たながん患者が発生すると予測されている〔世界保健機関（WHO）の調査〕[1]。さらに，2005年では，がんによる死亡者数が760万人と，全死亡の12％を占めていて，今後10年間で8,400万人が，がんにより死亡すると推定されている。本邦においても，1980年代から急速にがんによる死亡率が上昇している。このような状況で，がんによる痛み，すなわち，がん性疼痛は重大な問題となっている。痛み治療を必要とするがん患者は，がんと診断された患者の30％，抗がん薬治療を受けている患者の50〜70％，さらに進行がんまたは終末期患者の65〜80％といわれている[2]。従来がんは，その病変の進行とともに，痛みが増強して，生存率の低下へと導かれていると考えられてきたが，現在，がん性疼痛自体が，がん病変の進行や生存率の低下に寄与するという考え方[3]がなされている（図1）。

がん性疼痛の原因に挙げられるのは，がん腫瘍そのものによるもの（85％），がん治療に関連するもの（17％），またはがんと直接関係ないもの（9％）である[4]（表1）。また，がん性疼痛を，いわゆる"がん性疼痛症候群"としてとらえ，治療に関連して生ずる急性がん性疼痛と，がん自体やその治療により生ずる持続的な痛み（慢性がん性疼痛）と分けることもできる（表2，表3）[5]。がん性疼痛患者における痛み原因となる部位の内訳では，骨・関節の痛みが多く，内臓，軟部組織，神経の痛みやがん治療に関連して発生した痛みと続いている[6]（図2）。がんの種類においても痛みを発生する頻度が異なる（表4）[7]。痛み症状の部位では頻度順に，腰痛（36％），腹痛（27％），胸部痛（23％），下肢痛（21％），頭痛（17％），骨盤領域痛（15％）が挙げられる。

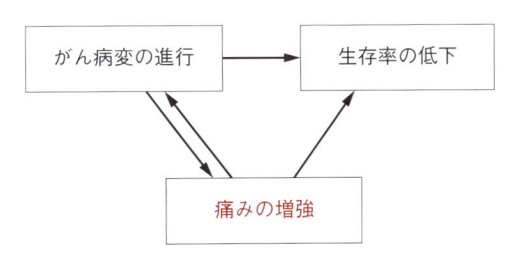

図1　がん性疼痛と生存率の関連
がんの痛みは，がん病変の進行や生存率の低下に影響を与える。

がん性疼痛の病態は複雑である。組織損傷・炎症性による痛み，内臓の痛み，神経障害性の痛み，骨・関節などの構造的構築変化による痛み，さらに最近では，がん細胞自体から遊離される痛み関連性化学メディエータによる痛みなど，これらの要因ががん性疼痛を形成していると考えられている（図3）。しかし，実際は，がん性疼痛は単一の機序で成立しているとはかぎらず，いくつかの機序が同時に作動して成立していることもあり，さらには，これらの機序が，がん病期の進行に伴い変化し複雑化するものと考えられる。がん性疼痛の評価とその治療方針決定において，これらの病態・機序を理解し，念頭に置くことが重要である。

本稿では，がん性疼痛はなぜ起きるかを，侵害受容性の痛み，神経障害性の痛み，内臓の痛み，そして骨の痛みに分けて解説する。

A 侵害受容性の痛み

侵害受容性の痛みとは，組織が傷害するか，その危険性を持つ侵害刺激が加わったために生じる痛みである。がんによる侵害受容性の痛みは持続する組織損傷によるものであるが，これは体性構造（皮膚，軟部組織や骨）への傷害（体性痛）と内臓構造への傷害（内

Ⅰ．がん性疼痛はなぜ起きるか

表1　がん患者における多彩な痛みの原因

	痛みの原因
がん腫瘍自体による痛み	・軟部組織や内臓器への腫瘍の浸潤，圧迫 ・骨転移 ・腫瘍組織の血管閉塞 ・腫瘍による末梢神経や中枢神経への浸潤・圧迫
がん治療に関連した痛み	・化学療法による末梢神経障害 ・放射線治療による神経障害・神経炎 ・化学療法や放射線治療による粘膜の有痛性炎症 ・術後痛 ・遷延性術後痛（神経障害性） ・オピオイド誘導性痛覚過敏
がんと直接関係ない痛み	・褥瘡の痛み ・帯状疱疹痛 ・筋組織の過剰異化，不動，筋緊張による筋性痛

表2　急性がん性疼痛症候群

侵襲的な診断・治療と関連した急性痛	診断に関連した急性痛	くも膜下穿刺後頭痛 骨髄生検 くも膜下穿刺痛
	急性術後痛	
	他の治療による急性痛	胸膜癒着 腫瘍塞栓
	鎮痛に関連した急性痛	脊髄くも膜下オピオイド性痛覚過敏症候群
がん治療と関連した急性痛	化学療法に関連した急性痛	静脈内注入痛 肝動脈注入痛 腹腔内化学療法性腹痛
	化学療法に関連した急性痛	粘膜炎 疼痛性末梢神経障害
	ホルモン療法に関連した急性痛	前立腺がんにおける黄体ホルモン遊離因子 腫瘍性皮膚発赤痛 乳がんにおけるホルモン誘導性皮膚発赤痛
	放射線療法に関連した急性痛	口腔咽頭粘膜炎 急性放射線性腸炎・直腸結腸炎
	感染に関連した急性痛	

(Elliott KJ, Portenoy RK. Cancer pain : pathology and syndrome. In : Yaksh TL editor. Anesthesia : biologic foundations. Philadelphia : Lippincott-Raven ; 1997. p.803-18 より引用)

臓痛）に分けられる。体性侵害受容性の痛みは，がん性疼痛の中ではもっとも一般的なタイプの痛みで，軟部組織や骨への腫瘍の直接的な浸潤によるものが典型的である（骨への浸潤については後述）。

組織内に存在するがん腫瘍により，侵害受容器を活性化させて痛み情報を伝達する知覚神経線維（痛覚神経）が興奮し痛みを生ずる。その機序として，第一に，腫瘍の増大に伴い，組織に対する機械的圧迫や組織の膨張・伸展

表3　慢性がん性疼痛症候群

腫瘍関連痛症候群	骨痛	多発性または全身性骨痛 椎骨症候群 環軸椎破壊，第2頸椎骨折 C7〜T1，T12〜L1または仙椎症候群 背部痛と硬膜外圧迫 骨盤，股関節疼痛症候群
	頭痛と顔面痛	頭蓋内腫瘍 軟膜転移 頭蓋底転移
	腫瘍による末梢神経性の痛み	腫瘍関連性神経根性の痛み 頸部神経叢障害 腕神経叢障害 悪性腰仙部神経叢障害 腫瘍関連性単神経障害 腫瘍浸潤性疼痛性末梢神経障害
	内臓および種々の腫瘍関連症候群による痛み症候	肝膨張症候群 正中後腹膜症候群
	腫瘍浸潤性侵害受容性の痛み症候群	腫瘍関連性女性化乳房
がん治療関連慢性痛症候群	化学療法後の痛み症候群	慢性痛性末梢神経障害 大腿骨頭・上腕骨頭の無血性壊死
	ホルモン療法に関連した慢性疼痛	前立腺がんに対するホルモン療法に伴う女性化乳房
	慢性術後痛症候群	乳房切断後の痛み症候群 根治的頸部郭清術後 開胸手術後痛 幻肢痛症候群 断端痛
	慢性放射線療法後の痛み症候群	神経叢障害 慢性放射線性脊髄障害

(Elliott KJ, Portenoy RK. Cancer pain : pathology and syndrome. In : Yaksh TL, editor. Anesthesia : biologic foundations. Philadelphia : Lippincott-Raven ; 1997. p.803-18 より引用)

が挙げられる。この圧迫が神経終末に及ぶと，機械的侵害受容性の神経線維が活性化される。炎症性化学メディエータの存在下で，その反応は増強される。第二に，組織内に存在する腫瘍による組織の損傷および炎症反応である（図4）。組織損傷や炎症により組織，血小板，局所の肥満細胞などから，種々の痛み関連化学メディエータが放出されて痛み神経終末が刺激され，また，軸索反射を介して炎症反応の強化が起こる[8]。①組織損傷に伴いシクロオキシゲナーゼによりプロスタグランジンを生成する。これらは，発痛増強作用，血管拡張作用，血管透過性亢進作用を有する。②組織細胞内から細胞外へのカリウムイオン流出により，神経線維の脱分極・興奮が起こる。③炎症細胞から，サイトカインが遊離し知覚神経を活性化する。④局所循環不全による血小板凝集が加わり，血小板からセロトニンが放出される。セロトニンは痛覚神経線維を興奮させる。⑤局所の肥満細胞からヒ

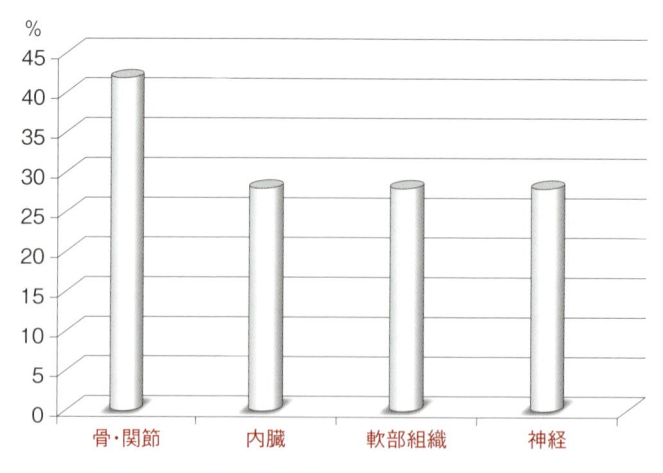

図2 がん性疼痛患者における痛み部位の内訳
(Caraceni A, Portenoy RK. An international survey of cancer pain characteristics and syndromes. IASP task force on cancer pain. International Association for the Study of Pain. Pain 1999；82：263-74 より改変引用)

表4 がんの種類による痛み患者の割合

がんの種類	痛み患者の割合（％）
骨がん	85
口腔がん	80
泌尿器がん	75-78
乳がん	52
肺がん	45
消化器がん	40
リンパ腫	20
白血病	5

(Foley KM. Pain syndromes in patients with cancer. In：Bonica JJ, Ventafridda V, editors. Advances in pain research and therapy. Vol 2. New York：Raven Press；1979. p.59-75 より引用)

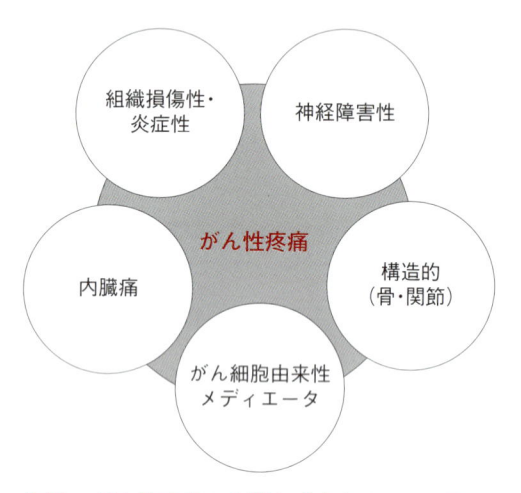

図3 がん性疼痛の病態を成立させている因子
これらは，単独または複数の因子が絡み合って痛みを形成している。

スタミンが遊離し，血管拡張作用，血管透過性亢進作用，発痛作用を示す。⑥炎症性の痛みの際，遊離される一酸化窒素が痛覚過敏や炎症性浮腫に寄与する[9]。⑦侵害受容器の興奮伝達が，軸索反射により逆行性に伝達し，一次痛覚神経線維終末からサブスタンスPが遊離される。サブスタンスPは，肥満細胞を脱顆粒化させてヒスタミンの遊離，血管拡張，血管透過性亢進を起こす。第三の機序として挙げられるのは，腫瘍由来の化学メディエータの遊離である（図4）。がん腫瘍自体から種々のメディエータ（サブスタンスPや血管作動性腸管ペプチドなどの神経ペプチド，エンドセリン，プロスタグランジンや腫瘍壊死因子α）が遊離され，これらは痛覚神経線維を興奮させる[10]。このような組織内に存在する腫瘍による物理的圧迫，組織損傷，炎症が起こり，求心性の痛み神経線維が活性化されて痛みが生ずる。

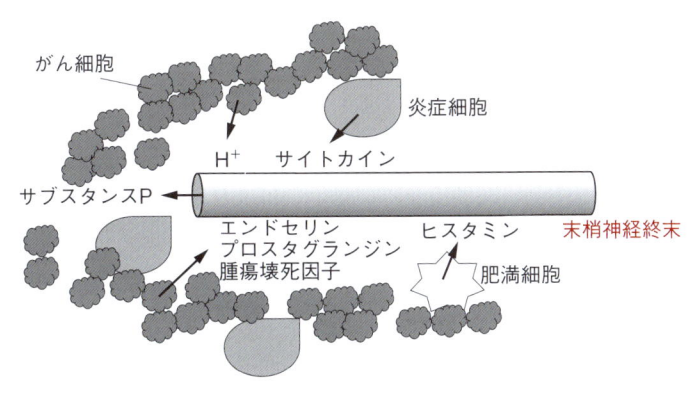

図4 炎症細胞やがん細胞などから遊離される化学メディエータによる痛みの末梢神経終末の活性化

B 神経障害性の痛み

　神経障害性の痛みとは，神経系への損傷が原因で末梢または中枢神経系の異常な知覚神経系活動によって惹起される痛みである。この痛みは，間歇的な鋭い穿刺痛や電撃痛を伴う自発的灼熱痛を示し，痛覚過敏（侵害刺激に対する反応が増強する）や，ときにはアロディニア（触刺激などの非侵害性刺激により痛みが誘発される）が見られる。

　がん関連性の神経障害性の痛みの多くは，末梢神経または神経根への腫瘍浸潤や圧迫によるものである[11]。がん患者では，神経への浸潤や圧迫による直接的な原因によるもののほかに，放射線治療，化学治療（ビンクリスチンなど）のようながん治療，手術のような医原性による間接的な原因によっても生ずる。さらに，衰弱した患者では，帯状疱疹痛やそれに引き続く帯状疱疹後神経痛も神経障害性の痛みとなってくる。

　がん腫瘍が，末梢神経に浸潤または圧迫すると，末梢性機械受容器や侵害受容器の感作による痛みが生ずる。慢性的に神経が圧迫されたり，腫瘍浸潤により神経障害が生ずると，軸索や脊髄後根神経節において，形態学的，生化学的，電気生理学的に変化が生じ，神経障害性の痛みの発生・維持に大きく寄与する機序が作動する（表5）。①末梢神経の障害後，末梢神経の軸索変性と再生が生ずる。その結果，侵害受容器を介さずに障害神経や神経腫から異所性発射活動（痛み情報の発生源となって発射される）が認められる。さらに神経障害により，本来は神経同士が電気的刺激を交差しないように神経線維間が絶縁状態になっているが，それが破壊により神経伝達される刺激が近傍の神経線維に伝達されてしまう（エファプス伝達）。そのため，本来，触覚などの刺激を伝達する神経線維から，痛み情報を伝達する侵害性受容性線維へと伝達されて，痛み情報として認識されてしまう。さらに，交感神経の活動により症状が増悪することがある（交感神経依存性の痛み）ことから，知覚神経軸索上に本来交感神経に存在する$α_2$アドレナリン受容体の発現や交感神経−知覚神経カプリングが想定され[12]，交感神経活動亢進により知覚神経の発射活動が発生する可能性が考えられている。②障害された末梢神経に存在する種々のイオンチャネル（代表的なものはナトリウムチャネル）の発現・分布が変化し，神経線維の興奮性が増大する。神経の傷害により，以上のような末梢性の変化とともに，中枢神経における機能的および構造的な変化も起こる（表5）。脊髄後角神経細胞の興奮性は増し，中枢性感作が成立し，続く末梢からの痛み情報の入力に対す

表5 神経障害性の痛みの機序

傷害された求心性線維の異所性発射活動
　神経線維同士の絶縁状態を破壊することによるエファプス伝達
　知覚神経軸索上のα₂アドレナリン受容体の発現
　遠心性交感神経線維と求心性知覚線維の異常なカプリング

傷害された求心性線維における種々のイオンチャネルの発現・分布の変化
　ナトリウムチャネルの発現性の変化・蓄積

脊髄（後角）細胞の中枢性感作
　NMDA受容体の活性化
　後角神経細胞内カルシウムイオン濃度の上昇に伴う神経伝達の促進
　侵害受容性神経細胞の反応閾値の低下，発射活動の亢進

脊髄後角第Ⅱ層におけるAβ線維の発芽によるアロディニア

内因性鎮痛機構の破綻（脱抑制）
　下行性抑制系の破綻
　脊髄後角内GABA性神経細胞の減少

る神経活動が増強する。例えば，興奮性グルタミン酸の受容体であるN-メチル-D-アスパラギン酸（N-methyl-D-aspartic acid：NMDA）受容体が活性化することにより，脊髄後角における反応閾値の低下や刺激伝達の亢進などの中枢性の感作が生ずる。また，末梢神経が障害を受けると，本来触覚を伝達する神経線維（Aβ線維）の中枢側神経終末が本来侵害性情報のみを受けている脊髄後角の第Ⅱ層に発芽することが報告され[13]，そのことにより触覚刺激が痛みを感ずるようになる（アロディニア）と考えられている。さらに，末梢神経が障害を受けると，内因性鎮痛機構（本来作動していた脳幹部から脊髄へ下行する痛みの抑制系や脊髄後角内の痛み抑制性機構）が破綻し，いわゆる"脱抑制"が起こることにより，痛みの増強を生み出す結果となっている。

神経障害性疼痛におけるオピオイドの効果が低いという意見が多い。脊髄後角では，求心性侵害受容性線維の終末のシナプス前または二次神経細胞におけるシナプス後にオピオイド受容体が密集している。末梢神経傷害により，シナプス前のオピオイド受容体が減少する。これが神経障害性の痛みにおけるオピオイドの感受性低下に寄与していると考えられている。さらに，オピオイド感受性のコントロールに重要な役割を果たしているコレシストキニン（オピオイド鎮痛作用を減弱させる）が神経障害後に発現増加することも寄与していると考えられている。

C 内臓の痛み

内臓の痛みは，がん腫瘍による内臓器の閉塞，浸潤，圧迫により生ずる。また，内臓器（例えば，腎臓や肝臓）や腸間膜などの被膜の損傷や炎症により痛みが生ずる。

内臓器系は，①交感神経系と，②副交感神経系の2系統の求心性線維により支配されている。これらの内臓性求心性線維は細くて，遅い伝導性で，平滑筋や被膜の膨張や伸展による機械的刺激や化学的刺激により活性化される。内臓器は切開や熱刺激に対しては感受性がない。すなわち，焼却，切開のような刺激でも痛みは生じない。しかし，管腔臓器の閉塞，腎臓，肝臓，腸間膜などの被膜の損傷や炎症により，局在性の乏しい間歇的な痛みが生ずる。結腸のような管腔臓器は，その拡張に対して非常に感受性が高い。管腔臓器の

拡張による痛みは，管腔の拡張容量よりも管腔内圧に依存する。結腸では 40〜50 mmHg が痛みを引き起こす閾値内圧とされる。したがって，腫瘍が増大していっても，完全閉塞になるか，または管腔内圧が閾値に到達するまでは内臓痛としては感じないことになる。

また，内臓痛は，離れた部位に特定の局在的な表面痛として表出することもあり（関連痛），体表の疼痛として出現することもある。関連痛の例として，膵臓がんにより肩，上腹部，背部痛が見られることがある。関連痛の機序は，神経生理学的には内臓神経線維が脊髄後角の侵害受容性神経細胞へ体性神経との収斂（内臓−体性神経収斂）にて説明されている[14]。内臓痛を体性構造が痛みの起源であると誤解釈した結果である。このため，痛みの根源を明確にするのが困難なこともある。

D　骨の痛み

骨へのがん転移は，がん性疼痛のもっとも多い痛みの原因のひとつである[15]。さらに，がん治療により骨の痛みが生ずることもある。例えば，ステロイド療法や放射線療法の合併症による上腕骨骨頭の骨壊死が原因の肩関節の運動により誘発される肩痛や，ステロイドの短期または長期治療による大腿骨骨頭の壊死により，膝まで響くような股関節痛として表出することもある。一般に，骨が痛いと感じるのは骨膜刺激が原因であり，骨がん性疼痛も骨膜への腫瘍浸潤や骨折による痛みが原因と考えられがちである。しかし，骨膜，皮質骨だけでなく骨髄にも多くの知覚神経や交感神経が投射している。さらに，単位体積あたりの神経線維数は骨膜がもっとも多いが，全体積中に投射する神経線維数は骨髄がもっとも多いことが明らかとなっている[16]。すなわち，骨の痛みは骨膜・皮質骨だけでなく，骨髄内でも感知される。

骨がん性疼痛は，乳がん，前立腺がん，肺がんなどの転移による頻度の高い，強い痛みのひとつである。最近，骨がん性疼痛の動物モデルが考案されるようになり，その痛み機序について次々と新たな知見が得られるようになってきた。多くの因子が骨がん性疼痛の発症と維持に関わっている。がんの発育・伸展に伴い，痛み発生の要因も変化しており，骨がん性疼痛の大きな特徴のひとつとなっている。さらに，末梢だけではなく，他の病的な慢性痛と同様に，中枢神経系の感作も生じている。

健康成人の骨細胞には，破骨細胞と骨芽細胞があり，古い骨が新しい骨に生まれ変わるとき，破骨細胞が古い骨を吸収する（骨吸収）。次に，骨芽細胞がコラーゲンなどを骨表面に分泌して修復し，新しい骨を作る（骨形成）。このような骨芽細胞による骨形成と破骨細胞による骨吸収（骨破壊）を常に繰り返して骨量を一定に保つ（骨のリモデリング，図 5）。この骨形成と骨吸収のバランスが取れていると，骨は正常維持される。しかし，骨破壊性がんの転移や骨粗鬆症などにより，そのバランスは崩れ，骨破壊が生ずることとなる（図 6）[17]。

数多くの因子が，骨がん性の痛みの発症と維持に関与している。がんの発育や伸展に伴い，痛み発生の要因も変化しており，それが，がん性疼痛の大きな特徴の一つである（図 7）[17]。がん細胞が増殖するに従い，がん細胞や炎症細胞から遊離されるプロスタグランジンやエンドセリンのような痛み関連の化学メディエータが骨髄内の侵害受容器を活性化させる（第 1 段階）。がん細胞が成長するにつれて，骨髄内に分布している知覚神経は，腫瘍に圧迫され破壊されていくことにより，神経障害性の痛みが加わってくる（第 2 段階）。しだいに，がん細胞は，破骨細胞の増殖と肥大化を誘導し，過度の骨吸収活性化が生じて痛みを生む。また，がん細胞周囲では，破骨

I. がん性疼痛はなぜ起きるか

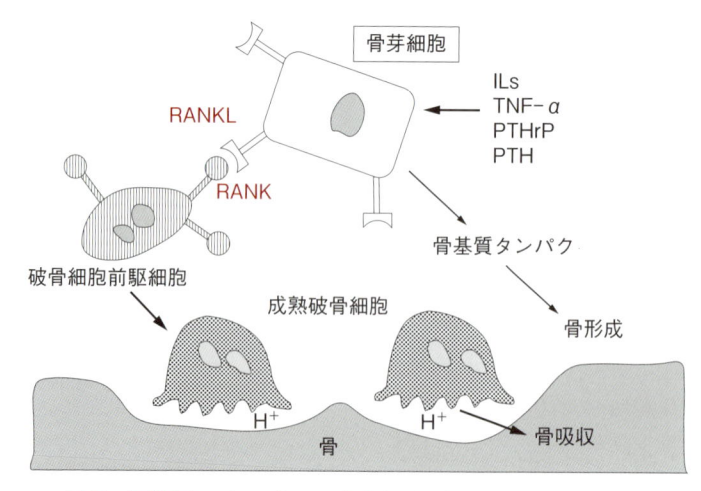

図5　正常骨のリモデリング（破骨細胞と骨芽細胞の活動）
破骨細胞前駆細胞はRANKと骨芽細胞のRANKLを結合させることにより，破骨細胞への最終分化を果たす。
（表　圭一．骨がん性疼痛の機序．ペインクリニック 2006；27：332-43 より引用）

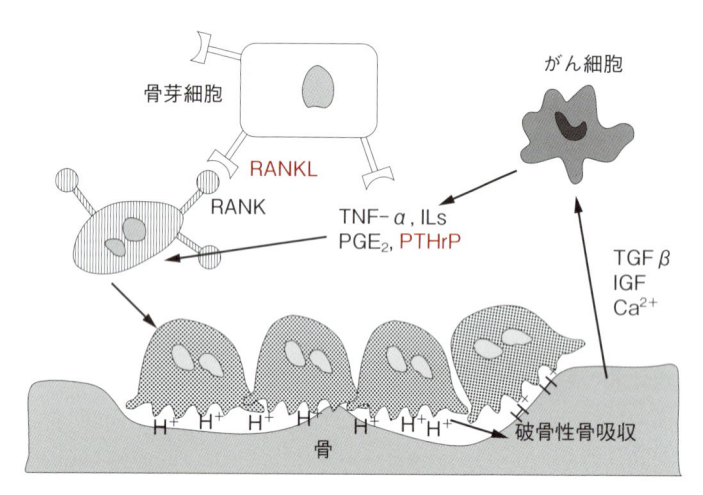

図6　がん性骨破壊
骨がん細胞はPTHrPを分泌し，骨芽細胞の産生によるRANKLを介して，骨細胞による骨吸収を促進させ，骨破壊へと導かれる。
（表　圭一．骨がん性疼痛の機序．ペインクリニック 2006；27：332-43 より引用）

細胞前駆細胞表面のRANKおよび骨芽細胞の細胞表面にRANKLの発現が増加し，その両者の結合により，破骨細胞の分化が促進される。がん細胞からは，破骨細胞の骨吸収を増加させるPTHrP（副甲状腺遊離ペプチド）が遊離される（第3段階）。さらに，がん細胞が骨髄内に完全に満たされると，細胞溶解が起こり，さらに腫瘍の成長に血液供給が追い付かなくなると，がん細胞が壊死に陥り，さらなる酸性化の環境となり，カプサイシン受容体や酸感受性イオンチャネルの活性化が生ずる（第4段階）。最終的に，骨破壊が生じ

第1段階

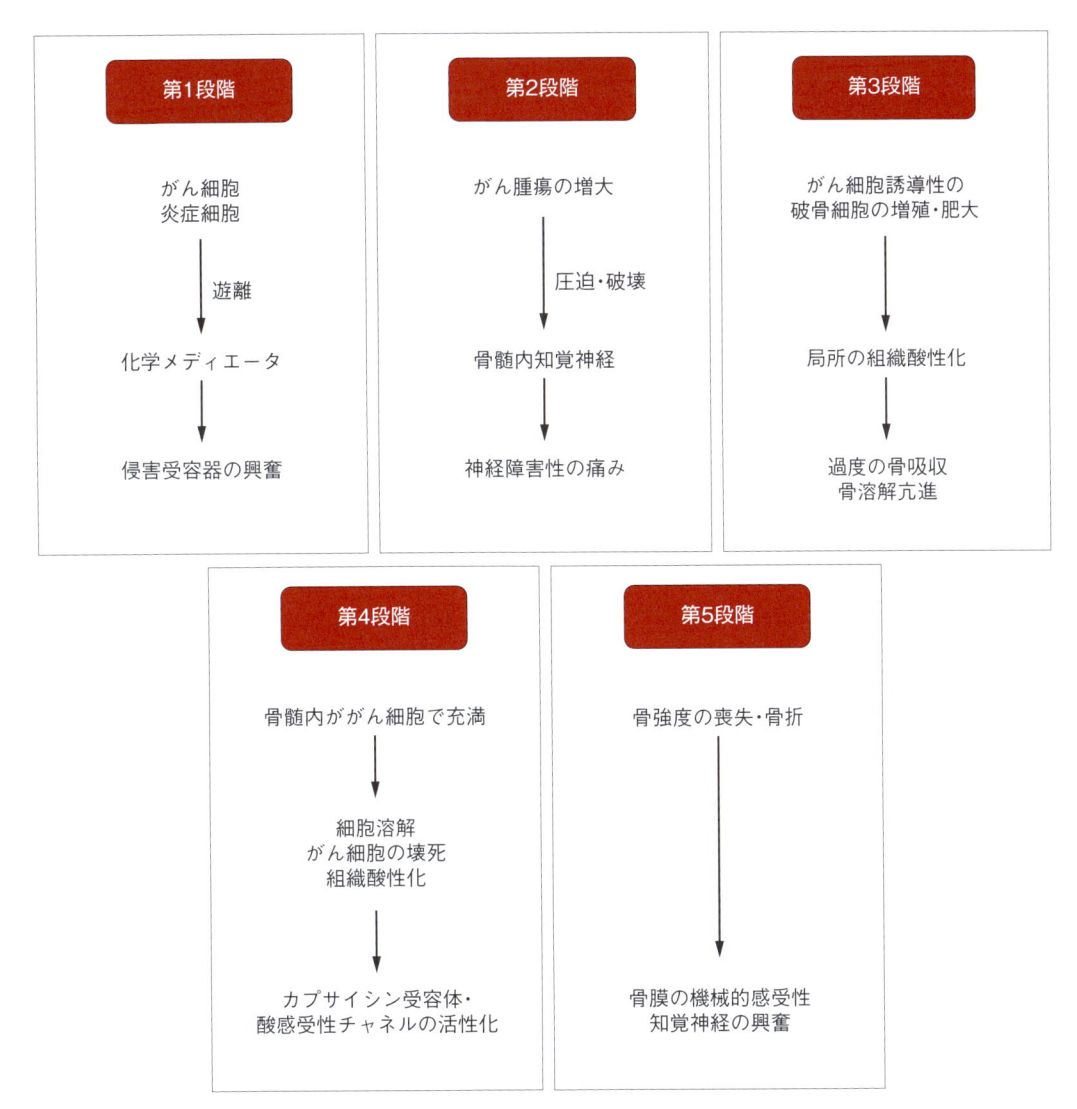

がん細胞
炎症細胞
↓ 遊離
化学メディエータ
↓
侵害受容器の興奮

第2段階

がん腫瘍の増大
↓ 圧迫・破壊
骨髄内知覚神経
↓
神経障害性の痛み

第3段階

がん細胞誘導性の
破骨細胞の増殖・肥大
↓
局所の組織酸性化
↓
過度の骨吸収
骨溶解亢進

第4段階

骨髄内がん細胞で充満
↓
細胞溶解
がん細胞の壊死
組織酸性化
↓
カプサイシン受容体・
酸感受性チャネルの活性化

第5段階

骨強度の喪失・骨折
↓
骨膜の機械的感受性
知覚神経の興奮

図7 がんの発育，伸展に伴う痛みの発生・維持の機序

て，骨の機械的強度が失われて，骨折を起こす。そうして，骨膜に豊富に存在している機械感受性知覚神経を興奮させ，体動誘発性の痛みを生む（第5段階）。

臨床において骨がん性疼痛の治療に対してWHO方式がん性疼痛治療法に従いモルヒネなどのオピオイドが投与される。オピオイド投与により安静時痛は比較的容易に緩和されるが，体動時痛は緩和されづらくオピオイド抵抗性である。モルヒネは炎症性疼痛に対しては感受性が高いが，神経障害性の痛みに対しては感受性が低い。最近の動物実験において，モルヒネの感受性が骨がん性疼痛モデルでは炎症性の痛みモデルに比べ低いこと，すなわち炎症性の痛みに比べ骨がん性疼痛ではモルヒネの効果が低いことが示されている。骨がん性疼痛モデルでは，神経障害性の痛みと同様に脊髄神経後根神経節のオピオイド受容体の発現が低下し，炎症性疼痛モデルに比べ，モルヒネの感受性が1/10程度であることが明らかにされている[18]。したがって，臨床では頻用されるモルヒネであるが，骨がん

性の痛み状態ではオピオイドの感受性が低下していることが示唆されている。

おわりに

"がん性疼痛はなぜ起こるか"については，不明な点も多く，今後の研究が待たれるが，複数の痛み機序が作動していることや病期に伴い変化していく痛みの病態など，非がん性の痛み以上の複雑な機序であると考えられる。さらに，がんの種類，転移部位など個々の症例によって痛みの機序も異なることから，それぞれの病態を考慮した痛み治療を選択することが重要である。

参考文献

1) http://www.who.int/mediacentr/news/releases/006/pr06/en/
2) Bonica JJ. The management of pain. vol. 1. 2nd ed. Philadelphia：Lea & Febiger；1990. p.400-60.
3) Staats PS. The pain—mortality link：unraveling the mysteries. In：Payne R, Patt RB, Hill CS, editors. Assessment and treatment of cancer pain. Progress in pain research and management. Vol 12. Seattle：IASP press；1998.
4) Grond S, Zech D, Diefenbach C, et al. Assessment of cancer pain：a prospective evaluation in 2266 cancer patients referred to a pain service. Pain 1996；64：107-14.
5) Elliott KJ, Portenoy RK. Cancer pain：pathology and syndrome. In：Yaksh TL editor. Anesthesia：biologic foundations. Philadelphia：Lippincott-Raven；1997. p.803-18.
6) Caraceni A, Portenoy RK. An international survey of cancer pain characteristics and syndromes. IASP task force on cancer pain. International Association for the Study of Pain. Pain 1999；82：263-74.
7) Foley KM. Pain syndromes in patients with cancer. In：Bonica JJ, Ventafridda V, editors. Advances in pain research and therapy. Vol 2. New York：Raven Press；1979. p.59-75.
8) 表 圭一. 疼痛機序についての概説. 並木昭義, 表 圭一編. 疼痛と鎮痛. 東京：南江堂；2000. p.2-18.
9) Omote K, Kawamata T, Kawamata M, et al. Activation of peripheral NMDA-nitric oxide cascade in formalin test. Anesthesiology 2000；93：173-8.
10) Mantyh PW, Clohisy DR, Koltzenburg M, et al. Molecular mechanisms of cancer pain. Nat Rev Cancer 2002；2：201-9.
11) Elliott R, Foley KM. Neurologic pain syndromes in atients with cancer. Neurol Clin 1989；7：333-60.
12) Ramer MS, Bisby MA. Rapid sprouting of sympathetic axons in dorsal root ganglia of rats with a chronic constriction injury. Pain 1997；70：237-44.
13) Woolf CJ, Shortland P, Coggeshall RE. Peripheral nerve injury triggers central sprouting of myelinated afferents. Nature 1992；355：75-8.
14) Omote K, Kawamata M, Iwasaki H, et al. Effects of morphine on neuronal and behavioral responses to visceral and somatic nociception at the level of the spinal cord. Acta Anaesthesiol Scand 1994；38：514-7.
15) Bemmimg A, Sjogren P, Henriksen H. Treatment outcome in a multidisciplinary cancer pain clinic. Pain 1991；47：129-35.
16) Mach DB, Rogers SD, Sabino MC, et al. Origins of skeletal pain：sensory and sympathetic innervation of the mouse femur. Neuroscience 2002；113：155-66.
17) 表 圭一. 骨がん性疼痛の機序. ペインクリニック 2006；27：332-43.
18) Yamamoto J, Kawamata T, Niiyama Y, et al. Down-regulation of mu opioid receptor expression within distinct subpopulations of dorsal root ganglion neurons in a murine model of bone cancer pain. Neuroscience 2008；151：843-53.

表　圭一

基礎編

II
がん性疼痛をどのように理解すればよいのか

はじめに

がん患者が体験している痛み・苦痛は，多面的に構成されており，緩和ケアはこのことを理解することから始まる。本稿では，がん性疼痛を理解するうえで欠くことのできないトータルペイン（全人的苦痛）について概説する。

A トータルペイン（全人的苦痛）とは

Cicely Saundersにより提唱された，がん患者が抱えているさまざまな苦痛を表した概念である[1]。患者の苦痛には，以下に述べるように，身体的，精神的，社会的，スピリチュアル（霊的）といった多面性がある（図1）。しかも，これらの側面が複雑に相互作用し合っているため，患者が持つ苦悩に対応するためには，がんという病気だけを診るのではなく，病気を持った人間の全人的苦痛としてとらえる視点が重要である。

B 身体的苦痛

がん患者に生じる身体的苦痛は，表1に示すように多岐にわたる。身体的苦痛の中でも痛みはもっとも患者を苦しめ，生活の質（quality of life）を低下させる症状の一つである。痛みが軽減しないと化学療法の継続が困難になったり，自分らしい生活を過ごすことができなくなるため，十分な痛みのマネジメントが重要となる。

がん患者に生じる痛みには，がん自体による痛みのほかに，表2に示すように，がんに関連した痛みや治療による痛み，がんやがん治療に関連しない痛みも存在するため，原因の評価を怠ってはならない。痛みを抱えている患者の割合は，がんと診断された段階で28〜38％，がんの積極的な治療中では36〜59％，進行がんや転移性がん，終末期では45〜64％に上る。また，根治治療を受けたいわゆる"がんサバイバー"の33％が痛みに悩まされているとされる[2]。

がんによる痛みの多くが長期に続く持続性の痛みであり，そのうえに突出痛や体動時痛などの間欠的な痛みが生じ，時には関連痛も起こる。そして，病気の進展により次々と新たな急性痛が出現する。つまり，がん性疼痛は，これらの痛みが複雑に絡み合った状態であると考えられる。

C 精神的苦痛

国際疼痛学会は，痛みを"実質的・潜在的な組織損傷に結びつく，あるいはそのような損傷を表す言葉を使用して述べられる不快な感覚体験および情動体験"と定義している[3]。"感覚体験"は身体的な側面を表し，"情動体験"は精神的な側面を表していることからも分かるように，痛みの意味を理解しようとする場合，単に感覚としての痛みのみではなく，情動体験としての痛みも評価する必要がある[4]。実際に，怒りや不安，抑うつなどの感情や情動的反応は，患者の痛みの感じ方を増強させ，逆にこれらの感情や情動的反応が緩和されることで，痛みが軽減することはよく経験されることである。したがって，身体的な痛みに対する薬物的なアプローチばかりではなく，痛みの閾値に影響する因子（表3）[5]を理解して対応することが必要である。患者の話を十分に聴く，安易な励ましを避ける，理解的態度で接する，非言語的なコミュニケーションを図るなど，医療者の患者に対する関わり方も重要となる。

終末期がん患者の多くがなんらかの精神症

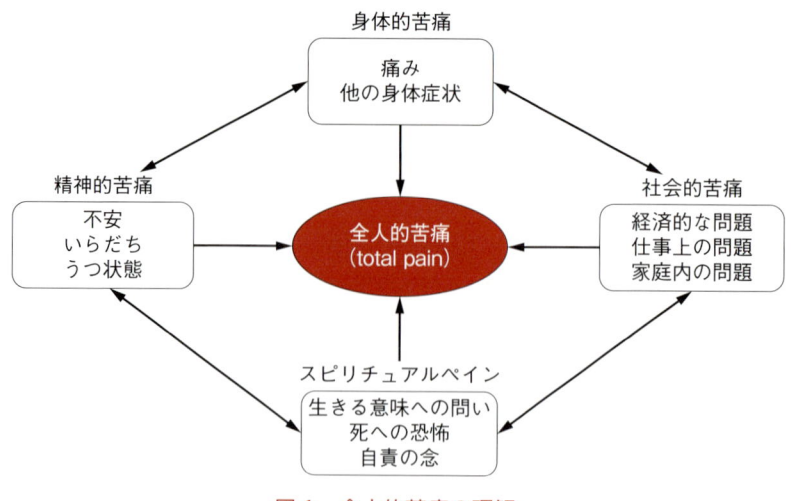

図1 全人的苦痛の理解
がん患者の苦痛は多面的であり，全人的にとらえなければならない。

表1 がん患者の代表的な身体的苦痛

1) がん性疼痛
2) 全身倦怠感
3) 食欲不振，悪液質
4) 消化器症状
   嘔気・嘔吐，消化管閉塞，便秘，下痢，腹水
5) 呼吸器症状
   呼吸困難，咳嗽，胸水，気道分泌過多
6) 神経症状
   転移性脳腫瘍，脊髄圧迫，末梢神経障害
7) 浮腫とリンパ浮腫
8) 泌尿器症状
   頻尿，乏尿・無尿，血尿
9) 皮膚に関する症状
   褥瘡，蜂窩織炎
   かゆみ
10) 内分泌異常
    高カルシウム血症

表2 がん性疼痛の原因による分類

1) がん自体が原因となった痛み
   骨への浸潤，軟部組織浸潤，内臓浸潤，神経圧迫・浸潤など
2) がんに関連する痛み
   便秘，褥瘡，口内炎など
3) 治療に起因する痛み
   術後瘢痕による痛み，化学療法の副作用，放射線治療の副作用など
4) がんと無関係の痛み
   片頭痛，筋・筋膜症候群，骨関節炎，帯状疱疹，帯状疱疹後神経痛など

状を経験し（表4）[6]，これらは互いに密接に関連し合っている。さらに，身体的苦痛と相関することがしばしばある。このことを十分に理解し，身体的苦痛の緩和を図ることが重要である[6]。

D 社会的苦痛

人は社会的な存在である。人は一人で生きているわけではなく，社会の一員として，さまざまな役割を担いながら，他者と関わりあいながら生活している。ある患者が会社では部長，家庭では夫と父親，町内では自治会長であるように，いくつかの社会的役割を持って社会生活を送っている。しかし，がんの罹患とその病状進行は，こうした役割や周囲との関わりを大きく揺るがす。がん患者の社会的苦痛とは，社会からの疎外感や自分の存在感の希薄さに苦しむなどの，自己と他者を含む社会との関係性に苦悩する痛み，苦痛である。ここで，社会的苦痛を考えるときに"社会的"を，"人間関係""交流""つながり"といった意味合いにもっと重きを置いてとらえ

表3 痛みの感じ方に影響を与える因子

痛みの感じ方を増強する因子	痛みの感じ方を軽減する因子
怒り	受容
不安	不安の減退，緊張感の緩和
倦怠	創造的な活動
抑うつ	気分の高揚
不快感	他の症状の緩和
深い悲しみ	感情の発散，同情的な支援（カウンセリング）
不眠→疲労感	睡眠
痛みについての理解不足	説明
孤独感，社会地位の喪失	人とのふれあい

（武田文和監訳．痛みのマネジメント．トワイクロス先生のがん患者の症状マネジメント．第2版．東京：医学書院；2010．p.13-61 より引用）

表4 終末期がん患者の精神症状

1）いらだち	38%	10）抑うつ	12%
2）不穏	26%	11）怒り	12%
3）不安	24%	12）恐れ	9%
4）せん妄	23%	13）拒絶	3%
5）さびしさ	20%	14）躁状態	2%
6）認知症	17%	15）自殺念慮	2%
7）孤独感	14%	16）退行	2%
8）引きこもり	14%	17）その他	6%
9）幻覚・妄想	14%	18）特になし	20%

（淀川キリスト教病院ホスピス編．精神的ケア．緩和ケアマニュアル．第5版．大阪：最新医学社；2007．p.175-204 より引用）

ると，理解が実際に近く妥当なものになる[7]。代表的な社会的苦痛には，仕事など社会的役割の中止・喪失の問題，家族関係の問題，療養環境の問題，経済的問題などが挙げられる（表5）[8]。がん患者の家族もまた，"患者の家族"という新たな役割を課され，さまざまな問題と向き合わされ，苦痛や苦悩を抱えることになることを忘れてはならない。

社会的な痛みと身体的な痛みの関連として，がんとは関係がないが，例えば，訴訟を抱えた外傷性頸部症候群の患者において，訴訟が解決した時点で症状が軽減することなどは時に経験されることである。海外において，骨折や重症熱傷でも痛みを感じない先天性無痛症の女性が，弟を事故で亡くしたときに激しい頭痛を感じたという報告もある[9]。

近年では，社会的痛みが，身体的痛みとその神経機序の一部を共有していることが示唆されており[10]，今後の研究の発展が待たれる[11,12]。

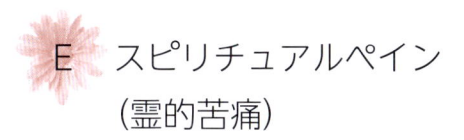

E スピリチュアルペイン（霊的苦痛）

スピリチュアル，霊的なというと，理解も対応も難しい。また，宗教家などによる特別なケアを必要とするものだろうと，全人的苦痛を形成する重要な要素だと分かっていても戸惑いがちになる。スピリチュアルペイン/ケアに関する研究や定義，概念は多岐にわたっている。ここでは，終末期がん患者におけるスピリチュアルペインを理解するうえで手助けとなる事項をまとめる。

世界保健機関（WHO）は"スピリチュアルとは，人間として生きることに関連した経験的一側面であり，身体感覚的な現象を超越して得た体験を表す言葉である。多くの人々にとって'生きていること'が持つスピリチュアルな側面には宗教的な因子が含まれているが，スピリチュアルは'宗教的'とは同じ意味ではない。スピリチュアルな因子は身体的・心理的・社会的因子を包含した人間の'生'の全体像を構成する一因としてみること

表5 社会的苦痛

経済上の問題	医療保険や公費負担制度による保障のない医療保険自己負担分や立て替え払い，差額の支払いなどの問題
生活上の問題	治療や療養のために労働不能となり，収入が減少したり中断したりすることによる家族の生活，育児，教育などへの支障や介護，患者の付き添いなどの問題
職業上の問題	疾病が長引いたり障害が残ったりした場合，"元の職業に就けない""商売がやっていけない""転職しなければならない"などの問題
社会復帰の問題	闘病や経過が長期化・慢性化した場合や日常生活で自立できない場合に生じる患者の過ごす場所，看病・介護などの問題
死後の事柄	葬儀，遺言，遺産相続などの問題

(恒藤 暁. 社会的苦痛の緩和. 最新緩和医療学. 大阪：最新医学社；1999. p.215-26 より引用)

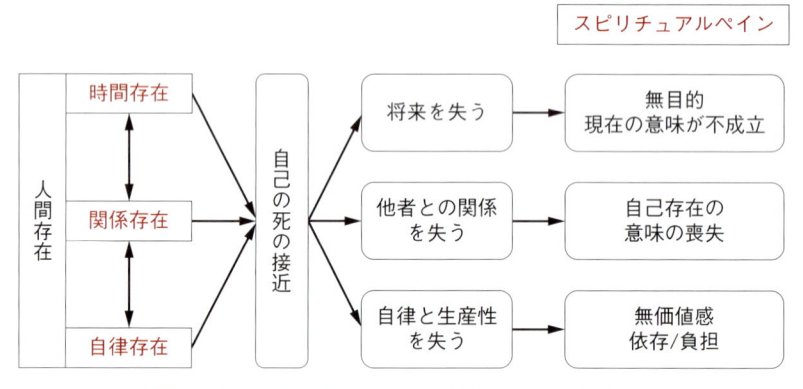

図2 スピリチュアルペインの構造とアセスメント

終末期がん患者のスピリチュアルペインを時間存在，関係存在，自律存在の三次元から識別し，その相関を明らかにすることで患者の複合したスピリチュアルペインを解明し，その苦痛を和らげるケアの指針を得ることができる。

(村田久行. 終末期がん患者のスピリチュアルペインとそのケア：アセスメントとケアのための概念的枠組みの構築. 緩和医療学 2003；5：157-65 および田村恵子. 終末期患者のスピリチュアルペインとそのケア. Modern Physician 2012；32：1143-6 より引用)

ができ，生きている意味や目的についての関心や懸念と関わっている場合が多い。特に人生の終末に近づいた人にとっては，自らを許すこと，他の人々との和解，価値の確認などと関連していることが多い"と定義している[13]。

終末期がん患者のスピリチュアルペインには，生の意味・目的の喪失，衰弱による活動能力の低下や依存の増大，自己や人生に対するコントロール感の喪失や不確実性の増大，家族や周囲への負担，運命に対する不合理や不公平感，自己や人生に対する満足感や平安の喪失，過去の出来事に対する後悔・恥・罪の意識，孤独，希望のなさ，あるいは死についての不安といった広範な苦悩が挙げられている[14]。村田[15]は，スピリチュアルペインを"自己の存在と意味の消滅から生じる苦痛"と定義し，その構造を人間存在の時間存在，関係存在，自律存在の三次元の観点からとらえる理論を示した(図2)[15,16]。終末期がん患者は，死の接近によって将来を失い，現在の意味が不成立となり，目的を失う。他者との関係を失い，自己存在の意味を喪失する。自立(他者に委ねず自分だけで行う)と生産性

を失うことによって依存や負担が生じ，無価値感が生じる。つまり，終末期がん患者のスピリチュアルペインを，将来の喪失，他者の喪失，自律性の喪失から生じる苦痛であるとし，スピリチュアルケアの指針はこれらの回復にあることを示した。スピリチュアルペインの緩和が身体的痛みの軽減に影響を与える可能性を示唆した報告もある[17)18)]。

　患者は時に"死ぬのを待っているだけ。早く終わりにしてほしい""死ぬときは一人""人の世話になってまで生きていたくない"など，生の無意味や無目的，癒されることのない孤独や空虚，身体が衰え人に依存せざるをえない無価値や負担・迷惑などの苦痛を直接言葉で表現することが難しいため，実際には不安やいらだち，怒り，うつなどの精神症状としてその苦痛を表すこともあり，家族や医療者はこれがスピリチュアルペインのサインだと気づきにくい。スピリチュアルペインがあることを知らなければ，安易に励ましたり，聞き流したりして，助けを求めている患者をむしろ突き放し，さらに絶望的にしてしまう。スピリチュアルペインはその原点が，存在の意味と価値に起因する点で精神的苦痛と異なっており，単一の対応や答えがあるわけではなく，人間対人間の真摯な心の交わりによって癒される。したがって，スピリチュアルペインは患者に関わるすべての人の関わりによって，初めて癒されるものである。そして何よりも，健康な日常では意識されることのない"自己の存在の消滅"を実感することから生じる全存在的苦悩であるスピリチュアルペインは特別なものではなく，終末期のほとんどの患者が経験するものであると認識し，その対処方策を知ることが重要である。

参考文献

1）Saunders C. Introduction. In：Sauders C, Sykes N, editors. The management of terminal disease. London：Edward Arnold；1993. p.1-14.
2）Yamaguchi T, Narita M, Morita T, et al. Recent developments in the management of cancer pain in Japan：education, clinical guidelines and basic research. Jpn J Clin Oncol 2012；42：1120-7.
3）Merskey H.(Chairman). Pain terms：a list with definitions and notes on usage. Recommended by the IASP Subcommittee on Taxonomy. Pain 1979；6：249.
4）川井康嗣．痛み診療における痛みの評価手順．痛みと臨床 2006；6：40-7.
5）武田文和監訳．痛みのマネジメント．トワイクロス先生のがん患者の症状マネジメント．第2版．東京：医学書院；2010. p.13-61.
6）淀川キリスト教病院ホスピス編．精神的ケア．緩和ケアマニュアル．第5版．大阪：最新医学社；2007. p.175-204.
7）田村里子．がん患者がかかえる社会的苦痛．臨床精神医学 2004；33：573-7.
8）恒藤　暁．社会的苦痛の緩和．最新緩和医療学．大阪：最新医学社；1999. p.215-26.
9）Danziger N, Willer JC. Tension-type headache as the unique pain experience of a patient with congenital insensitivity to pain. Pain 2005；117：478-83.
10）Eisenberger NI, Lieberman MD, Williams KD. Does rejection hurt? An FMRI study of social exclusion. Science 2003；302：290-2.
11）Zubieta JK, Ketter TA, Bueller JA, et al. Regulation of human affective responses by anterior cingulate and limbic μ-opioid neurotransmission. Arch Gen Psychiatry 2003；60：1145-53.
12）Dewall CN, Macdonald G, Webster GD, et al. Acetaminophen reduces social pain：behavioral and neural evidence. Psychol Sci 2010；21：931-7.
13）武田文和訳．がん患者の生命へのよき支援のために．世界保健機構編．がんの痛みからの解放とパリアティブ・ケア．東京：金原出版；1993. p.48-9.
14）森田達也，井上　聡，千原　明．終末期がん患者の希死念慮と身体的苦痛・実存的苦痛．ターミナルケア 2000；10：177-8.
15）村田久行．終末期がん患者のスピリチュアルペインとそのケア：アセスメントとケアのための概念的枠組みの構築．緩和医療学 2003；5：157-65.
16）田村恵子．終末期患者のスピリチュアルペインとそのケア．Modern Physician 2012；32：1143-6.

17) 村田久行. 終末期がん患者のスピリチュアルペインとそのケア. 日本ペインクリニック学会誌 2011；18：1-8.
18) 山根弘路, 矢野琢也, 梅村茂樹ほか. 緩和ケアチームによる全人的疼痛緩和療法が奏効した難治性身体的疼痛を有する非小細胞肺癌症例. 肺癌 2011；51：835-9.

〔橋本　龍也／齊藤　洋司〕

基礎編

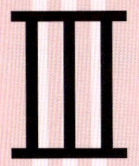

III
がん疼痛の評価方法

はじめに

がん疼痛はさまざまなメカニズムによって発症する。最善の痛み治療を行うためには，その発症機序に応じた適切な治療法を選択することが重要である。したがって，綿密な痛みの評価は的確な痛み治療に不可欠である。

A　痛みを評価することの重要性

1. がん疼痛の疫学

代表的な疫学調査[1]によれば，がん治療中においては30〜60％の患者が，また進行がんでは60〜80％の患者がなんらかの痛みを経験する。痛みを抱えた場合，患者だけでなくその家族の生活の質（quality of life：QOL）にも影響が及ぶ。世界保健機関（World Health Organization：WHO）をはじめとする国際的な組織や学会から，がん性疼痛治療に関するガイドラインが発表されており，がん性疼痛の70〜90％は比較的簡便な内服薬を用いた痛み治療によって緩和されることも分かっている[2〜5]。しかし現在に至ってもなお，適切な痛み治療を享受できずに痛みで苦しむがん患者が少なくない[6〜10]。

2. がん疼痛治療における大きなバリアとしての痛みの評価

適切ながん疼痛治療がすべてのがん疼痛患者に行われていない原因として，痛み治療におけるさまざまなバリアの存在が指摘されている。医師をはじめとする医療従事者の痛み治療に関する知識・技術の不足，患者が痛みを訴えようとしないこと，オピオイドなどの鎮痛薬に対するさまざまな誤解や偏見といった要因も挙げられるが，痛みの評価に関する医療従事者の知識・技術が不十分であることが，がん疼痛治療上の最大のバリアである[11]。

3. がん医療の進歩とがん疼痛の変化

がん医療の進歩により長期生存症例が増加し，がん病変自体による痛みに加えて，がん治療によって生じる痛みを長期間にわたって抱える患者も増えており，痛みに対する治療方針の決定において，包括的・集学的な評価が求められている[12]。

4. 痛みの評価から見えてくるもの

痛みを適切に評価することは，患者の望むQOLを実現するために必要な痛みの緩和のみならず，がん病変の変化を察知することにもつながる。すなわち，痛みの局在や性状から，がんの再発や遠隔臓器への転移の早期診断を行って適切ながん治療を開始することにより，がんの進行に伴う患者の身体機能低下を未然に防ぎ，脊椎転移による脊髄圧迫などのoncology emergencyを回避できる場合がある。

B　痛みの評価方法

1. 痛みの評価にはどのような視点が必要か

痛みを評価するときには，いつから，どこが，どの程度，どのように痛むのか，痛みが増強する要因や痛みが緩和される要因はあるか，鎮痛薬などの痛みに対する治療の効果など，痛み自体に焦点を当てた評価は痛みの原因を検索するうえで必須である。これに加えて，痛みが日常生活に及ぼす影響，痛みや痛み治療に対する考え方，痛みの持つ意味をどのように解釈しているか，家族も含めて痛み

numerical rating scale (NRS)

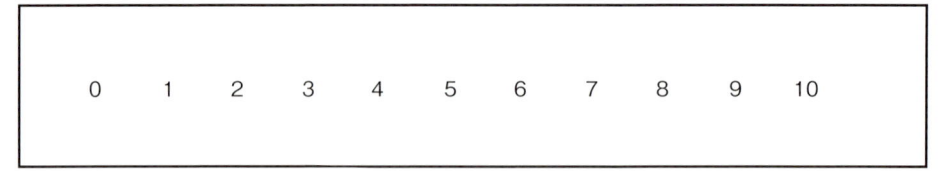

0　1　2　3　4　5　6　7　8　9　10

visual analogue scale (VAS) 10cm

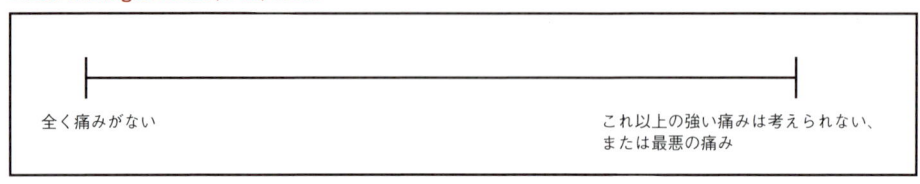

全く痛みがない　　　　　　　これ以上の強い痛みは考えられない，または最悪の痛み

verbal rating scale (VRS)

痛みなし　　少し痛い　　痛い　　かなり痛い　　耐えられないくらい痛い

faces pain scale (FPS)

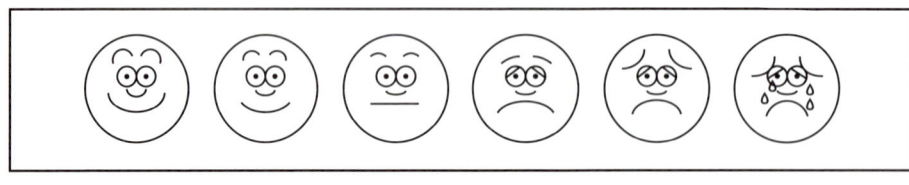

図1　numerical rating scale (NRS), visual analogue scale (VAS), faces pain scale (FPS)

とどのように向き合っているか，など患者個々の心理社会性，生活習慣や価値観に基づく包括的な評価は，個々の患者における痛み治療の目標や方法を考えるうえで非常に重要である。

痛みの部位，程度，性状は継続的に評価する必要があるが，初期評価や痛みに明らかな変化を生じた際には日常生活への影響などの包括的評価も併せて行う。

2. 痛みの程度を評価する方法（図1）

a) numerical rating scale (NRS)

痛みの強さを0～10の11段階に分け，0を全く痛みのない状態，10を患者が想像しうる最悪の痛みと定義して，一般的には10 cmの直線上に0～10の整数値の目盛を付したスケールを患者に提示して痛みの強さを数字で選んでもらう方法である。直線や目盛な

し，11段階の整数値だけを並べて選んでもらってもよい。

b）visual analogue scale（VAS）

長さ10 cmの直線の左端を全く痛みがない状態，右端を想像しうる最悪の痛みと定義して，患者自身に痛みの強さをこの10 cmの直線上に印してもらう方法である。

c）verbal rating scale（VRS）

3段階ないし5段階の痛みの強さを表わす言語，例えば"痛みなし""少し痛い""痛い""かなり痛い""耐えられないくらい痛い"など，の中から自分の痛みの程度に見合う表現を選んでもらう方法である。

d）faces pain scale（FPS）

完全な笑顔から涙を流して苦しんでいる顔まで，6段階の顔の表情を絵で提示して，感じている痛みにもっともマッチする顔の表情を患者に選んでもらう方法である。小児患者（ただし3歳以上）の痛みの評価法として検証された方法である。患者が成人の場合は，痛み以外の気分に影響される可能性が高く，痛みの程度を正しく反映しない可能性が指摘されているので注意が必要である。

3．痛みの性状を評価する方法

the McGill pain questionnaire (MPQ)

痛みを感覚的な側面，感情的な側面，評価的な側面から質的に評価する方法である。持続的な痛み，間歇的な痛み，神経障害性の痛み，感情的表現に関連するような痛みの表現，すなわち"ずきんずきんする痛み""ビーンと走る痛み""焼けるような痛み""疲れてくたくたになるような"など22項目の表現が列挙されており，それぞれの項目についてNRS同様に11段階の整数値から患者自身に選択してもらう。原典では英語で表現されているが，簡易日本語版であるSF-MPQ-2は信頼性と妥当性が検証されている[13]。

4．痛みを多角的・包括的に評価するために用いられるその他の方法

a）brief pain inventory（BPI）

痛みの部位，程度とともに，痛みに対する治療の効果や痛みによる生活への支障についても数値化して評価する方法である。生活への支障を評価する項目としては，全般的活動，気分・情緒，歩行能力，通常の仕事，対人関係，睡眠，生活を楽しむこと，の7つについて，"支障なし"を0，"完全な支障となった"を10として11段階の整数値から患者自身に選んでもらう。簡易日本語版であるBPI-Jは信頼性と妥当性が検証されている[14]。BPIはがんに関連する痛みの評価ツールとして開発されており，現在でも広く世界中の言語に翻訳され使用されている方法である。

b）疼痛の評価シート（図2）

痛みが生活にどれくらい影響しているか，痛みの経時的変化のパターン，痛みの部位と性状，増悪因子と軽快因子，治療への反応，について包括的に評価できる。海外で開発されたツールの翻訳版ではなく，国内で開発された。

5．認知機能の低下した患者の痛みをどのように評価するか

上述したNRS，VRS，VASのいずれも，mini-mental state examination（MMSE）の点数で18点以上の認知能力があれば使用可能である。NRSとVRSはさらにMMSEの点数が10〜17点の中等度認知機能低下患者においても使用可能であり，認知機能低下患者に

III. がん疼痛の評価方法

疼痛の評価シート

氏名 _____ ID _____
記入日　　　年　　月　　日
記入者　（　　　　　　　　　）

○ STAS-J

0: 症状なし　　1: 現在の治療に　　2: 時に悪い日も　　　　3: しばしばひどい症状　　4: ひどい症状が
　　　　　　　　　満足している　　　あり日常生活に　　　　　があり日常生活に　　　　　持続的にある
　　　　　　　　　　　　　　　　　　支障をきたす　　　　　　著しく支障をきたす

○ 症状パターン

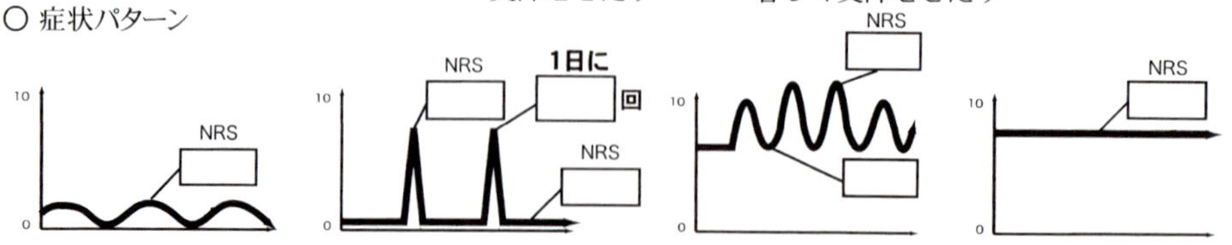

1. ほとんど症状がない
2. 普段はほとんど症状がないが1日に,何回か強い症状がある
3. 普段から強い症状があり,1日の間に強くなったり弱くなったりする
4. 強い症状が,1日中続く

○ 生活への影響

疼痛が原因で
睡眠　　1. よく眠れる
　　　　2. 時々起きるがだいたい眠れる
　　　　3. 眠れない

○ 部位

（　　　　　　　）
1. 以前からの部位　　2. 新しい部位

○ 性状

1. びりびり電気が走る,しびれる,じんじんする
2. ズキッとする
3. ズーンと重い
4. その他の表現（　　　　　　）

○ 増悪因子
1. 定期薬内服前
2. 夜間
3. 体動
4. 食事（前・後）
5. 排尿・排便
6. その他
（　　　　　　）

○ 軽快因子
1. 安静
2. 保温/温罨
3. 冷却
4. マッサージ
5. その他
（　　　　　　）

○ 総合評価

○ 治療の反応

● 定期薬剤
1. なし
　あり ─ 2. オピオイド（　　　　　　　）
　　　　　3. NSAIDs　（　　　　　　　）

○ 副作用
・眠気　　1. なし
　　　　　2. あり（快）
　　　　　3. あり（不快）
・見当識障害　1. なし　　2. あり
・便秘　　1. なし　　2. あり
・嘔気　　1. なし
　　　　　2. あり（経口摂取可能）
　　　　　3. あり（経口摂取不可能）

● 頓用薬（レスキュー）使用
1. なし
　あり ─ 2. オピオイド（　　　　　　　）
　　　　　　　　　（　　　）回／日
○ 効果
　1. 完全によくなった　◎
　2. だいたいよくなった　○
　3. 少しよくなった　△
　4. かわらない　×
○ 副作用
・眠気　　1. なし
　　　　　2. あり（快）
　　　　　3. あり（不快）
・嘔気　　1. なし
　　　　　2. あり（経口摂取可能）
　　　　　3. あり（経口摂取不可能）
　　　　　3. NSAIDs　（　　　　　　　）
○ 効果　（　　　）回／日
　1. 完全によくなった　◎
　2. だいたいよくなった　○
　3. 少しよくなった　△
　4. かわらない　×

図2　痛みの評価シートと記入方法—1

疼痛の評価シートの記入の仕方

| 0: 症状なし | 1: 現在の治療に満足している | 2: それほどひどくないが方法があるなら考えてほしい | 3: 我慢できないことがあり対応してほしい | 4: 我慢できない症状がずっとつづいている |

【目的】症状が患者の生活にどれくらい影響しているかを評価する
【方法】「痛みに関しては、今の治療で満足されていますか、それとも痛みで日常生活に支障があって何か対応したほうがいいくらいですか」ときき、以下の回答のいずれかに近いかを判断して選択

0=なし
1=時折、断続的。患者は今以上の治療を必要としない。(現在の治療に満足している、介入不要)
2=中程度。特に悪い日もあり、日常生活動作に支障をきたすことがある。(薬の調節や何らかの処置が必要だがひどい症状ではない)
3=しばしばひどい症状があり、日常生活動作や集中力に著しく支障をきたす。(重度、しばしば)
4=ひどい症状が持続的にある。(重度、持続的)

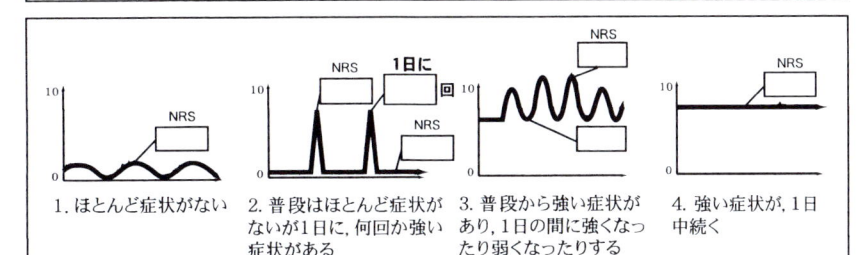

1. ほとんど症状がない
2. 普段はほとんど症状がないが1日に、何回か強い症状がある
3. 普段から強い症状があり、1日の間に強くなったり弱くなったりする
4. 強い症状が、1日中続く

【目的】1日での症状のパターン（持続的な症状か、間欠的な症状か）、最小の強さ、最大の強さ、頻度を知る
【方法】
「痛みは1日中ずっとありますか。それとも、たいていはいいけれど時々ぐっと痛くなりますか（図を示しながら確認）」
　→パターン図を選択

「痛みの強さを数字で言うのは難しいと思うんですけど、血圧のように数字で教えていただくと分かりやすくなりますので教えてください。ぜんぜん痛くないときを0点、もうこれ以上考えられないくらいすごく痛いのを10点とすると、普段いちばん弱いときの痛みは何点くらいになりますか？
　→NRS（最小）を記入
「では、痛みがいちばん強くなったときの強さは何点くらいになりますか」
　→NRS（最大）を記入
「その強い痛みが来るのは何回ですか」
　→回数を記入

■患者が答えられない場合
「これが正解っていうものがあるわけでもないし、人と比べるものではないので、あなたの感じを教えていただければ結構です。」

○生活への影響

疼痛が原因で
睡眠　1. よく眠れる
　　　2. 時々起きるがだいたい眠れる
　　　3. 眠れない

【目的】睡眠への症状の影響を知る
【方法】「痛みで眠れなかったり、寝ていても痛みのせいで途中で目が覚めたりすることはあります？」ときく。

図2　痛みの評価シートと記入方法―2

Ⅲ．がん疼痛の評価方法

```
○部位
  ( )
  1. 以前からの部位   2. 新しい部位

○性状
  1. びりびり電気が走る、しびれる、じんじんする
  2. ズキッとする
  3. ズーンと重い
  4. その他の表現（          ）
```

【目的】
　痛みの場所が変わってきていないかを知る
　オピオイドはききにくい神経因性疼痛かを知る
【方法】
　「痛みの部位がかわってきたりしていませんか。いたいのはずっと同じ場所ですか」
　「正座した後のようにビリビリ・ジンジンしびれたり、ビリッと電気が走る痛みはありますか？」

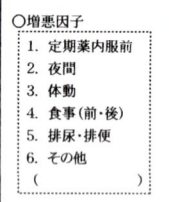

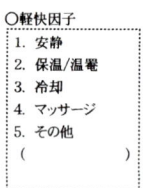

```
○増悪因子              ○軽快因子
  1. 定期薬内服前        1. 安静
  2. 夜間                2. 保温/温罨
  3. 体動                3. 冷却
  4. 食事（前・後）      4. マッサージ
  5. 排尿・排便          5. その他
  6. その他              (        )
  (        )
```

【目的】痛みの増悪・軽減因子を知る
【方法】「なにか、こういうときに痛みが強くなるとか、こうするといいとかいうことはありますか。例えば、いつもの薬を飲む前に痛みが増えたりしますか」

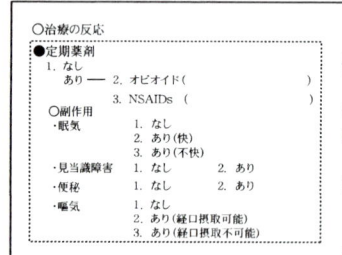

```
○治療の反応
●定期薬剤
  1. なし
    あり ─ 2. オピオイド(        )
           3. NSAIDs   (        )
○副作用
  ・眠気    1. なし
            2. あり（快）
            3. あり（不快）
  ・見当識障害  1. なし   2. あり
  ・便秘        1. なし
            2. あり
  ・嘔気    1. なし
            2. あり（経口摂取可能）
            3. あり（経口摂取不可能）
```

【目的】定期薬剤による副作用（眠気、見当識障害、便秘、嘔気を知る）
【方法】「さいごにお薬がうまくあっているかの質問をさせてください。」
● 「眠気はありますか？」
　→あり「眠気は、うとうとしてちょうどいいぐらいですか？それとも不快な感じですか？
　　「気にならない・気持ちいい」→あり（快）
　　「不快・生活に支障がある」→あり（不快）
● 「ぼんやりしたり、物忘れが増えていることはありませんか？」
● 「便秘はないですか？硬さはちょうどいいですか」
● 「吐き気はありますか？食事はとれていますか」

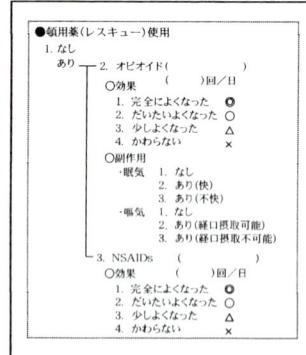

```
●頓用薬（レスキュー）使用
  1. なし
    あり 2. オピオイド(        )
         ○(        )回/日
         ○効果
           1. 完全によくなった   ◎
           2. だいたいよくなった ○
           3. 少しよくなった     △
           4. かわらない         ×
         ○副作用
           ・眠気  1. なし
                   2. あり（快）
                   3. あり（不快）
           ・嘔気  1. なし
                   2. あり（経口摂取可能）
                   3. あり（経口摂取不可能）
         3. NSAIDs  (        )
           ○(        )回/日
           ○効果
             1. 完全によくなった   ◎
             2. だいたいよくなった ○
             3. 少しよくなった     △
             4. かわらない         ×
```

【目的】レスキューの使用回数、効果、副作用（眠気、嘔気）を知る

【方法】
「昨日今日で1日に疼痛時を何回使っていますか」
「使った効果はどうでしたか？完全によくなりますか、だいたいよくなりなりますか、すこしよくなるくらいですか？」
「使ったあと、眠気はありますか？」
「使ったあと、吐き気はありますか？」

図2　痛みの評価シートと記入方法―3

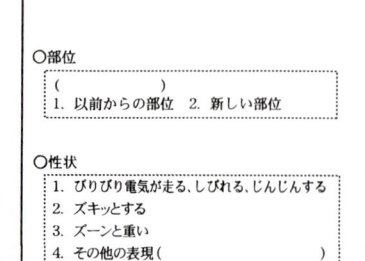

おける痛みの程度の評価法としては，NRSまたはVRSの適用範囲が広い[15]。

C 痛み治療に対する反応を評価する

痛みの治療薬を指示どおりに使用しているか否かを確認する。外来でがん疼痛治療を行っている患者の約1/3は指示どおりに薬物を使用しておらず，アドヒアランス不良群では痛みによる苦痛やQOLの低下が見られたとの報告もある[16]。アドヒアランスを低下させる要因としては，鎮痛薬の副作用や依存形成についての不安や懸念といった患者側の要因と，医療者側の説明が不十分なために生じる患者の鎮痛薬に対する理解不足などが挙げられる。患者が指示どおりに鎮痛薬を使用していない場合は，まずその理由を明らかにすることが重要である。なぜ鎮痛薬を指示どおりに使用していないのかを探ることにより，副作用対策の見直しや鎮痛薬に関して何を再教育するべきかが明らかになる。

D 痛み治療を行ううえでのバリアを探索する

がん性疼痛患者によく見られる痛み治療に対する誤解や迷信には以下のような事柄が挙げられる[17]。
- 鎮痛薬を用いると依存に陥る
- 鎮痛薬を連用していると鎮痛効果が徐々に減弱する
- がんを患っている以上は痛いのが当たり前である
- 痛みを感じるということはがんが進行していることを意味する
- 痛みは治療することができない症状である
- 医師は痛みを理解してくれない
- 良い患者は苦しみを訴えないものである
- 痛みを訴えると医師にがん治療を差し控えられてしまう
- 痛みはできるだけ我慢するものである
- 鎮痛薬には不快な副作用がつきまとう

診察時に，特に痛みに対する治療を受けることに躊躇している気配がある場合には，患者や家族が上記のような"思い"を抱いていないかどうかを尋ねることも重要である。また，誤解や迷信がある場合には，そういった"思い"をいったんは受け止めたうえで，正しい知識を伝えて誤解を解く努力をしなければならない。

まとめ

痛みをさまざまな角度から評価して痛みの原因とメカニズムを熟慮し，患者や家族が痛み治療に積極的に参加できるような環境を保障することが，がん医療に携わる医療従事者の責務である。評価を丁寧に行うためには時間と労力を必要とするが，良好なコミュニケーションによって適切な評価を行うことができれば患者を痛みから早く解放することが可能となり，患者や家族ばかりでなく医療従事者側のストレスも軽減されることになる。十分な痛みの評価なくして適切な痛み治療は実現できない。

参考文献

1) Goudas LC, Bloch R, Gialeli-Goudas M, et al. The epidemiology of cancer pain. Cancer Invest 2005 ; 23 : 182-90.
2) Grond S, Radbruch L, Meuser T, et al. Assessment and treatment of neuropathic cancer pain following WHO guidelines. Pain 1999 ; 79 : 15-20.
3) Schug SA, Zeck D, Dorr U. Cancer pain management according to WHO analgesic guidelines. J Pain Symptom Manage 1990 ; 5 : 27-32.
4) Ventafridda V, Tamburini M, Caraceni A, et al. A

validation study of the WHO method for cancer pain relief. Cancer 1987；59：850-6.
5) Zech DF, Grond S, Lynch J, et al. Validation of World Health Organization guidelines for cancer pain relief：a 10-year prospective study. Pain 1995；63：65-76.
6) Cleeland CS, Gonin R, Hatfield AK, et al. Pain and its treatment in outpatients with metastatic cancer. N Engl J Med 1994；330：592-6.
7) Cleeland CS, Gonin R, Baez L, et al. Pain and treatment of pain in minority patients with cancer. The Eastern Cooperative Oncology Group Minority Outpatient Pain Study. Ann Intern Med 1997；127：813-6.
8) Vainio A, Auvinen A. Prevalence of symptoms among patients with advanced cancer：an international collaborative study. Symptom Prevalence Group. J Pain Symptom Manage 1996；12：3-10.
9) Zenz M, Zena T, Tryba M, et al. Severe undertreatment of cancer pain：a 3-year survey of the German situation. J Pain Symptom Manage 1995；10：187-91.
10) Zhukovsky DS, Gorowski E, Hausdorff J, et al. Unmet analgesic needs in cancer patients. J Pain Symptom Manage 1995；10：113-9.
11) Von Roenn JH, Cleeland CS, Gonin R, et al. Physician attitudes and practice in cancer pain management. A survey from the Eastern Cooperative Oncology Group. Ann Intern Med 1993；119：121-6.
12) Raphael J, Hester J, Ahmedzai S, et al. Cancer pain：part 2：physical, interventional and complimentary therapies；Management in the community；acute, treatment-related and complex cancer pain：a perspective from the British Pain Society endorsed by the UK Association of Palliative Medicine and the Royal College of General Practitioners. Pain Med 2010；11：872-96.
13) Maruo T, Nakae A, Maeda L, et al. Translation and reliability and validity of a Japanese version of the revised short-form McGill pain questionnaire. Pain Research 2013；28：43-53.
14) Uki J, Mendoza T, Cleeland CS, et al. A brief pain assessment tool in Japanese：the utility of the Japanese brief pain inventory—BPI-J. J Pain Symptom Manage 1998；16：364-73.
15) Closs SJ, Barr B, Briggs M, et al. A comparison of five pain assessment scales for nursing residents with varying degrees of cognitive impairment. J Pain Symptom Manage 2004；27：196-205.
16) Miaskowski C, Dodd MJ, West C, et al. Lack of adherence with the analgesic regimen：a significant barrier to effective cancer pain management. J Clin Oncol 2001；19：4275-9.
17) The experts at the American Cancer Society. Myth and misconceptions about cancer pain. In：American Cancer Society's guide to pain control, revised ed. Atlanta：American Cancer Society；2004 p.44-8.

佐藤　哲観

臨床編

I
身体的苦痛に対する薬物療法

A. 非ステロイド性抗炎症薬（NSAIDs）

はじめに

　非ステロイド性抗炎症薬（nonsteroidal anti-inflammatory drugs：NSAIDs）は，ステロイド以外の抗炎症作用，解熱作用，鎮痛作用を持つ薬物の総称である．鎮痛薬としてもっとも使用されている薬物であり，麻薬処方箋が不要で，呼吸抑制などの重大な副作用や，眠気やふらつきなどの日常生活動作を損なわず，耐性や薬物依存がないため広く使用されている．

　緩和ケアにおいてNSAIDsは，世界保健機関（World Health Organization：WHO）方式がん性疼痛治療法の3段階除痛ラダーの第1段階から用いられる鎮痛薬であり，ある程度の効果があれば，段階が進んでも継続してオピオイド鎮痛薬と併用される鎮痛薬である．筋肉痛や発熱に対しても用いられるため，処方されることが多い．

　がん性疼痛の多くは，特に初期において，単純な炎症による痛みや，がんの浸潤による侵害受容性疼痛が中心であるため，NSAIDsはこれらの痛みにきわめて有効である．実際には，筋・筋膜や腹膜，胸膜などの機械的圧迫や伸展などによる痛みにも有効であり，適切な投与法により適用範囲が広く，使用価値が高い鎮痛薬である[1,2]．

　また，第2段階である弱オピオイド鎮痛薬のトラマドールや，第3段階である強オピオイド鎮痛薬のモルヒネ，オキシコドン，フェンタニルなどと併用することで鎮痛効果を増強し，"鎮痛の質"を向上させることができるとされている[3]．しかし，がん性疼痛ケアの実際の臨床現場では，NSAIDsの頓用のみの使用や必要十分量が投与されていないこと，また，NSAIDsのみでの疼痛コントロールが不十分なために，第2・3段階への移行時にNSAIDsとの併用ではなく，切り替えとなり，NSAIDsの中止により十分な効果が発揮されていないことが多い．

　さらに，十分な副作用対策がなされていないことも多い．一般にNSAIDsの副作用によると思われる死亡者は，米国では約2万人，日本でも約5,000人と報告されている[4]．がん性疼痛ケアにおいても，肝機能・腎機能低下の患者や全身状態の悪い患者，高齢患者に長期使用する機会も多く，NSAIDsの作用機序，適用となる病態，副作用とその発現機序，適切な使用に関しての十分な理解が必要となる．

A 作用機序[5)〜7)]

　NSAIDsの主な薬理作用は，シクロオキシゲナーゼ（cyclooxygenase：COX）の活性を阻害してプロスタグランジン（prostaglandin：PG）の産生を抑制することで抗炎症作用，解熱作用，鎮痛作用を示す（図1）．PG

Ⅰ．身体的苦痛に対する薬物療法　A．非ステロイド性抗炎症薬（NSAIDs）

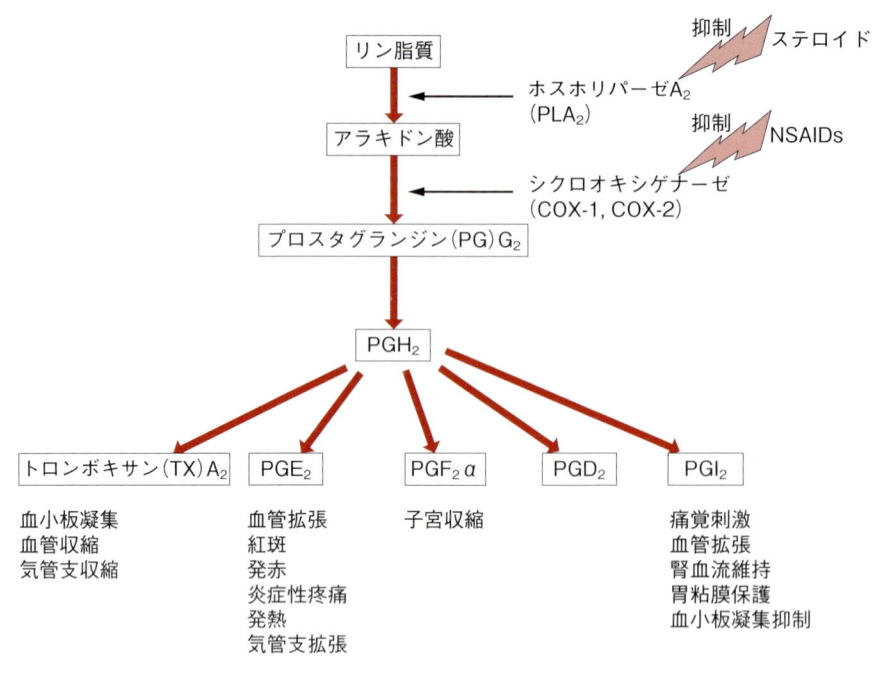

図1　アラキドン酸カスケード

細胞膜のリン脂質からプロスタグランジン（PG）は合成される。NSAIDs はシクロオキシゲナーゼ（COX）を阻害することで PG の合成を阻害する。PG は痛みや炎症に関与するだけでなく，腎血流の維持，血管拡張，胃粘膜保護作用など生体の恒常性維持に重要な役割を担っている。

（高田朋彦，山下　哲，洪　景都ほか．NSAIDs の薬理：分類と特徴．ペインクリニック 2012；33：174-86 および山代亜紀子，細川豊史．がん疼痛．石黒直樹，川合眞一，森田育男，山中　寿編．ファーマーナビゲーター COX-2 阻害薬編．改訂版．東京：メジカルレビュー社；2013．p.236-49 より改変引用）

は直接的に痛みを発生させるわけではないが，本来の発痛物質であるブラジキニンに対して知覚神経の感受性を高めて，痛みを強く感じさせる働きがある。固形がんは炎症と炎症性浮腫を伴い，痛みに PG が大きく関与することから，固形がんの痛みに対しては NSAIDs が有効であることが多い。

COX には，常に細胞に発現している酵素である常在型の COX-1 と，炎症刺激などによって発現量が増大する誘導型の COX-2 の 2 つのアイソザイムがある（図2）[7]。

COX-1 は常に血管内皮細胞や胃粘膜上皮細胞など，全身組織に広く分布しており，PGE_2 を産生して胃粘膜の血流を増やし，PGI_2 を産生して粘液産生を増加させることにより胃粘膜を保護する。また，PGI_2 の産生によって血小板凝集を抑制し，腎血流量を増加させ，また PGE_2 も腎血管を拡張させ，腎血流を維持させる働きを持つ。トロンボキサン A_2（thromboxane A_2：TXA_2）の産生も主に COX-1 によるもので，血小板を凝集させる働きを持つ。以上より，COX-1 は体の生理機能の維持に重要な役割を果たしているといえる。

COX-2 は正常では大部分の組織ではほとんど発現せず，炎症刺激に反応して，主に PGE_2 を発現し，発痛や発熱などをもたらす。COX-2 由来の PG は炎症，血管拡張，骨吸収，がんの増殖，血管新生作用などがあり，胃潰瘍修復時や子宮内膜増殖，肉芽形成にも関与し，腎血流量や糸球体濾過速度なども調整している。つまり，PG は生体にとって，好ましくない作用を持つだけでなく，生体の恒常性

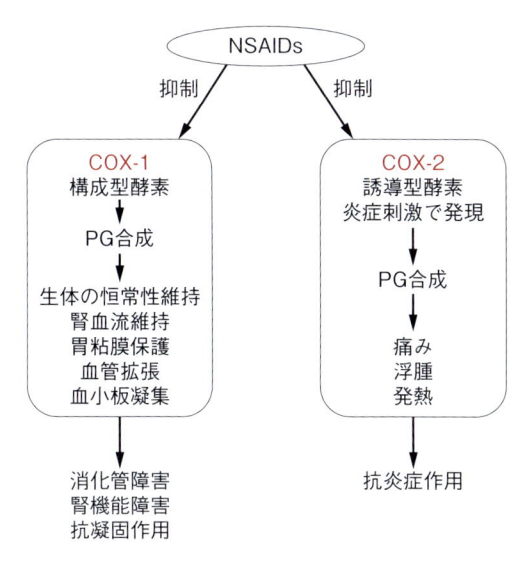

図2 NSAIDsのCOX-1とCOX-2阻害作用の違い

COX-1は生理的刺激により常に発現しており"構成型酵素"と呼ばれ、生体の恒常性維持に必要なPGの産生を担い、COX-2は炎症刺激により合成されるため"誘導型酵素"と呼ばれ、炎症と疼痛に大きく関わっている。

（山代亜紀子，細川豊史．がん疼痛．石黒直樹，川合眞一，森田育男，山中 寿編．ファーマーナビゲーター COX-2阻害薬編．改訂版．東京：メジカルレビュー社；2013．p.236-49 より引用）

表 PGの2つの作用

正常組織	炎症部位
胃粘膜保護	疼痛
胃の血流維持	腫脹
血管拡張	発赤
血小板凝集	熱感
腎血流維持	
気管支拡張作用	発熱

PGは生体にとって、あまり好ましくない作用を持つだけでなく、生体の恒常性維持に重要な役割を果たしている。

を維持（日常において、生体を正常に保持）するために重要な役割を果たす（表）[8]。

B　NSAIDsの薬理作用

1. 鎮痛作用

PGは発痛増強物質であり、直接的に痛みを発生させるわけではないが、生体内でもっとも強い発痛物質であるブラジキニンに対する反応性を高める。NSAIDsはCOXを阻害することで、末梢の炎症局所でPGの産生を抑制し、炎症性の痛みに対して鎮痛作用を発揮する。

2. 解熱作用

PGE_2は視床下部の体温調節中枢に作用し、体温の設定温度が高くなってしまうことで、発熱に関わる脳内の神経回路が活性化されて発熱を生じる。NSAIDsはCOXを阻害することでPGE_2の産生を抑制し、発熱時の解熱作用を発揮するが、体温中枢への直接作用はないため、平熱を下げる作用はない。

3. 抗炎症作用

PGE_2，PGI_2自体の直接的な血管透過性亢進作用はきわめて弱いが、ヒスタミンやブラジキニンの血管透過性亢進作用を増強することで浮腫を起こす。血管透過性亢進作用に関するPGE_2，PGI_2の産生を抑えることで炎症性浮腫を抑制する。

4. 抗血栓作用

NSAIDsの低用量（アスピリンの少量投与）では、PGI_2（血小板凝集抑制作用）を抑制する作用より、TXA_2（血小板凝集作用）を抑制する作用のほうが強く出るため、抗血小板作用が現れると考えられている。

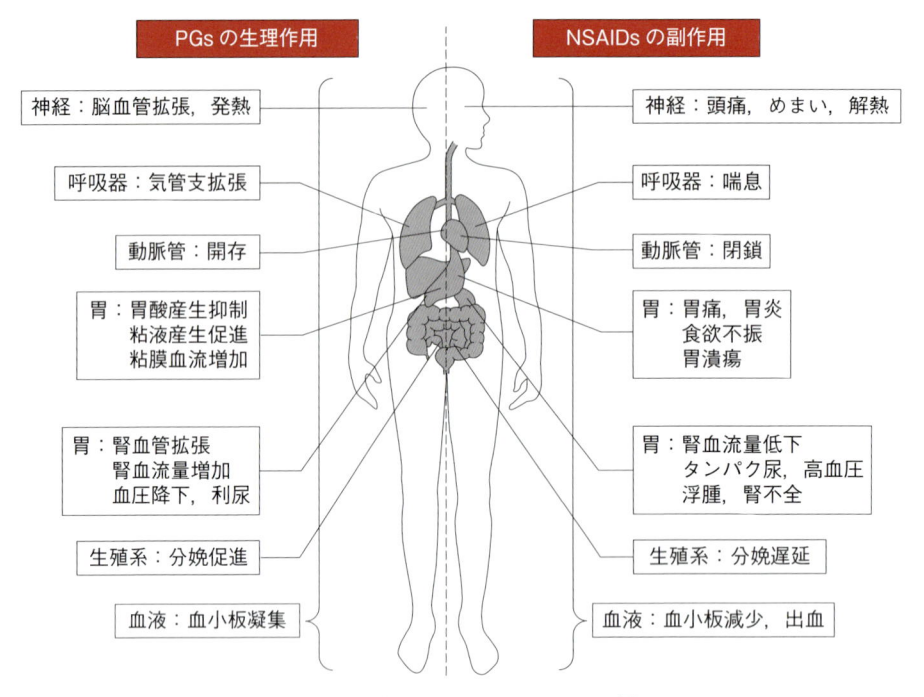

図3 PGの生理作用とNSAIDsの副作用
(宗圓 聰. NSAIDsの副作用と臓器障害―特に胃腸障害と心毒性について―. ペインクリニック 2012; 33:199-207 より引用)

C NSAIDsの副作用

主に，NSAIDsのCOX阻害に伴うPG産生抑制により生じる。図3にPGの生理作用とNSAIDsの副作用を示す[9]。

1. 消化管障害（胃炎，胃潰瘍：胃痛，胃出血，食欲不振など）

NSAIDsの副作用の中でもっとも多い頻度で出現する。胃粘膜上皮細胞でのCOX-1阻害によるPGI$_2$やPGE$_2$などの減少により発生すると考えられる[10]。胃腸障害は10～20%に見られ[11]，胃穿孔や上部消化管大量出血など致命的になることもある。用量依存性のため，高用量での長期投与に注意する必要がある。

NSAIDsによる消化管出血発症の危険率は，患者の消化性潰瘍（特に出血性潰瘍）の既往の有無や患者の年齢などにより大きく影響を受け，ステロイド薬や抗凝固薬などの併用，高用量あるいは複数のNSAIDsの併用も危険因子となる。緩和医療の現場ではステロイド薬がしばしば併用されるため，消化性潰瘍の発生率が約2～3倍増加する可能性があることを念頭に置く必要がある。

2. 腎機能障害（腎炎，タンパク尿，浮腫，腎不全など）

PGは高血圧性腎症や腎炎などの腎機能低下時の腎血流を維持するために腎血管を拡張し，腎血流量や糸球体濾過速度を維持する。NSAIDsがPG全般を阻害することで生理機能を持つPGの合成も同時に阻害されるため，腎血流量と糸球体濾過速度が減少し，腎機能低下や急性腎不全を起こすことがある。腎機能障害がある患者や高齢者に投与する際は，十分注意する。

3. 肝機能障害

投与後2週間から3カ月後に起こるのが特徴で，使用薬物の中止で回復するため，可逆的である。肝機能障害患者に対してはプロドラッグ（ロキソプロフェンなど）の使用を避けて，坐剤や経皮吸収剤，貼付剤などを使用する。

4. 出血傾向

血小板に恒常的に発現しているCOX-1が阻害されることでTXA$_2$の合成が抑制され，血小板機能が障害されるために血小板凝集抑制を生じ，出血傾向を生じることがある。選択的COX-2阻害薬では血小板機能障害が軽減される。

5. 心血管系障害，脳血管系障害

選択的COX-2阻害薬であるコキシブ系薬物（セレコキシブ）が長期服用により心筋梗塞，脳卒中，心不全などの発症率が増加すると報告[12]されたが，従来のNSAIDsでも心血管系リスクを認めている[13]ため，高リスク患者に対してはいかなるNSAIDsも，その投与量や投与方法に注意が必要である。

D　NSAIDsの分類

化学構造の系統による分類，剤形や薬物配送システム（drug delivery system：DDS）による分類，半減期による分類，副作用の種類などによる分類などさまざまであるが，COX-2阻害選択性による分類を用いることが多くなっている。

COX-2阻害薬は従来のNSAIDsと比較して，胃十二指腸潰瘍や消化管出血，消化管穿孔などの副作用が少ないとされている一方，腎臓では常在型として存在しているため，従来のNSAIDsと同様に腎障害は起こりうる可能性があることは念頭に置くべきである。特に半減期の長い薬物では腎障害の強い傾向があるため，高齢者や腎機能障害患者では注意が必要である。現在，本邦で使用可能な，高いCOX-2選択性を示すNSAIDsには，エトドラク，メロキシカム，セレコキシブがある。

1. COX-2選択的阻害薬

a）エトドラク（ハイペン®）

胃腸障害はきわめて少なく，腎障害も少ない。最高血中濃度到達時間（Tmax）は投与後1～2時間，半減期は6～8時間で，1日2回投与する。軽度の腎機能低下患者では比較的安全に使用できる。

緩和ケアにおける臨床では，ロキソプロフェン（ロキソニン®，60 mg）1錠とエトドラク（200 mg）2錠がほぼ同等の鎮痛効果と考えられる。

粉砕可能であるが非常に苦みが強いため，粉砕での内服には適さないが，胃瘻からの注入は可能である。やや錠剤が大きいため，内服しにくい場合は，ほかの薬物に変更することも考慮する。

b）メロキシカム（モービック®）

胃腸障害，腎機能障害はきわめて少ない。Tmaxは投与後約7時間，半減期は28時間と長いため，1日1回投与で鎮痛でき，錠剤が小さく内服しやすい。しかし，半減期が長いため，高齢者や腎・肝機能障害患者の投与には注意が必要である[1]。

c）セレコキシブ（セレコックス®）

高いCOX-2選択性を示し，胃腸障害，腎機能障害は少ない。Tmaxは投与後2～3時間，半減期は7～8時間で，1日2回投与する。

2. COX-2 非選択性阻害薬

a）ジクロフェナク（ボルタレン®）

インドメタシンと同等の効力がある。即効性があり使いやすいが，胃腸障害が問題となる。剤形は錠剤，坐剤，経口徐放剤，経皮吸収剤，ゲル，パップ剤など種類が豊富である。胃腸障害軽減には内服より坐剤がよい。

b）ロキソプロフェン（ロキソニン®）

国内でもっとも使用されている。インドメタシンより強い鎮痛，抗炎症，解熱作用を示す。プロドラッグであり胃腸障害が少ないとされるが，COX-2 選択的阻害薬と比較するとその発現率は高い。肝機能障害患者に対しては使用を避け，坐剤や経皮吸収剤，貼付剤などを使用する。

c）ナプロキセン（ナイキサン®）

腫瘍熱に効果がある。作用時間が長く，イブプロフェンより効力が強い。

d）ケトプロフェン（モーラス® など）

貼付剤として用いられる。光線過敏症に注意する。

e）フルルビプロフェンアキセチル（ロピオン®）

日本で唯一の静注用 NSAIDs であり，病変部位での作用増強を狙い（ターゲット療法），炎症部位や腫瘍に集積される。通常 1 回 1 A（50 mg）を 15～30 分かけて 1 日 2～3 回静脈内投与されるが，当施設では持続静注で使用することも多い。

E がん性疼痛治療における NSAIDs 使用のコツとポイント

"がん性疼痛"は，原因となる"がん"そのものを取り去ることができるのであれば，完治できる。しかし完全に取り去ることができない場合，痛みの原因である炎症が持続し PG が合成される状態となる。そのため，この持続的 PG 合成を抑えるためには，その合成酵素 COX の活性阻害薬である NSAIDs を頓用使用ではなく，定期かつ定時投与し 24 時間血中濃度を安定させて PG 合成を阻害しなければならない。このことがあまり理解されずに，頓用のみの使用を指示している施設が少なくない。

実際のがん性疼痛治療での NSAIDs の選択と使用にあたっては，作用機序や副作用，薬物相互作用などについて熟知することはもちろん，われわれの施設での臨床経験から得られた以下のようなポイントを理解して使用すれば，さらなる効果が得られる可能性が高い[1)14)]。

1. まずは NSAIDs の効果判定を行う

問診や病歴などから NSAIDs の有効性が考えられたときは，まず速効性の静注用 NSAIDs（フルルビプロフェン）を十分量投与する。具体的には，患者の状態や年齢，体重を考慮して，静脈投与ならフルルビプロフェンを 1/2～1 A（25～50 mg）と生理食塩液 50～100 ml を 15～20 分で投与，あるいはジクロフェナク坐剤を 25 mg あるいは 50 mg 製剤を投与し，15～30 分後に効果判定を行い，痛みが消失すれば NSAIDs によるコントロールが可能，もしくは有効と判断し，個々の患者の病態に合わせて適切な投与法と薬物の選択を行う。

2. 長期投与の安全性確保

NSAIDs は，WHO がん性疼痛治療法の第1段階から第3段階まで長期にわたり使用されることが多いため，消化器障害などの副作用の発現頻度が低いCOX-2 選択的阻害薬（エトドラク，メロキシカム，セレコキシブ）を使用する。坐剤ならジクロフェナク，静脈内投与ならフルルビプロフェンも使用可能である。

3. 投与時刻は眠前から考える／毎食後分3投与は禁止

WHOがん性疼痛治療の第1目標は，痛みに妨げられない夜間の睡眠である。毎食後投与となると，本邦では夕食から朝食までの間隔が長いために，夜半には薬効が切れてしまい，痛みのために覚醒することも少なくない。分3であれば8時間ごと，分2であれば12時間ごととし，患者の就眠時間に合わせ，眠前から内服時間を決めていく（例えば分3なら22時，6時，14時など）。また，食後投与が絶対と考える患者が少なくないため，COX-2 選択的阻害薬では，食事の時間に関係なく投与可能であること，また決められた時間に内服することを周知しておく。

4. 副作用対策を行う

COX-2 選択的阻害薬は，従来のNSAIDsより胃潰瘍発症の頻度が低いとされている[15]が，消化性潰瘍・胃炎予防薬などを併用して投与するほうが無難である。胃潰瘍の予防薬としてPG製剤〔ミソプロストール（サイテック®），プロトンポンプ阻害薬（ランソプラゾール（タケプロン®），エソメプラゾール（ネキシウム®）〕，高用量のH₂受容体拮抗薬のいずれかを使用することが推奨されている〔ファモチジン（ガスター®）など〕。

5. 天井効果（ceiling effect）があることに留意する

モルヒネやオキシコドンと異なり，ある一定量以上投与しても鎮痛効果が得られず副作用のみが増える。

6. 適切な量を投与する

COX-2 選択的阻害薬は，がん性疼痛に対しては添付文書上の通常使用量ではがん性疼痛はコントロールできないことが多い。体重や全身状態，年齢にもよるが，エトドラクなら600〜1200 mg/日（分2〜3），セレコキシブなら400 mg/日（分2），メロキシカムなら15 mg/日（分1〜2）とする。

7. オピオイド鎮痛薬と併用する

がんの浸潤が進行すると，単純な炎症による痛みだけでなく，腫瘍が神経を圧迫することで生じる痛み（神経障害性疼痛）や血管を圧迫して組織虚血による痛み，内臓への浸潤による内臓痛，胸腹部傍大動脈リンパ節や交感神経節への浸潤や腹膜播種による痛みなどが次々と生じ，混在してくる。これらの痛みの多くはPGが関係しているため，NSAIDs は理論的にある程度有効である。しかし天井効果もあるため，単独では鎮痛に至らず通常はオピオイド鎮痛薬が必要となる症例も多い。この際に重要なことは，炎症性の痛みの混在が予想されるときはオピオイド鎮痛薬とNSAIDs を併用することである。オピオイド単独使用よりNSAIDs 併用のほうが鎮痛効果を増強するとの報告[16]や，特に骨転移巣では炎症が強く，PG をはじめとする種々の発痛物質が骨転移痛に関与しているため[2]，NSAIDs とオピオイド鎮痛薬を併用することで効果的な鎮痛がもたらされるという報告がある[17]。NSAIDs とオピオイド鎮痛薬の併用

により，個々の使用量を減少させることができ，個々の副作用の軽減にもつながる。

F 神経障害性疼痛とNSAIDs

PGは単純な炎症の痛みに関係しているだけではなく，神経障害性疼痛の発現過程の一部に深く関与している可能性がある[18)19)]。COX-2依存性のPGE$_2$は，神経障害性疼痛を引き起こすことが報告されており[20)〜22)]，COX-2選択的阻害薬が神経障害性疼痛を予防する効果を持つ可能性は高い[23)]。

おわりに

がん性疼痛治療においては，NSAIDsはWHOがん性疼痛治療のあらゆる段階で使える薬物である。薬物の特徴や副作用を理解し，これを適切に使うことで，がん患者の痛みが軽減され，穏やかな日々を過ごされる一助になれば幸いである。

参考文献

1) 細川豊史．がん疼痛管理におけるアセトアミノフェンとNSAIDsの役割・位置づけ―②NSAIDs．薬局 2012；63：2287-91.
2) 細川豊史．骨転移痛に対する薬物療法 NSAIDsを中心として．緩和医療学 2005；7：11-7.
3) 鈴木 勉．痛みからの解放―NSAIDsとオピオイド併用の薬理学的意義―．医療ジャーナル 2003；39：1767-76.
4) 佐野 統．NSAIDs―COX-2インヒビターの最近の話題．臨床リウマチ 2003；15：193-206.
5) 高田朋彦，山下 哲，洪 景都ほか．NSAIDsの薬理：分類と特徴．ペインクリニック 2012；33：174-86.
6) 小西洋子，山代亜紀子，細川豊史．がん疼痛治療におけるNSAIDsの役割．Modern Physician 2012；32：1365-8.
7) 山代亜紀子，細川豊史．がん疼痛．石黒直樹，川合眞一，森田育男，山中 寿編．ファーマーナビゲーター COX-2阻害薬編．改訂版．東京：メジカルレビュー社；2013．p.236-49.
8) 細川豊史．シクロオキシゲナーゼの生理と薬理．臨床麻酔 2004；28（増）：330-41.
9) 宗圓 聰．NSAIDsの副作用と臓器障害―特に胃腸障害と心毒性について―．ペインクリニック 2012；33：199-207.
10) 龍 恵美，伊東俊雅．非ステロイド性消炎鎮痛薬（NSAIDs）．がん疼痛の薬物療法に関するガイドライン2010年版．東京：金原出版；2010．p.62-5.
11) Wolfe MM, Lichtenstein DR, Singh G. Gastrointestinal toxicity of nonsteroidal antiinflammatory drugs. N Engl J Med 1999；340：1888-99.
12) Caldwell B, Aldington S, Weatherall M, et al. Risk of cardiovascular events and celecoxib：a systematic review and metaanalysis. J R Soc Med 2006；99：132-40.
13) Coxib and traditional NSAIDs Trialists'（CNT）Collaboration, Bhala N, Emberson J, et al. Vascular and upper gastrointestinal effects of non-steroidal anti-inflammatory drugs：meta-analyses of individual participant data from randomized trials. Lancet 2013；382（9894）：769-79.
14) 深澤圭太，廣瀬宗孝，細川豊史．がん性疼痛の薬物療法 NSAIDsを上手に使う．ペインクリニック 2006；27：43-54.
15) 五閑 大，加藤 実．NSAIDsの新展開（特にコキシブ系薬物の新展開）．ペインクリニック 2010；31：243-53.
16) McNicol E, Strassels S, Goudas L, et al. Nonsteroidal anti-inflammatory drugs, alone or combined with opioids, for cancer pain. J Clin Oncol 2004；22：1975-92.
17) 後明郁男．がん疼痛治療におけるNSAIDsの意義と選択―オピオイド単独療法ではなぜ不十分か―．治療 2005；87：896-9.
18) 細川豊史．Neuropathic pain：病態と薬理学的アプローチ ニューロパシックペインとNSAIDsの関わり―プロスタグランジンの痛覚過敏作用を中心に―．日本ペインクリニック学会誌 2002；9：386-90.
19) 細川豊史．末梢性鎮痛薬（NSAIDs）の新知見．綜合臨牀 2001；50：2451-2.
20) Ma W, Quirion R. Does COX2-dependent PGE2 play a role in neuropathic pain？ Neurosci Lett 2008；437：165-9.

21) Suyama H, Kawamoto M, Gaus S, et al. Effect of etodolac, a COX-2 inhibitor, on neuropathic pain in a rat model. Brain Res 2004 ; 1010 : 144-50.
22) Broom DC, Samad TA, Kohno T, et al. Cyclooxygenase 2 expression in the spared nerve injury model of neuropathic pain. Neuroscience 2004 ; 124 : 891-900.
23) Kanbayashi Y, Hosokawa T, Okamoto K, et al. Statistical identification of predictors for peripheral neuropathy associated with administration of bortezomib, taxanes, oxaliplatin or vincristine using ordered logistic regression analysis. Anticancer Drugs 2010 ; 21 : 877-81.

大西　佳子／細川　豊史

B. アセトアミノフェン

はじめに

　アセトアミノフェンはパラアミノフェノール誘導体の解熱鎮痛薬であり，シクロオキシゲナーゼ（cyclooxygenase：COX）阻害作用が弱いこと，中枢性に鎮痛作用を発揮することなどから非ステロイド性抗炎症薬（nonsteroidal anti-inflammatory drugs：NSAIDs）には分類されていない。世界保健機関（WHO）がん性疼痛治療指針除痛ラダーの第1段階ではNSAIDsであるアセチルサリチル酸（アスピリン）が主たる薬物であり，アセトアミノフェンはアセチルサリチル酸の代替薬物に指定されている。しかしながら，厳密にいえば，わが国では注射剤であるフルルビプロフェンアキセチル，ケトプロフェン以外のアセチルサリチル酸を含むNSAIDs経口剤は保険上がん性疼痛への適用が認められておらず，代替薬であるアセトアミノフェンががん性疼痛に適用が認められている経口投与可能な非オピオイド鎮痛薬である。

　とはいうものの現状では，がん性疼痛にNSAIDsの経口剤が用いられることが多い。しかし，がん性疼痛を含む慢性疼痛にNSAIDsを長期間投与することによる胃潰瘍，十二指腸潰瘍の発生，消化管穿孔の発生，腎機能障害の発現など多くの問題が生じてくる可能性がある。このような状況下，アセトアミノフェンが鎮痛薬として再認識されるようになり，その1日最大投与量もこれまでの1,500 mgから欧米並みの4,000 mgに増量されるに至った。

　本項では，アセトアミノフェンの詳細について解説する。

A アセトアミノフェンの歴史

　アセトアミノフェンはパラアミノフェノール誘導体の薬物で，1893年に初めて臨床に使用された。本薬物がフェナセチン，アセトアニリドの主要な代謝産物であることが明らかにされた1948年以後，広く使用されるようになった。一方，フェナセチンは頭痛・歯痛などの鎮痛薬として使われており，市販薬にも配合（わが国ではセデスG®，サリドン®などに配合）されていたが，長期に大量使用し重篤な腎・泌尿器系障害などの報告が短期間に相次いだため，厚生労働省ではフェナセチン含有医薬品を製造する各製薬企業に対し，当該医薬品の供給の停止を要請し，要請を受けた各企業においては，2001年4月に自主的に供給停止を行うに至った。また，アセトアニリドも解熱鎮痛薬（わが国ではノーシン®の主成分）として用いられていたが，高い毒性を持ち，メトヘモグロビン血症から肝障害，腎障害を起こすため，1971年に使用禁止となった。

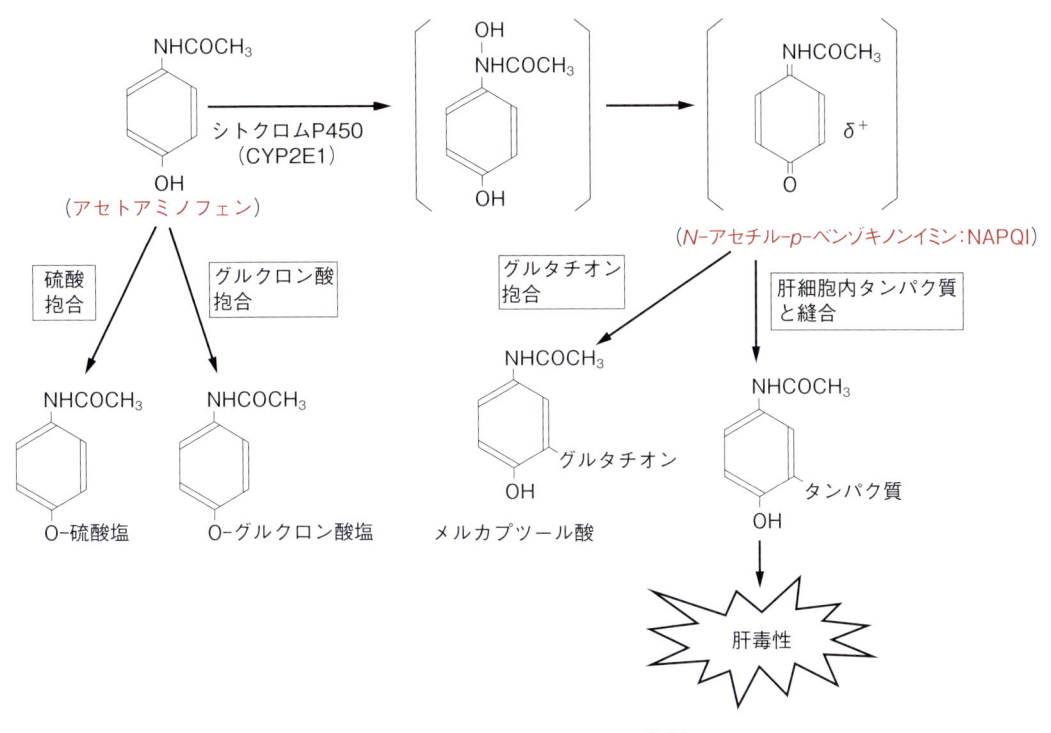

図 アセトアミノフェンの代謝

さらに，1980年代にアスピリンとライ症候群の関連性が問題となってから，アセトアミノフェンは小児，妊婦，高齢者など幅広い症例の鎮痛・解熱に用いられるようになった。

B 構造式と薬物動態（図）

アセトアミノフェンは上部消化管から吸収され，血中濃度は投与30～60分で最高に達し，血中半減期は約2時間である。代謝は肝依存性で，49～54％はグルクロン酸抱合体，28～33％は硫酸抱合体，2～3％はアセトアミノフェンのまま尿中に排泄される。また，およそ15％はシトクロムP450代謝経路に入り，代謝産物としてN-アセチル-p-ベンゾキノンイミン（N-acetyl-p-benzoquinone-imine：NAPQI）および3-ヒドロキシアセトアミノフェンを生じる。

1. 高用量処方と肝機能障害（図）

アセトアミノフェンの用量は1日量として最大4,000 mgまでの投与が可能である。高用量処方時にはNAPQIによる肝障害が問題となる。アセトアミノフェン1日量4,000 mgを長期に投与した報告では，ALT，AST，肝機能，腎機能に目立った異常を認めなかった[1]ものの，慢性肝疾患患者におけるアセトアミノフェンの血中消失半減期は長く，クリアランスが低い[2]。また，アセトアミノフェン大量摂取による肝障害が数多く報告[3)～5)]されている。

アセトアミノフェンを大量摂取した場合，グルクロン酸抱合，硫酸抱合で代謝しきれず，肝シトクロムP450により大量のNAPQIが産生される。グルタチオン抱合により一部は無毒化されるが，そのすべてが抱合されることは不可能なため，NAPQIは肝細胞のタンパク質と複合体を形成し，肝障害（肝炎，肝

細胞壊死）を引き起こす。アセトアミノフェンの投与量が通常量であっても，肝疾患などにより肝細胞内のグルクロン酸，グルタチオンが減少している状況にあれば同様のことが起こりうる。成人では，1回投与量10～15gで肝毒性を引き起こし（150 mg/kg以上で肝機能障害を起こすとされており[6]），20～25gでは致死的である。

したがって，重篤な肝機能障害のある患者には禁忌となっているし，肝障害，その既往のある症例には慎重に投与すべきである。また，①重篤な肝障害が発現するおそれがあること，②1日総量1,500 mgを超す高用量で長期投与する場合には定期的に肝機能検査を行うこと，③高用量でなくとも長期投与する場合には定期的に肝機能検査を行うこと，④高用量で投与する場合に患者に異常が認められたときには，減量，休薬する，などの注意が必要である。

2. アセトアミノフェンとアルコール摂取

アセトアミノフェン内服とアルコールの大量摂取による肝機能障害の悪化が報告[7)8)]されていることから，アルコール多量常飲者には慎重に投与すべきである。アルコールの常用はCYP2E1（cytochrome P450, family 2, subfamily E, polypeptide 1）を誘導するため，CYP2E1による代謝が促進され，NAPQIの産生が増加する。NAPQIがグルタチオン抱合により無毒化されれば問題はないが，アセトアミノフェンの大量投与や肝機能障害のためグルタチオンが枯渇しているような状況下では，NAPQIが蓄積し肝毒性の危険性が高まる。

C 作用機序

アセトアミノフェンは，COX-1・2阻害作用が非常に弱く，抗炎症作用は弱いかほとんどない。アセトアミノフェンの作用機序は明確にされていなかったが，2002年に生理学的濃度のアセトアミノフェンがCOX-3を抑制することが報告[9]され，その機序が解明されたかに思われたが，その後，COX-3は存在しないことが報告[10]された。アセトアミノフェンは炎症組織のようなペルオキシダーゼ活性の高い部位ではCOX阻害作用は弱く，ペルオキシダーゼ活性の低い部位ではCOX阻害作用が強く現れることで作用機序を説明している[11]。しかしながら，アセトアミノフェンのCOX阻害作用は中枢神経系で非常に強いため中枢性（特に視床下部）に鎮痛解熱作用，中枢性（視床，大脳皮質の痛覚閾値を上昇）に鎮痛作用を現す。

また，近年アセトアミノフェンが肝臓で代謝された結果生ずるp-アミノフェノールの大部分が脳内に，ごく一部が脊髄に移行し，そこで産生されるN-acylphenolamine（AM404）が鎮痛作用を発揮することが報告[12]されている。その機序として，①脳内，脊髄内におけるCOX阻害作用，②一次求心性神経の興奮を抑制するカンナビノイド（CB）1受容体を間接的に活性化させる[13)～15)]，③セロトニン神経系を含む下行性抑制系を賦活する可能性が示唆されている。

D アセトアミノフェンの薬物動態

アセトアミノフェンの治療上有効な血中濃度は5～20 μg/mlである[16]。アセトアミノフェン200 mgの錠剤を2錠絶食単回経口投与したときのCmax：9.1±2.9 μg/ml，Tmax：0.46±0.19時間，t1/2：2.36±0.28時間であった[17]。食事の影響に関しては，糖分の多い飴，クラッカー，ゼリーや炭水化物を多く含む食事とともに服用すると，炭水化

表 各種アセトアミノフェンの剤形と疼痛に対する用法・用量

投与経路	剤形	アセトアミノフェンの容量	商品名	用法・用量
経口投与	錠剤	200 mg/錠 300 mg/錠 500 mg/錠※	カロナール	【成人】 1回 300～1,000 mg。投与間隔 4～6 時間以上 1 日総量 4,000 mg を限度。
	原末	1 g/g 含有	カロナール原末	【小児】 1回 10～15 mg/kg を経口投与。投与間隔は 4～6 時間以上。1日総量 60 mg/kg を限度とする（ドライシロップは用時懸濁）。
	細粒	200 mg/g 500 mg/g	カロナール細粒 20% カロナール細粒 50%	
	ドライシロップ	400 mg/g 200 mg/g	コカールドライシロップ40% コカール小児用ドライシロップ20%	【小児】 1回 10～15 mg/kg を経口投与。投与間隔は 4～6 時間以上。1日総量 60 mg/kg を限度とする（ドライシロップは用時懸濁）。
	シロップ	20 mg/ml	カロナールシロップ 2%	
直腸内投与	坐剤	50 mg/個 100 mg/個 200 mg/個	アンヒバ坐剤小児用 50 mg アンヒバ坐剤小児用 100 mg アンヒバ坐剤小児用 200 mg	1回 10～15 mg/kg を直腸内投与。投与間隔は 4～6 時間以上。1日総量 60 mg/kg を限度とする。
静脈内投与	注射製剤	1,000 mg/100 ml	アセリオ静注液	【50 kg 以上の成人】 1回 300～1,000 mg を 15 分かけて静脈内投与。投与間隔は 4～6 時間以上。1日総量は 4,000 mg を限度とする。 【体重 50 Kg 未満の成人】 15 mg/kg を上限として静脈内投与。投与間隔は 4～6 時間以上。1日総量 60 mg/kg を限度とする。 【2 歳以上の幼児，小児】 10～15 mg/kg を 15 分かけて静脈内投与。投与間隔は 4～6 時間以上。1日総量 60 mg/kg を限度とする。成人の用量を超えない。 【乳児および 2 歳未満の幼児】 7.5 mg/kg を 15 分かけて静脈内投与。投与間隔は 4～6 時間以上。1日総量 30 mg/kg を限度とする。

（※：2015 年 2 月 12 日より発売開始）

物と複合体を形成してアセトアミノフェンの初期吸収速度が減少する[18]）。

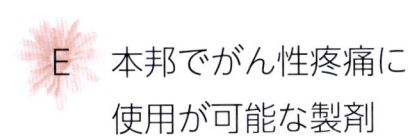

E 本邦でがん性疼痛に使用が可能な製剤

1. 経口製剤

錠剤，末，細粒，ドライシロップ，シロップがある。原末を用いれば細かな用量設定が可能である。薬価は，わが国で頻用されているNSAIDs の 1/2～1/3 と安価であり，医療経済上も好ましいと考える。これらの製剤の詳細と用法，用量は表に示した。小児にはドライシロップ，シロップが使用しやすいが，原末，錠剤，細粒なども使用することができる。

なお，カロナール錠 500 mg の剤形追加の申請が行われたが，適正使用のための安全対策などについて，さらなる検討が必要であるという判断のもと承認は保留とし，継続審査

となっていたが，2014年11月に薬価収載され，2015年2月12日より発売開始となった。

2. 坐剤

坐剤は，50，100，200 mgの製剤があり，小児における鎮痛に用いることができる。小児でアセトアミノフェンの経口投与が不可能な場合に有用と考える。

3. 注射製剤

米国では2010年11月に米国食品薬品局（FDA）で承認され，2011年1月より発売が開始されている。わが国でも，アセリオ®静注用（1,000 mg）が2013年8月27日薬価収載された。経口製剤および坐剤の投与が困難な場合における疼痛および発熱を効能・効果とする新投与経路医薬品である。

F がん性疼痛におけるアセトアミノフェン

がん性疼痛に対し1日量2 gで他の医療用麻薬を用いることなく，良好な疼痛管理が行えることが報告[19]されている。また，アセトアミノフェン2,400～3,200 mg/日の投与により，重篤な副作用もなく，良好な疼痛管理が行え，肝機能障害のため投与を中止せざるをえなかった症例は1症例もなかったことが報告[20]されている。

一方，アセトアミノフェンの有用性が再認識されつつあるのにもかかわらず，わが国における成人に対する投与量は，諸外国に比べ少なく設定されているのが現状であったが，2011年2月より投与量の改定が行われた。すなわち，がん性疼痛をはじめ腰痛症などの鎮痛に対するアセトアミノフェンの使用量は"成人にはアセトアミノフェンとして1回300～1,000 mgを経口投与し，投与間隔は4～6時間以上とし，年齢，症状により適宜増減するが，1日総量として4,000 mgを限度とする"と改定された。

実際の処方時には，1日量を4回（毎食後，就寝前）に分服する。ただし，アセトアミノフェンはCOX-1・2阻害作用が弱いので胃腸障害が少ないとされているものの，就寝前は空腹のことが多いため，胃腸が弱い症例，胃腸障害をすでに有する症例では，胃粘膜保護剤の併用も考慮すべきである。なお，肝機能障害のある症例には投与量を加減すべきであり，また投与期間中は定期的に肝機能検査を行う必要がある。

G 副作用

1. 胃腸障害

消化性潰瘍には禁忌である。悪心，嘔吐，食欲不振などが出現するが，その程度はアスピリンに比べ軽度である。

2. 喘息患者への使用

アスピリン喘息への使用は賛否両論ある[21～23]。わが国ではアスピリン喘息を有する患者へのアセトアミノフェン投与は禁忌，喘息患者への投与は慎重投与となっている。

3. 血小板に対する作用

アセトアミノフェンが可逆性の血小板凝集抑制を起こすことが報告[24]されているものの，血小板凝集抑制や出血時間を延長させることはないとする報告[25]も認められる。また，肝障害のある症例に大量のアセトアミノフェンを投与したことにより血小板減少を来

した症例が報告[26]されている。重篤な血液の異常には禁忌とされている。

4．そのほか

腎障害，過敏症，顆粒球減少，ライ症候群[27]，ライエル症候群（中毒性表皮壊死症候群）[28]，スチーブンス・ジョンソン症候群（皮膚粘膜眼症候群）[29]の発症が報告されている。

H　薬物相互作用

1) メトクロプラミドと併用すると消化管運動亢進作用により吸収が促進し，血中濃度が高まる。
2) ジドブジン（抗HIV薬）との併用により両薬物の副作用（骨髄抑制）を増強する。

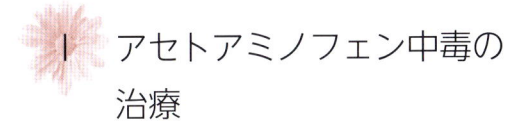

I　アセトアミノフェン中毒の治療

アセトアミノフェンの代謝産物であるNAPQIがアセトアミノフェン中毒における肝障害，腎障害の原因物質と考えられている。NAPQIはグルタチオン抱合反応によって代謝され，メルカプツール酸として尿中に排泄されるが，アセトアミノフェンが大量投与された場合NAPQIが過剰産生されグルタチオン抱合に大量のグルタチオンが消費され枯渇すると考えられる。アセチルシステインはグルタチオンの前駆物質として働き，解毒作用を示すと考えられている[30][31]。

過量投与した場合（本来であれば血中濃度を測定したうえで投与すべきではあるが，アセトアミノフェンとして7.5 gまたは150 mg/kg以上の摂取が疑われる場合）には，N-アセチルシステイン〔アセチルシステイン内用液17.6%「センジュ」®（1 ml中にアセチルシステイン176.2 mgを含有する）〕を投与する。アセトアミノフェン摂取後，なるべく早期に投与を開始する。8時間以内が望ましいが，24時間以内であれば効果が認められることが報告されている。アセチルシステインはグルタチオンの前駆物質として働き，解毒作用を示すと考えられている。

本薬または本薬を希釈した液を，初回にアセチルシステインとして140 mg/kg，次いでその4時間後から70 mg/kgを4時間ごとに17回，計18回経口投与する。経口投与が困難な場合は，胃管または十二指腸管により投与する。投与後1時間以内に嘔吐した場合は，再度同量を投与する。

おわりに

数多くのNSAIDsがWHO方式第1段階で使用されるなか，NSAIDs代替薬物であるアセトアミノフェンが見直され，1日投与量が改定され4,000 mgまでの投与が可能となった。わが国でのアセトアミノフェンの適切な使用が期待される。

参考文献

1) Temple AR, Benson GD, Zinsenheim JR, et al. Multicenter, randomized, double-blind, active-controlled, parallel-group trial of the long-term (6-12 months) safety of acetaminophen in adult patients with osteoarthritis. Clin Ther 2006；28：222-35.
2) Zapater P, Lasso de la Vega MC, Horga JF, et al. Pharmacokinetic variations of acetaminophen according to liver dysfunction and portal hypertension status. Aliment Pharmacol Ther 2004；20：29-36.
3) McJunkin B, Barwick KW, Little WC, et al. Fatal massive hepatic necrosis following acetaminophen overdose. JAMA 1976；236：1874-5.
4) Clark R, Borirakchanyavat V, Davidson AR, et al. Hepatic damage and death from overdose of paracetamol. Lancet 1973；1：66-70.

5) Larson AM, Polson J, Fontana RJ, et al. Acetaminophen-induced acute liver failure：results of a United States multicenter, prospective study. Hepatology 2005；42：1364-72.
6) 黒木由美子, 石沢淳子, 辻川明子ほか. 中毒シリーズ16, アセトアミノフェンによる中毒. 月刊薬事 1990；32：2612-14.
7) Denison H, Kaczynski J, Wallerstedt S. Paracetamol medication and alcohol abuse：a dangerous combination for the liver and kidney. Scand J Gastroenterol 1987；22：701-4.
8) McClain CJ, Holtzman JL, Allen J, et al. Clinical features of acetaminophen toxicity. J Clin Gastroenterol 1988；10：76-80.
9) Chandrasekharan NV, Dai H, Roos KL, et al. COX-3, a cyclooxygenase-1 variant inhibited by acetaminophen and other analgesic/antipyretic drugs：cloning, structure, and expression. Proc Natl Acad Sci USA 2002；99：13926-31.
10) Dinchuk JE, Liu RQ, Trzaskos JM. COX-3：in the wrong frame in mind. Immunol Lett 2003；86：121.
11) Ouellet M, Percival MD. Mechanism of acetaminophen inhibition of cyclooxygenase isoforms. Arch Biochem Biophys 2001；387：273-80.
12) Högestätt ED, Jönsson BA, Ermund A, et al. Conversion of acetaminophen to the bioactive N-acylphenolamine AM404 via fatty acid amide hydrolase-dependent arachidonic acid conjugation in the nervous system. J Biol Chem 2005；280：31405-12.
13) Calignano A, La Rana G, Beltramo M, et al. Potentiation of anandamide hypotension by the transport inhibitor, AM404. Eur J Pharmacol 1997；337：R1-2.
14) Beltramo M, Stella N, Calignano A, et al. Functional role of high-affinity anandamide transport, as revealed by selective inhibition. Science 1997；277：1094-7.
15) Beltramo M, de Fonseca FR, Navarro M, et al. Reversal of dopamine D（2）receptor responses by an anandamide transport inhibitor. J Neurosci 2000；20：3401-7.
16) Jackson CH, MacDonald NC, Cornett JW. Acetaminophen：a practical pharmacologic overview. Can Med Assoc J 1984；131：25-32, 37.
17) 昭和薬品化工（株）社内資料. カロナール錠200の生物学的同等性試験.
18) 飲食物・嗜好品と医薬品相互作用研究班編. 飲食物・嗜好品と医薬品の相互作用. 東京：じほう；1999. p.44, 90, 163, 172.
19) 中込昌子, 小川節郎, 佐伯茂ほか. 癌疼痛に対する消炎鎮痛薬による治療経験. ペインクリニック 1993；14：849-52.
20) 的場元弘, 吉本鉄介, 余宮きのみほか. WHO方式がん疼痛治療ガイドラインの推奨量によるアセトアミノフェン：日本における有効性と安全性の他施設処方調査. ペインクリニック 2007；28：1131-9.
21) Fischer TJ, Guilfoile TD, Kesarwala HH, et al. Adverse pulmonary responses to aspirin and acetaminophen in chronic childhood asthma. Pediatrics 1983；71：313-8.
22) Settipane RA, Schrank PJ, Simon RA. Prevalence of cross-sensitivity with acetaminophen in aspirin-sensitive asthmatic subjects. J Allergy Clin Immunol 1995；96：480-5.
23) Shaheen SO, Sterne JA, Songhurst CE, et al. Frequent paracetamol use and asthma in adults. Thorax 2000；55：266-70.
24) Niemi TT, Backman JT, Syrjala MT, et al. Platelet dysfunction after intravenous ketorolac or propacetamol. Acta Anaesthesiol Scand 2000；44：69-74.
25) Seymour RA, Williams FM, Oxley A, et al. A comparative study of the effects of aspirin and paracetamol（acetaminophen）on platelet aggregation and bleeding time. Eur J Clin Pharmacol 1984；26：567-71.
26) Fischereder M, Jaffe JP. Thrombocytopenia following acute acetaminophen overdose. Am J Hematol 1994；45：258-9.
27) Orlowski JP, Campbell P, Goldstein S. Reye's syndrome：a case control study of medication use and associated viruses in Australia. Cleve Clin J Med 1990；57：323-9.
28) Halevi A, Ben-Amitai D, Garty BZ. Toxic epidermal necrolysis associated with acetaminophen ingestion. Ann Pharmacother 2000；34：32-4.
29) Roujeau JC, Kelly JP, Naldi L, et al. Medication use and the risk of Stevens-Johnson syndrome or toxic epidermal necrolysis. N Engl J Med 1995；333：1600-7.
30) 大谷美奈子. アセトアミノフェン中毒. 日本医師会雑誌 1996；115：677-9.
31) Manyike PT, Kharasch ED, Kalhorn TF, et al. Contribution of CYP2E1 and CYP3A to acetaminophen reactive metabolite formation. Clin Pharmacol Ther 2000；67：275-82.

佐伯　茂

C. コルチコステロイド

はじめに

　コルチコステロイドは，鎮痛補助薬の代表的な薬物[1]であり，鎮痛作用のみならず食欲不振や全身倦怠感など多くの症状に対し用いられ患者の生活の質（quality of life：QOL）を向上させる効果が期待できる。副作用の出現などを危惧し使用を躊躇してしまうことも少なくないが，非常に良い効果が得られることも多く，病態・病期を考慮し積極的な使用を検討すべき薬物である。

A　コルチコステロイドの作用機序と薬理作用

　ステロイドホルモンはステロイド核を持つホルモンであり，グルココルチコイド，ミネラルコルチコイド，アンドロゲン，エストロゲン，ゲスタゲン，ビタミンDの6種類に分けられている[2]。これらのなかで臨床においてステロイド剤として多く用いられているステロイドホルモンは，副腎皮質ホルモン（コルチコステロイド）と同じ作用を持つグルココルチコイドが中心となる。

1．作用機序[3]

　コルチコステロイドの作用は，細胞内に拡散で入り細胞質にある特異的なグルココルチコイド受容体（glucocorticoid receptor：GR）に結合し発現する。細胞質のGRは2分子の熱ショックタンパクが結合しているが，GRにグルココルチコイドが結合すると熱ショックタンパクが離れ，活性化されたグルココルチコイド・受容体複合体が核内へ移送され，デオキシリボ核酸（deoxyribonucleic acid：DNA）の特異的結合部位であるグルココルチコイド反応性遺伝子の glucocorticoid response element（GRE）に結合する。これにより，ある特定遺伝子のメッセンジャーリボ核タンパク質（messenger ribonucleoprotein：mRNA）への転写を調節し遺伝子の発現を促進・抑制することで多くの薬理作用が発現される。抗炎症作用においてプロスタグランジンの合成抑制は重要であるが，ホスホリパーゼA_2遺伝子や種々の炎症性サイトカイン遺伝子の転写抑制が大きな役割であるとされている。がん悪液質に腫瘍壊死因子（tumor necrosis factor：TNF）やインターロイキン（interleukin：IL）などのサイトカインが誘起物質と重要視されており[4]，がん細胞から産生するプロスタグランジンE_2は，破骨細胞を活性化し骨吸収を促進させる[5]。すなわちコルチコステロイドは，これらサイトカインの産生やアラキドン酸代謝物の産生を抑制することで効果を発現する。

　またコルチコステロイドは，毛細血管の透過性を低下させ腫瘍周囲の浮腫を改善させ

表1 コルチコステロイドの薬理作用

抗炎症作用
　炎症細胞の遊走抑制，炎症性サイトカインの産生抑制，アラキドン酸代謝に関わる酵素（ホスホリパーゼA_2，シクロオキシゲナーゼ，プロスタグランジンなど）抑制，血管透過性抑制
タンパク代謝
　タンパクをブドウ糖に転換。肝臓で酵素誘導を上昇，クレアチニン上昇，尿酸排泄上昇
糖代謝
　糖新生作用で肝グリコーゲンを増加，抗インスリン作用で末梢組織のブドウ糖利用を抑制
脂質代謝
　血清脂質の濃度を上昇，アラキドン酸代謝に関わる酵素を抑制
電解質代謝
　細胞外液を増し水利尿を促進，血清K低下，血清Na上昇，アルカローシス上昇
骨・カルシウム代謝
　カルシウム吸収抑制，腎臓でのカルシウム再吸収抑制，骨でのコラーゲン産生抑制
抗免疫作用
　胸腺・リンパ節細胞低下，サイトカイン産生抑制，抗体産生抑制，細胞免疫抑制
内分泌抑制作用
　ACTH，成長ホルモン，甲状腺刺激ホルモンなど多くの下垂体ホルモンを抑制
血液成分
　白血球数増加，リンパ球数低下など
神経系作用
　中枢神経興奮作用，うつ状態増強
その他
　発熱抑制，食欲増加作用など

る[6]。全身倦怠感に対する機序は不明であるが，食欲不振に対しては視床下部の食欲中枢への直接作用が示唆されている。

2. 薬理作用[3)4)]

がん性疼痛に使用されるコルチコステロイドの役割で重要な薬理作用は，抗炎症作用と抗浮腫作用である。Na貯留を促進するなど水・電解質代謝への作用（ミネラルコルチコイド作用）は，弱いほうがよい。コルチコステロイドの薬理作用を表1に示す。

B コルチコステロイドの種類[3)]

主な種類と特徴を表2に示した。プレドニゾロン，メチルプレドニゾロン，デキサメタゾン，ベタメタゾンがよく使われているが，①抗炎症作用が強いこと，②作用時間が長いこと，③水・電解質代謝への作用（ミネラルコルチコイド作用）が弱いこと，④アレルギーが少ないこと，⑤精神作用が少ないことなどの理由から，なかでもデキサメタゾン（デカドロン®），ベタメタゾン（リンデロン®）が好まれている[2)]。

C 適用となる病態[1)7)]

鎮痛補助薬として，また鎮痛目的以外に使用する病態がある。臨床研究が少ないためにエビデンスレベルは高くない。したがって，効果に関し一定の見解は得られていない。主な適用となる病態を表3に示した。鎮痛補助薬としては，末梢・中枢神経への圧迫や浸潤による神経障害性疼痛，骨転移や臓器被膜の進展による痛みなど，オピオイドが効きにくい痛みを中心に用いられる。デキサメタゾン

表2　コルチコステロイドの種類と特徴

一般名	商品名 (代表例)	グルココルチコイド作用 (抗炎症作用)*	ミネラルコルチコイド作用 (ナトリウム貯留作用)*	血中半減期 (時間)
ヒドロコルチゾン	コートリル	1	1	1.2
プレドニゾロン	プレドニン プレドニゾロン	4	0.8	2.5
メチルプレドニゾロン	メドロール	5	—	2.8
デキサメタゾン	デカドロン	25	—	3.5
ベタメタゾン	リンデロン	25	—	3.5

*：ヒドロコルチゾンを1としたときの力価比

表3　適用となる主な病態

鎮痛補助薬として
　　神経障害性疼痛
　　　　神経・脊髄圧迫
　　　　腰仙部神経叢障害など
　　骨転移
　　肝被膜の進展

鎮痛目的以外
　　頭蓋内圧亢進
　　腸管閉塞
　　上大静脈症候群
　　がん性胸・腹膜炎
　　呼吸困難
　　　　がん性リンパ管炎
　　　　気管・気管支の狭窄
　　　　がんによる咳・血痰
　　高カルシウム血症
　　放射線照射による炎症の緩和
　　腫瘍熱
　　その他

　　全身倦怠感の改善
　　食欲不振の改善
　　悪心・嘔吐の改善

高用量の投与で，がんによる脊髄圧迫症状を持つ症例の85％，頭痛を持つ症例の82％で疼痛緩和が得られ鎮痛薬の投与量を減らすことが可能であった報告[8]，がんによる神経障害性疼痛56症例の57.9％に有効性が認められた報告[9]もある。

鎮痛目的以外では，腸管閉塞，呼吸困難，悪心・嘔吐，発熱（腫瘍熱），全身倦怠感や食欲不振の改善などに用いられている。進行がん患者106症例で前向きに検討した報告では，食欲不振19％，悪心12％，不良な全身状態12％，嘔吐7％，呼吸困難6％と鎮痛目的以外で多く用いられ，有効性は食欲不振73％，悪心92％，不良な全身状態59％，痛み86％，嘔吐94％，呼吸困難39％に認められたと報告されている[10]。ホスピス・緩和ケア病棟178施設の医師へのアンケート結果（回収率70％）[11]では，99％の施設でステロイドは使用されており，有効と感じている有効率は食欲不振で57％，倦怠感50％，呼吸困難52％であり，ほとんどが7日以内に効果が期待できるとされている。また末期がん患者94症例の全身倦怠感，食欲不振に対しベタメタゾン約2～8 mg/日の投与においては，予後4～8週の投与では50％以上の有効性があり，特に予後6～8週では75～85％前後の高い有効性が認められている[7]。

D　コルチコステロイドの投与法

1. 使用される薬物

プレドニゾロン，メチルプレドニゾロン，デキサメタゾンを使用した報告が多い。臨床

では，抗炎症・浮腫効果がより強く，作用時間が長く，ミネラルコルチコイド作用の弱いデキサメタゾン，ベタメタゾンが好まれている。

2. 投与方法

a）開始時期

コルチコステロイドを鎮痛補助薬として使用する場合には，オピオイドよりも鎮痛作用において確実性が劣り，用量依存性の副作用が問題となるため，必ずオピオイドを至適投与量まで増量して使用する。すなわち，まずオピオイドによる鎮痛が基本となる。

全身倦怠感や食欲不振などの症状に対し使用する場合には，予後が数カ月（予後1〜2カ月）と考えられる時期において開始を検討する。予後2カ月以上の場合には，副作用に十分な注意が必要となる。一方，予後2週間未満では効果は期待できなくなるとされている[7]。

b）投与経路・方法

原則として経口投与とする。経口摂取が困難である，また素早い効果を期待する場合には静脈内投与とする。

脳浮腫などで朝に症状が増悪する場合を除いて，基本的には朝1回投与か朝昼2回の投与とする。16時以降の投与は，副腎機能を抑制するなど不眠の原因となる。

投与方法には，少量から漸増する方法（漸増法）と，有効とされている1日投与量をまず投与し漸減していく方法（漸減法）がある。オピオイドの効かない激しい痛みや予後1カ月以内の場合などで速やかな効果を期待する場合には，漸減法が勧められる。両法ともに効果を投与1〜2週で評価することが大切であり，効果を認めなければ中止する。効果が得られた場合には，長期投与による合併症を

表4 一般的な投与量（ベタメタゾンとして）

症状	投与量（mg/日）
全身状態の改善	2〜8
食欲改善	0.5〜4
頭蓋内圧亢進	4〜16
神経圧迫	2〜16
胸水・腹水	1〜4
上大静脈症候群	4〜16
腫瘍熱	1〜2
高カルシウム血症	2〜4

（コルチコステロイド．淀川キリスト教病院ホスピス編．緩和ケアマニュアル．第5版．大阪：最新医学社；2007. p.227-34）

避けるために5〜7日間隔で反復投与を行うこともある。

c）投与量

一般的な投与量を表4に示した。漸増法では，ベタメタゾンまたはデキサメタゾンで1日0.5〜1 mgから開始し徐々に増量していく。漸減法では，1日投与量を開始し3日間程度間隔で漸減し，0.5〜2 mg/日で維持する。

最大投与量は，神経圧迫や骨転移による疼痛など多くの場合は4 mg/日，腰仙部神経叢障害，肝被膜の進展や腸管閉塞による疼痛では8 mg/日，急激な痛みを伴う脊髄の圧迫症状や頭蓋内圧亢進による痛みには16 mg/日，全身状態や食欲の改善には4 mg/日，腫瘍熱には2 mg/日が適当と考えられる。

E 副作用と対策

1. 副作用

重篤な副作用はまれであるものの，なんらかの副作用が46％で認められたとする報告[8]がある。進行がん患者106症例で前向きに検討した報告[10]では，口腔カンジダ症34％，浮腫29％，不穏27％，斑状出血27％，睡眠障害25％，近位筋ミオパチー24％，体

表 5　主な副作用

- 易感染性（口腔カンジダ症，カリニ肺炎など）
- 消化性潰瘍（出血・穿孔）
- 耐糖能異常
- 骨粗鬆症
- 精神障害
- 浮腫・高血圧
- ミオパチー
- 満月様顔貌
- 皮下出血斑

重増加 22％，クッシング様体型 19％，消化不良 19％とされている。ホスピス・緩和ケア病棟 178 施設の医師へのアンケート結果（回収率 70％）[11]では，23％の医師が重篤な副作用を経験しており，消化管出血，消化管穿孔，致死的な高血糖やカリニ肺炎などが挙げられた。投与量の多い場合や長期投与の患者では，注意が必要である。

主な副作用を表 5 に示す。口腔内カンジダ症（17〜30％），消化性潰瘍（30％）は高頻度で認められる[7,12,13]。消化性潰瘍は，非ステロイド性抗炎症薬（nonsteroidal anti-inflammatory drugs：NSAIDs）を併用している患者では特に注意が必要であり，突然の吐血，下血や消化管穿孔で発症することがある。体重増加，精神神経症状や皮下出血斑は 5〜10％で出現する[13]。

2．対　策

感染症，糖尿病，骨粗鬆症の有無や結核，消化性潰瘍など患者の全身状態や既往を把握しておくことが大切である。また，コルチコステロイドと他の薬物との相互作用にも注意する[14]。コルチコステロイドの作用をシクロスポリン，エリスロマイシン，抗真菌薬やサリチル酸は増強させ，バルビツール製剤，カルバマゼピン，フェニトイン，リファンピシリン，エフェドリンやビタミン A は減弱させる。

a）易感染性

感染が認められた場合には，抗生物質の投与など感染に対する治療を行う。口腔内カンジダ症には，口腔ケアを行うとともに抗真菌薬の口腔内塗布や外用薬を用い，難治な場合には全身投与が必要となることもある。

b）消化性潰瘍

NSAIDs 使用時は，特に注意が必要である。積極的に潰瘍治療薬を投与する。発症時には，コルチコステロイドを減量または中止する。

c）精神神経症状

コルチコステロイドを減量または中止し，必要に応じて向精神薬を投与する。予後 1 カ月以内と予測される場合には，コルチコステロイドの継続投与が，せん妄や倦怠感を惹起・増強させる可能性があり，減量または中止していくことを検討する。

d）高血糖

糖尿病，肝疾患の患者で出現しやすい。コルチコステロイドの減量を検討し，血糖降下薬やインスリンを投与する。

e）骨粗鬆症

高齢者や長期投与の患者では注意が必要となる。ビスホスホネート製剤などを投与する。

f）そのほか

頻度は少ないがミオパチーが出現した場合には，コルチコステロイドの減量または中止が必要となる。皮下出血斑，皮膚の非薄化や満月様顔貌は長期投与で出現し，治療法はなく，あらかじめ患者に説明しておくことが必要である。

コルチコステロイドは，患者の QOL 向上目的に有用であり，適用となる病態では，速や

かに検討すべきである。一方，大量投与，長期間投与や投与する病期においては副作用の出現により患者の苦痛を増やしてしまう可能性もある。効果と副作用を考えて病態や病期に応じ，開始するタイミングや適切な投与量を検討しなければならない。また，その効果を定期的に再評価することが重要である。

参考文献

1) 鎮痛補助薬．日本緩和医療学会がん疼痛治療ガイドライン作成委員会編．Evidence-Based Medicineに則ったがん疼痛治療ガイドライン．東京：真興交易医書出版部；2000. p.80-91.
2) 末永和之，佐野隆信．鎮痛補助薬ステロイド．綜合臨牀 2003；52：2369-73.
3) 副腎皮質ステロイド．水島 裕編．今日の治療薬．第30版．東京：南江堂；2008. p.235-61.
4) 松井信夫．終末期がんのステロイド療法．ターミナルケア 1995；5：254-61.
5) Bennett A, McDonald AM, Simpson JS, et al. Breast cancer, prostaglandins, and bone metastasis. Lancet 1975；1：1218-20.
6) Yamada K, Ushio Y, Hayakawa T, et al. Effects of methylpredonisolone on peritumoral brain edema. J Neurosurg 1983；59：612-9.
7) コルチコステロイド．淀川キリスト教病院ホスピス編．緩和ケアマニュアル．第5版．大阪：最新医学社；2007. p.227-34.
8) Gilbert RW, Kim JH, Posner JB. Epidural spinal cord compression from metastatic tumor：diagnosis and treatment. Ann Neurol 1978；3：40-51.
9) 飯田良司，柏崎美保，伊藤真介ほか．神経因性疼痛を有するがん疼痛患者に対する鎮痛補助薬の鎮痛効果．ペインクリニック 2001；22：212-8.
10) Hardy JR, Rees E, Ling J, et al. A prospective survey of the use of dexamethasone on a palliative care unit. Palliat Med 2001；15：3-8.
11) Matsuo N, Morita T, Iwase S. Efficaay and undesirable effects of corticosteroid therapy experienced by palliative care specialists in Japan：a nationwide survey. J Palliat Med 2011；14：840-5.
12) Messer J, Reitman D, Sacks HS, et al. Association of adrenocorticosteroid therapy and peptic-ulcer disease. N Engl J Med 1983；309：21-4.
13) Hanks GW, Trueman T, Twycross RG. Corticosteroids in terminal cancer—a prospective analysis of current practice. Postgrad Med J 1983；59：702-6.
14) 表 圭一．副腎皮質ステロイド薬．小川節郎監，佐伯 茂編．緩和医療と薬物相互作用．東京：真興交易医書出版部；2003. p.134-44.

〔田邉　豊〕

D. オピオイド

1 弱オピオイド

コデイン／ジヒドロコデイン／トラマドール

はじめに

　オピオイドは，弱オピオイドと強オピオイドに分類されるが，弱オピオイドの厳密な定義はない。弱オピオイドの定義は，世界保健機関（World Health Organization：WHO）の記載，各種ガイドラインの区分け，国別の区分などによって異なる。

　WHO のがん性疼痛治療の 3 段階除痛ラダーでは，図 1 に示すように"軽度から中等度の痛みに用いるもの"を弱オピオイド，"中等度から高度の痛みに用いるもの"を強オピオイドと定義している[1]。そのリストを表 1 に示す。

　しかし，表 2 に示すが，本邦においては，オピオイドは非医療用麻薬と医療用麻薬に分類されており，非医療用麻薬が弱オピオイド，医療用麻薬が強オピオイドと一般的に扱われている。そして，弱オピオイドの規制区分には，向精神薬第二種と規制のない処方箋医薬品とがある。本項では，処方箋医薬品であるコデイン（1％のみ），ジヒドロコデイン（1％のみ），トラマドールについて述べる。

A　コデインリン酸塩水和物（コデイン）

　コデインは，アヘン由来の天然化合物で，化学構造上モルヒネに類似し，フェノール環 3 位の OH 基がメチル置換されたメチルモルヒネである。そのため，コデインはモルヒネを O-メチル化して合成することも可能である。

1．剤　形

　コデインには粉末，錠剤の 2 種類がある。粉末には，医療用麻薬に指定されている 10％散（10 倍散）と，規制を受けていない処方箋医薬品の 1％散（100 倍散）とがあり，一般的には 1％散が頻用されている。錠剤も同様に医療用麻薬に指定されている 20 mg 錠，規制を受けていない処方箋医薬品の 5 mg 錠がある。

　がん性疼痛でコデインが処方される場合，処方が容易で，患者の内服の負担が少ない 1％散の粉末が使用されることが多い。

2．効能・効果

　添付文書上の効能・効果は，①各種呼吸器疾患における鎮痛・鎮静，②疼痛時における鎮痛，③激しい下痢症状の改善である。そのため，本邦においては，従来からコデインは鎮咳薬として広く使用されている。そして，1986 年の WHO 方式がん性疼痛治療法発表以降はがん性疼痛治療薬，2013 年の日本ペインクリニック学会編"非がん性慢性［疼

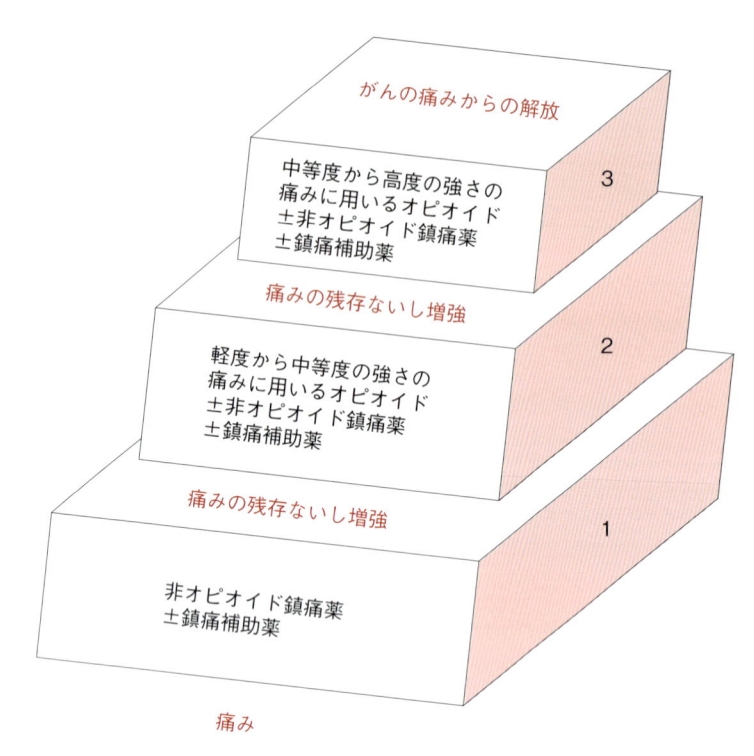

図1 WHO方式がん性疼痛治療の3段階ラダー
(WHO' cancer pain ladder for adults. http://www.who.int/cancer/palliative/painladder/en/より引用)

表1 WHOが示す弱オピオイドと強オピオイド

薬物群	代表薬	代替薬
弱オピオイド (軽度から中等度の強さの痛みに用いる)	コデイン	デキストロプロポキシフェン* ジヒドロコデイン アヘン末 トラマドール
強オピオイド (中等度から高度の強さの痛みに用いる)	モルヒネ	メサドン ヒドロモルフォン* オキシコドン レボルファノール* ペチジン ブプレノルフィン フェンタニル

*：本邦未承認薬
(WHO' cancer pain ladder for adults. http://www.who.int/cancer/palliative/painladder/en/より引用)

痛に対するオピオイド鎮痛薬処方ガイドライン"[2)]発表以降は慢性疼痛治療薬としても広く使用されるようになっている。

3. 鎮痛薬としての作用機序

肝臓で代謝され，脱メチル化したモルヒネ（10%）と，さらにグルクロン酸抱合を受けて生成されたモルヒネ-6-グルクロニド（mor-

表2 本邦における各種オピオイドの規制区分

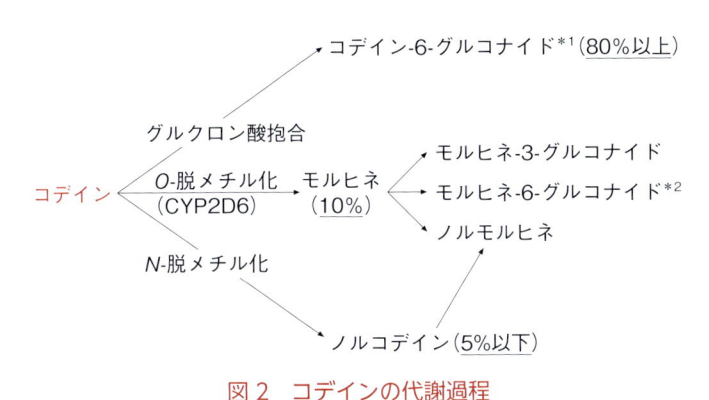

強弱区分	規制区分	薬名	規制内容
強	医療用麻薬	モルヒネ オキシコドン フェンタニル メサドンなど	処方に際して麻薬処方箋が必要である。
弱	向精神薬第二種	ペンタゾシン ブプレノルフィン	濫用を防止するために，保管に必要な処置（施錠）を講じなければならない。
	処方箋医薬品	トラマドール コデイン（1%） ジヒドロコデイン（1%）	特別な規制なし。（医師などからの処方箋交付を受けた者以外に対して，正当な理由なく販売または授与してはならない）

図2 コデインの代謝過程

*1：μ受容体への親和性が弱い。
*2：モルヒネ-6-グルコナイドは活性物質で，腎臓で代謝・排泄される。

phine-6-glucuronide：M-6-G）がμ受容体に作用し，鎮痛作用を発揮する（図2）。そのため，コデインはモルヒネのプロドラッグ（前駆薬）であり，使用上の注意点はモルヒネと同様と考えることが重要である。

4. 薬効

コデインの約10%がモルヒネ，約5%がM-6-Gへと変換，そのほかがμ受容体への親和性が非常に弱いコデイン-3-グルクロニドへと変換されるため，経口投与時の鎮痛効果はモルヒネの1/6程度である。経口モルヒネ10 mgと経口コデイン60 mgが同等である。

5. 薬物代謝および動態

コデインは，グルクロン酸抱合，O-脱メチル化，N-脱メチル化によって代謝される。鎮痛効果を発揮するモルヒネへの代謝はO-脱メチル化によるもので，CYP2D6（cytochrome P450, family 2, subfamily D, polypeptide 6）により代謝を受ける。したがって，鎮痛効果はCYP2D6活性の個体差に影響を受ける。コデインの薬物動態を表3に示す[3]）。

6. 実際の処方

通常，海外での開始量はコデイン30 mg（モルヒネ5 mg相当）とされている。本邦に

おいては，人種差，日本人の体型などを考慮すると 20 mg（モルヒネ 3 mg 相当）でも十分な鎮痛効果を発揮することが報告されている[4]。薬物動態を考慮すると，最大効果発現時間は約 2 時間，効果持続時間は 4〜6 時間であり，鎮痛効果を評価しながら，必要量を 4〜6 回/日で継続投与する。

初回処方例：コデイン 20 mg を 6 時間ごと（コデイン 120 mg/日：モルヒネ 20 mg/日相当）

7. 極量

極量の設定はないが，有効限界は 600 mg/日（モルヒネ 100 mg/日相当）とされている。しかし，200〜300 mg/日を超え，かつ増量しても鎮痛が不十分な場合には，モルヒネなどの強オピオイドへの変更を考慮するべきである[4]。

8. 副作用

モルヒネと同様の嘔気・嘔吐，便秘，眠気，せん妄，口渇，瘙痒，尿閉などが一般的な副作用である。特に，高齢者での処方に際しては，眠気，せん妄，便秘の発生には注意が必要である。その他としては，モルヒネと比べて発生頻度が少ないが，乱用・依存，退薬症状，呼吸抑制なども常に考慮する必要がある。

9. 禁忌[4]

以下の疾患（病態）とされている。①重篤な呼吸抑制のある患者（呼吸抑制を増強する），②気管支喘息発作中の患者（気道分泌を妨げる），③重篤な肝疾患のある患者（昏睡に陥ることがある），④慢性肺疾患に続発する心不全患者（呼吸抑制や循環不全を増強する），⑤痙攣状態（子癇重積症，破傷風，ストリキニーネ中毒）にある患者（脊髄の刺激効果が表れる），⑥急性アルコール中毒の患者（呼吸抑制を増強する），⑦アヘンアルカロイドに対して過敏症の患者，⑧出血性大腸炎患者（腸管出血性大腸炎や赤痢などの重篤な細菌性下痢のある患者では，症状の悪化，治療期間の延長を来すことがある），⑨細菌性下痢のある患者（治療期間の延長を来すことがある）。

B ジヒドロコデインリン酸塩（ジヒドロコデイン）[5]

ジヒドロコデインはコデインの合成アナログで，コデインを還元することで構成される。ジヒドロコデインはコデインより強い鎮咳作用（2 倍），強い鎮痛作用（1.3 倍）を有するため，本邦では，呼吸器がんなどによる難治性の咳発作に使用されることが多い。

1. 剤形

ジヒドロコデインは粉末のみが使用可能で，医療用麻薬に指定されている 10％散（10 倍散）と，規制を受けていない処方箋医薬品の 1％散（100 倍散）とがある。

2. 効能・効果

コデインと同様である。

3. 鎮痛薬としての作用機序

肝臓で代謝され，脱メチル化したジヒドロモルヒネ（10％弱）と，さらにグルクロン酸抱合を受けて生成されたジヒドロモルヒネ-6-グルクロニドが μ 受容体に作用し，鎮痛作用を発揮する。

表3 本邦で使用可能な弱オピオイドの薬物動態

	コデイン	ジヒドロコデイン	トラマドール
生物学的利用能（%）	40	40	70
最高血中濃度到達時間（時間）	1〜2	1.6〜1.8	2
排泄半減期（時間）	2.5〜3.5	3.5〜4.5	6
作用時間（時間）	4〜55	3〜4	4〜6
力価比（対コデイン）	1	1.25	2

（日本麻酔科学会編．コデインリン酸塩，3．オピオイド・オピオイド拮抗薬，XI ペイン．麻酔薬および麻酔関連薬使用ガイドライン第3版．http://www.anesth.or.jp/guide/pdf/publication4-11_20121106.pdf より引用）

4. 薬効

コデインと同様に，代謝産物であるジヒドロモルヒネやジヒドロモルヒネ-6-グルクロニドがμ受容体への親和性を有し，鎮痛効果を発揮する。

5. 薬物代謝および動態

表3に示すように，ジヒドロコデインの薬物動態はコデインに類似する[3]。

6. 実際の処方

コデインと同様に考えてよい。

7. 極量

コデインと同様に考えてよい。

8. 副作用

コデインと同様に考えてよいが，コデインに比べ治療指数が狭いので，60 mg で副作用を生じる可能性が高いとされている。

9. 禁忌

コデインと同様に考えてよい。

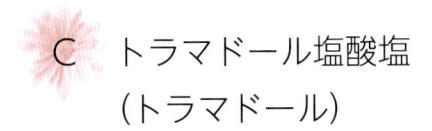

C トラマドール塩酸塩（トラマドール）

トラマドールは古き良きオピオイド鎮痛薬である。そして，本邦においてもトラマドールの経口剤が2010年に承認され，がん性疼痛に有用なオピオイド鎮痛薬の一つとなっている。最大の特徴は，トラマドールの化学構造式がモノアミン骨格とオピオイド骨格からなるため，三環系抗うつ薬に類似した作用と，オピオイドとしての薬理学的作用を併せ持つことである[6]。

1. 剤形

トラマドールには経口剤と注射剤の2種類がある。経口剤にはトラマドール単剤〔トラマール® カプセル（25 mg, 50 mg），トラマール®OD錠（25 mg, 50 mg）〕およびアセトアミノフェンとの配合剤（トラムセット®錠：トラマドール 37.5 mg＋アセトアミノフェン

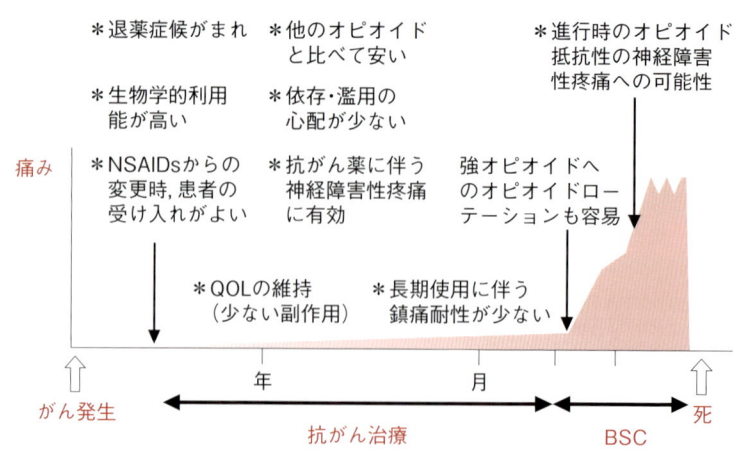

図3 トラマドールの薬理学的特徴とがん疼痛治療における可能性
BSC：best life support

325 mg）がある。注射剤は 100 mg/2 ml の一剤形が本邦で使用可能であるが，添付文書上の適用は筋注内注射のみである。

本項では，がん性疼痛に適用を有し，頻用されているトラマドール単剤を中心に記載する。

2．効能・効果

添付文書上の効能・効果は，トラマドール単剤は"軽度から中等度の疼痛を伴う各種がんにおける鎮痛"，トラマドール/アセトアミノフェン配合剤は"非オピオイド鎮痛薬で治療困難な非がん性慢性疼痛および抜歯後疼痛"とされており，臨床使用に際しては使い分ける必要がある。注射剤の効能・効果は各種がんおよび術後の鎮痛である。

図3にがん性疼痛治療におけるトラマドールの可能性を示すが，その特徴からいろいろな場面で使いやすいオピオイドであることが分かる。

3．鎮痛薬としての作用機序

図4に示したように，トラマドールそのものの薬理作用はノルアドレナリン，セロトニンの再取り込み阻害作用を発揮することによる鎮痛補助薬（抗うつ薬）に似たものである。そして，トラマドールの主たる代謝産物である mono-O-demethyl-tramadol（M1）がオピオイド受容体に高い親和性を有する[7]。

4．薬効

トラマドールの薬効は三環系抗うつ薬に類似した作用（トラマドールそのものによる）とオピオイドとしての作用（M1 による）を併せ持っていることになり，侵害受容性疼痛，神経障害性疼痛など幅広い痛みに有効な可能性がある。一方，トラマドールはそれらの薬効を併せ持つため，副作用や問題点も両者を考えて処方しなければならない。

経口投与時の鎮痛効果はモルヒネの1/5程度である。経口モルヒネ 5 mg と経口トラマドール 25 mg が同等と考えてよいが，CYP2D6 の活性に個人差があるため，この換算比はあくまでも目安として考える。

5．薬物代謝および動態

トラマドールは，主に肝臓の CYP2D6 で代謝され M1 へ，さらに CYP3A4（cytochrome

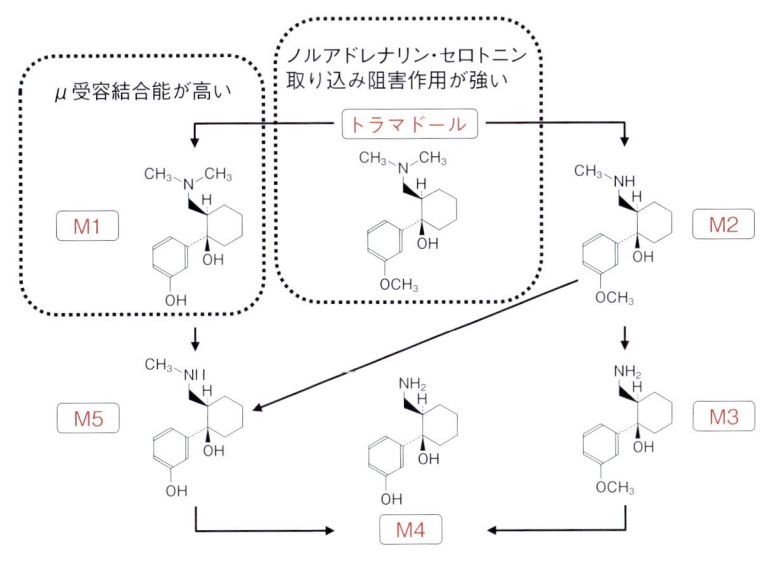

図4 トラマドールの代謝過程
(Grond S, Sablotzki A. Clinical pharmacology of tramadol. Clin Pharmacokinet 2004；43：879-923 より引用)

P450, family 3, subfamily A, polypeptide 4)で代謝されてN-desmethyl-tramadol (M2)へと変換される（図4)[7]。トラマドールおよびM1の最高血中濃度到達時間は約2時間で，血中消失半減期は約6時間である。トラマドールの生物学的利用能は約70%と高く（表3），経口投与に適したオピオイドである。

6．実際の処方

本薬の投与が考慮される患者は，オピオイドの投与を以前に受けていないことが多く，オピオイド特有の副作用を避けるために，痛みの程度が軽度から中等度の時期から本薬の投与を開始し，漸増することが望ましい。25，50 mgのカプセルおよびOD錠が準備されており，初回25 mg/回から投与し（夜の就寝前投与が望ましい），50 mg/日から副作用への忍容性を確認してから増量する。原則は1日4回に分けての分割投与であるが，患者の年齢，状態を考慮して，2～4回に分けて分割投与する。

実際の初回処方：25 mgを初回投与し，必要に応じて6～12時間ごと（トラマドール50～100 mg/日：モルヒネ10～20 mg/日相当）

7．極量

極量は400 mg/日であるが，75歳以上は300 mg/日とされている[8]。200 mg/日まで増量しても効果が全く見られない場合，モルヒネなどへの強オピオイドへの変更を考慮すべきである。なお，先にも述べたが，CYP2D6の個体差を考慮して，トラマドールからモルヒネへの変更に際しては，換算比（モルヒネ5 mg＝トラマドール50 mg）を参考に，トラマドールの1回投与量はモルヒネの速放製剤に換算，投与して，換算比が正しいかどうか確かめてから全てを置き換えるべきである。

8．副作用

頻度の高い副作用は，トラマドールのノルアドレナリンおよびセロトニンの再取り込み阻害による薬理学的副作用としての口渇，眩暈，ふらつき，M1のオピオイド受容体を介

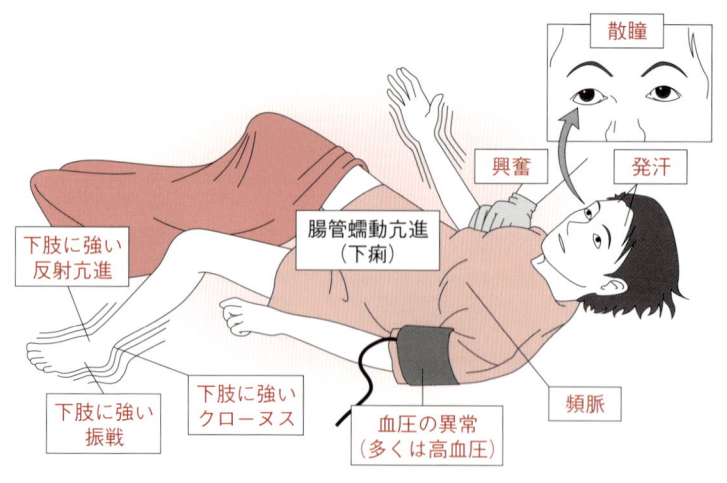

図5 セロトニン症候群の臨床
(Boyer EW, Shannon M. The serotonin syndrome. N Engl J Med 2005；352：1112-20 より引用)

した薬理学的副作用としての便秘，悪心・嘔吐，食欲不振，眠気・傾眠，頭痛などである。

また，トラマドールは稀ではあるが後述する重篤な副作用であるセロトニン症候群を引き起こすことがある。

9. 禁　忌[6]

以下の疾患（病態）が禁忌とされている。①本薬の成分に対し過敏症の既往歴のある患者，②アルコール，睡眠薬，鎮痛薬，オピオイド鎮痛薬または向精神薬による急性中毒患者（中枢神経抑制および呼吸抑制を悪化させるおそれがある），③モノアミン酸化酵素阻害薬を投与中の患者，または投与中止後14日以内の患者，④治療により十分な管理がされていないてんかん患者（症状が悪化するおそれがある）。

10. セロトニン症候群

セロトニン活性を高める薬物の使用あるいは併用は，脳内の5-ヒドロキシトリプタミン（5-HT）活性が亢進し，さまざまな自律神経症状，精神症状を呈する可能性がある（図5）[9]。トラマドールもセロトニンの再取り込みを抑制するため，セロトニン症候群の発生の可能性が危惧される。添付文書上には，併用禁忌薬としてモノアミン酸化酵素阻害薬，セレギリン塩酸塩，エフピーが，併用注意薬として三環系抗うつ薬，選択的セロトニン再取り込み阻害薬（selective serotonin reuptake inhibitor：SSRI）などが記載されている[8]。

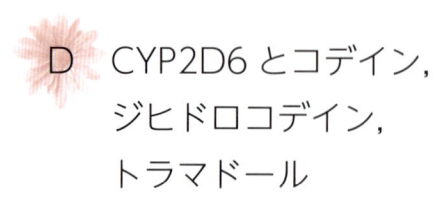

D　CYP2D6 とコデイン，ジヒドロコデイン，トラマドール

1. CYP2D6 の遺伝子多型

コデイン，ジヒドロコデイン，トラマドールのいずれにおいても，主たる代謝酵素はCYP2D6である。CYP2D6には種々の遺伝子多型が存在し，poor metabolizer（PM：薬物代謝能の欠如），intermediate metabolizer（IM：薬物代謝能の低下），extensive metabolizer（EM：薬物代謝能の性状者），ultrarapid metabolizer（UP：薬物代謝能の亢進）に分類される。

表4 CYP2D6に影響を及ぼす薬物

CYP2D6への作用	阻害	誘導
鎮痛効果	減弱	増強
薬物名	解熱鎮痛消炎薬 ・セレコキシブ セロトニン再取り込み阻害薬 ・パロキセチン ・フルボキサミン ・ミルタザピン 消化性潰瘍薬 ・シメチジン 抗がん薬など ・イマニチブ ・ゲフィチニブ ・レゴラフェニブ	生物学的製剤 ・トシリズマブ

(日本麻酔科学会編. コデインリン酸塩, 3. オピオイド・オピオイド拮抗薬, XIペイン. 麻酔薬および麻酔関連薬使用ガイドライン第3版. http://www.anesth.or.jp/guide/pdf/publication4-11_20121106.pdf より引用)

したがって，代謝産物のμ受容体への作用によって鎮痛効果を発揮するコデイン，ジヒドロコデイン，トラマドールでは，CYP2D6の活性によって鎮痛効果に差が生じる。

本邦でのCYP2D6のPMは1%前後とされているが，頻度は明確ではないがIMも多く存在することが知られている[10]。したがって，一定の割合でコデイン，ジヒドロコデイン，トラマドールの効果が弱い患者が存在し，モルヒネとの換算比が不一致な場合もある。

2. CYP2D6活性に影響を及ぼす薬物

CYP2D6活性に影響を及ぼす薬物が知られている。がん患者に比較的使用頻度の高いCYP2D6活性に影響を及ぼす薬物の一覧を表4に示す。CYP2D6による代謝によって産生される代謝産物がμ受容体への親和性が高いコデイン，ジヒドロコデイン，トラマドールでは，CYP2D6活性阻害作用を有する薬との併用では鎮痛効果が減弱し，活性作用を有する薬との併用では鎮痛効果が増強される可能性がある。

3. トラマドールとハロキセチン

SSRIの代表的な薬であるパロキセチンは，CYP2D6への強い阻害作用を有している[11]。そのため，パロキセチンの併用はトラマドールのM1への代謝が抑制され，オピオイド受容体を介した鎮痛効果が減弱するのみならず，トラマドールによるセロトニン再取り込み抑制が増強され，セロトニン症候群を引き起こす可能性がほかの抗うつ薬と比べて高いことが予想される。併用禁忌薬に指定はされていないが，トラマドールとパロキセチンの併用は避けるべきである。

参考文献

1) WHO' cancer pain ladder for adults. http://www.who.int/cancer/palliative/painladder/en/
2) 非がん性慢性［疼］痛に対するオピオイド鎮痛薬処方ガイドライン作成ワーキンググループ編. 本ガイドラインの要旨. 非がん性慢性［疼］痛に対するオピオイド鎮痛薬処方ガイドライン. 東京：真興交易医書出版部；2012.
3) Twycross RG. Opioids. In：Wall PD & Melzack R, editors. Textbook of pain. 4th ed. London：Churchill Livingstone；1999. p.1187-214.
4) 日本麻酔科学会編. コデインリン酸塩, 3. オ

ピオイド・オピオイド拮抗薬，XI ペイン．麻酔薬および麻酔関連薬使用ガイドライン．第3版．
http://www.anesth.or.jp/guide/pdf/publication4-11_20121106.pdf

5) リン酸ジヒドロコデイン散 1%「メタル」インタビューフォーム．
http://www.yoshida-pharm.jp/files/interview/8.pdf

6) 日本麻酔科学会編．トラマドール塩酸塩，3．オピオイド・オピオイド拮抗薬，XI ペイン．麻酔薬および麻酔関連薬使用ガイドライン．第3版．
http://www.anesth.or.jp/guide/pdf/publication4-11_20121106.pdf

7) Grond S, Sablotzki A. Clinical pharmacology of tramadol. Clin Pharmacokinet 2004；43：879-923.

8) トラマドール塩酸塩「トラマール® カプセル」インタビューフォーム．
http://www.nippon-shinyaku.co.jp/official/medicine/product/interview_tramal_c.pdf

9) Boyer EW, Shannon M. The serotonin syndrome. N Engl J Med 2005；352：1112-20.

10) Kondo I, Yonaha M, Okano K, et al. Identification of a novel CYP2D6 allele associated with poor metabolism of sparteine in a Japanese population. Pharmacogenetics 1991；1：161-4.

11) Nielsen AG, Pedersen RS, Noehr-Jensen L, et al. Two separate dose-dependent effects of paroxetine：mydriasis and inhibition of tramadol's O-demethylation via CYP2D6. Eur J Clin Pharmacol 2010；66：655-60.

山口　重樹／白川　賢宗／Donal R. Taylor

D. オピオイド

2 拮抗性鎮痛薬

ペンタゾシン／ブプレノルフィン

はじめに

　拮抗性鎮痛薬は，麻薬性鎮痛薬に拮抗するが単独では鎮痛効果を表す薬物[1)2)]とされている。しかし，他のオピオイドとの相互作用は互いの用量により変化するため，十分量の麻薬性鎮痛薬が投与された状態で拮抗性鎮痛薬が十分量投与されることにより拮抗効果を表す薬物と定義されるべきである。麻薬指定の有無にかかわらず，オピオイド受容体に作用する薬物である以上，その使用には正確な薬理作用への理解が欠かせない。特に緩和ケアにおいては，世界保健機関（WHO）のラダー方式に基づく疼痛管理を行う以上，弱オピオイドに分類される拮抗性鎮痛薬と強オピオイドに分類される麻薬との相互作用を正しく理解しないと安全な使用は不可能である。ここでは，"拮抗性鎮痛薬"の薬理作用についての基本的な薬理効果と作用機序を説明する。

A　ペンタゾシン

　ペンタゾシンは，μ受容体の部分的作動薬で，κ受容体の作動薬であると考えられているが，これは少なくとも臨床的使用範囲内においては不正確である。

　まず，ペンタゾシンは臨床的使用範囲においてはモルヒネと相乗的な鎮痛効果を示す。Levine ら[3)]は，二重盲検法によりモルヒネ（2, 4, 8, 16 mg），ペンタゾシン（15, 30, 60 mg），モルヒネ 2 mg＋ペンタゾシン 15 mg，モルヒネ 4 mg＋ペンタゾシン 30 mg の混合投与とで術後鎮痛の効果を検討し，モルヒネとペンタゾシンの混合投与はそれぞれの単独投与の相加効果以上の相乗的鎮痛効果を示したと報告した。つまり，臨床的使用量の範囲内では，モルヒネとペンタゾシンの併用は問題がないことを示した。

　ペンタゾシンはμ受容体とκ受容体の両方に作用する薬と述べたが，どのようにして両方の受容体に作用することを調べたのであろうか。自覚効果の違いを利用して複数の薬を弁別するようにボランティアあるいは動物を訓練することが可能であり，このような実験を薬物弁別試験という。オピオイドに関しては，μ受容体とκ受容体の自覚効果の違いについて Dykstra ら[4)]がμ作動薬と拮抗性鎮痛薬について表にまとめている（表1）。本表に示すような違いがあるために薬物弁別試験を実施することは可能である。

　また，Pan[5)]は，μ受容体の効果に関してμ受容体作動薬が作動させるのに対し，κ受容体作動薬はμ受容体の効果に対して拮抗的に作用することを述べ，その結果を表2に示す。

　Preston ら[6)]は，hydromorphone とペンタゾシンの効果について薬物弁別試験でμ受容体に対する効果がκ受容体に対するより強い拮抗薬である naltrexone を用いて検討し，ペンタゾシンは少量の naltrexone である程度の効果が拮抗され，naltrexone の量が増えると残ったペンタゾシンの効果も拮抗されるので，ペンタゾシンの効果はμ受容体とおそらくκ受容体に作用することによる両方の成分からなると結論した。Lamas ら[7)]は，麻薬中毒患者のボランティアを用いてモルヒネとペンタゾシンとナロキソンの効果について検討

表1　μオピオイドと拮抗性鎮痛薬の効果の違い

	μオピオイド	拮抗性鎮痛薬
徴候	皮膚瘙痒感，くつろぐ，精力的になる，惰性的になる，うとうとする，紅潮，発汗，胃のむかつき，陽気になる，嘔気，饒舌，だるさと鈍さ，口腔内乾燥，呑気，上機嫌，ぞくぞくする，精力的，眠気	だるさ，酔ったような，催幻覚作用，不眠，頭重感，浮遊感，めまい，吐気，虚弱感，無関心，混乱，失見当識，集中困難，視野の焦点が定まらない，人格感喪失，不気味などうにもできない白昼夢，指向促迫，死の恐怖，情緒不安定，不安・動揺傾向
ARCI 尺度（注）	MBG 指標（多幸感）↑ 好ましさ度↑ いい効果↑ モルヒネ様に分類	LSD 指標（不快感）↑ PCAG 指標（鎮静）↑ 好ましさ度↑/− 悪い効果↑ 鎮静薬様同様にモルヒネ様

（注）ARCI（Addiction Research Center Inventory：薬物依存研究所調査表）は，形容詞的な点数づけと，visual analog scales で自己評価を報告する質問票の一種で，visual analog scales のところは自分の今の状態について"薬の効果""好ましさ""いい効果""悪い効果""気持ちが悪いかとてもいいか"を評価する。形容詞的な点数づけは無効から著効まで4点で評価する。一般的に使われるARCIの簡易表は49の○×式の質問からなり，5つのカテゴリーを含んでいる；MBG（多幸感の指標）；PCAG（鎮静の指標）；LSD（不快感と感覚の変化の指標）；BGとアンフェタミン（A）指標はアンフェタミン様薬物に敏感である。

（Dykstra LA, Preston KL, Bigelow GE. Discriminative stimulus and subjective effects of opioids with mu and kappa activity：deta from laboratory animals and human subjects. Psychopharmacology 1997；130：14-27 より改変引用）

表2　μ受容体効果へのμ受容体作動薬とκ受容体作動薬の拮抗効果

μ受容体の機能	μ受容体作動薬	κ受容体作動薬
鎮痛	作動	拮抗
耐性形成	作動	拮抗
報酬効果	作動	拮抗
中脳辺縁系ドパミン濃度	増加	減少
学習・記憶過程	障害	改善
長期増強	促進	抑制
主観的効果	多幸感 好まれる	不幸感 嫌悪される
海馬由来の癲癇発作	催痙攣性	抗痙攣性
膀胱自動運動および利尿	抑制	促進

し，モルヒネはμ作動薬，ナロキソンはμ拮抗薬として認識されたが，ペンタゾシンについてはその効果についての用量依存的効果を認めず，一部のヒトは拮抗薬として認識し，そのほかはアルコールもしくは催幻覚薬として認識した。この結果から，ペンタゾシンは部分的μ作動薬であるとともに，μ以外の効果も示すと報告した。Preston ら[8]は，ヒトで hydromorphone とブトルファノールと生理食塩液による薬物弁別試験で拮抗性鎮痛薬についての検討を行い，ブプレノルフィンは用量が増えるとともに hydromorphone として分類され，ペンタゾシンは hydromorphone とブトルファノールの両方でどちらともはっきりしなかったと報告した。Wessinger ら[9]は，ハトを用いた薬物弁別試験においてモルヒネとU50,488で条件づけし，ペンタゾシンについて検討したところ生理食塩液からU50,488，それからモルヒネ，そして両者の混合物を指示した。この結果は，ペンタゾシンは低用量ではμ作動性で用量が増えるとκ作動性を示すとする過去の報告と異なるが，μ受容体とκ受容体の両者に作用するという点では同様であり，動物の反応の幅が広かったせいではないかと考察している。

μ受容体とκ受容体への作動性について，Dykstra ら[4]は薬物弁別試験における各薬物の相対的な作動性を図のようにまとめた。

図 動物とヒトにおける拮抗性鎮痛薬のμおよびκ作動性の相対的評価

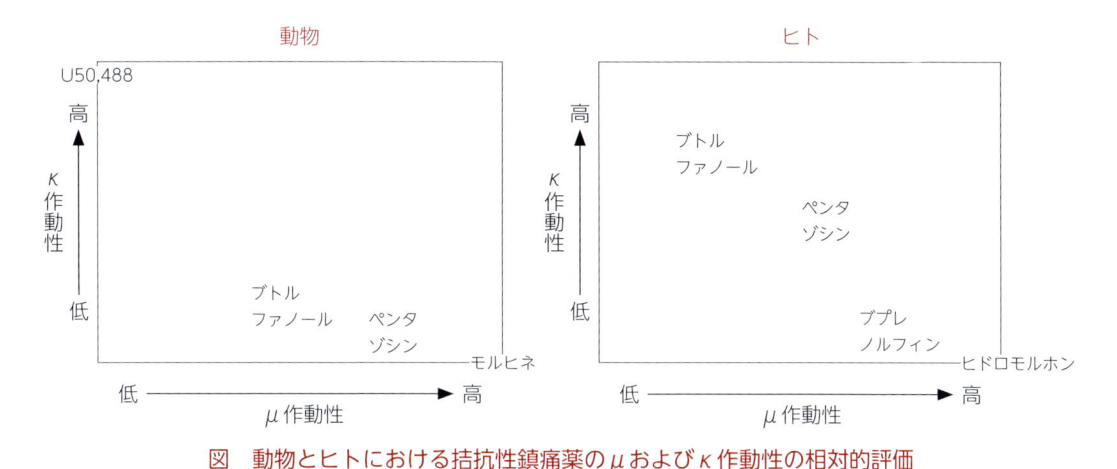

(Dykstra LA, Preston KL, Bigelow GE. Discriminative stimulus and subjective effects of opioids with mu and kappa activity : deta from laboratory animals and human subjects. Psychopharmacology 1997 ; 130 : 14-27 より改変引用)

　Shuら[10]は，マウスを用いた実験で以下の報告を行った。

　①ペンタゾシン30 mg/kgで鎮痛効果のピークがくる山形の鎮痛効果を示した。

　②μ受容体特異的拮抗薬は高用量での鎮痛効果を一部拮抗できなかった。

　③κ受容体特異的拮抗薬は鎮痛曲線の高用量部分での鎮痛効果を増加させた。

　④両拮抗薬の併用はペンタゾシンの鎮痛効果を完全に拮抗したことから，ペンタゾシンの鎮痛効果は低用量ではμ作動性の効果であり，高用量でμ作動性とκ作動性の両方の効果を表した。

　ペンタゾシンはκ作動性もあるが，鎮痛効果は臨床的使用量ではμ受容体作動薬として作用していると考えられる。緩和ケアにおいては，ペンタゾシンは弱オピオイドと考えられ，使用上の問題となるのはペンタゾシンからモルヒネ，フェンタニルなどの強オピオイドへの切り替えがスムーズにできるかという点である。まずペンタゾシンとモルヒネの併用は，臨床的使用量の範囲内では問題ない[3]ので，ペンタゾシンを使用しながらモルヒネへの変更は可能である。μ受容体への親和性についても，太田ら[11]のオピオイドの各受容体との親和性についての報告から，μ受容体に対する親和性についてはモルヒネとペンタゾシンは近い値を示しているので問題ないと考えられる。

B　ブプレノルフィン

　ブプレノルフィンは，μ受容体の部分的作動薬であり，κ受容体の拮抗薬であると報告されている[12]～[15]。Kajiwaraら[12]は，ブプレノルフィンのin vitro研究でラット，モルモット，ウサギなどさまざまな動物の腸管，輸精管などを用いてオピオイド受容体への効果を作動薬，拮抗薬との関係で研究した。μとκ受容体への部分的作動薬であると同時に，μおよびκ作動薬に対する拮抗薬であり，δ作動薬への拮抗効果はμおよびκ作動薬への効果の1/5であると報告した。また，Leander[13]は，ブプレノルフィンがκ受容体に対して非常に強い親和性を持つκ受容体拮抗薬であることを報告した。彼はブプレノルフィンが，κ作動薬であるbremazocineとともに作用するとbremazocineの利尿効果を打ち消し，さらにその抗利尿効果はブプレノル

フィンのμ作動性によらないことをμ受容体の不可逆的拮抗薬 β-funaltrexamine（β-FNA）の前処置によりブプレノルフィンの抗利尿効果はκ受容体への拮抗作用によるとした。

また，Kameiら[14]はブプレノルフィンの鎮痛効果が用量依存的であり，κ受容体拮抗薬もδ受容体拮抗薬もどちらも鎮痛効果に影響を与えなかったが，μ受容体拮抗薬のみがブプレノルフィンの鎮痛効果を拮抗し，μ_1受容体拮抗薬が同様の効果を発揮したことから，ブプレノルフィンの鎮痛効果はμ_1受容体を介してその鎮痛効果を発揮していると報告した。

Walkerら[15]は，アカゲザルを用いてブプレノルフィンが弱い侵害刺激への反応を抑制しても強い侵害刺激への反応を抑制できないこと，用量反応曲線がベル型であることなどから，ブプレノルフィンは部分作動薬であること，ブプレノルフィンはμ作動薬の効果を72時間後でも拮抗する偽性永久拮抗作用を持つことを報告した。また，3.2 mg/kgと10 mg/kgのブプレノルフィンはμ受容体の98%以上を抑制すると報告し，alfentanilとetonitazeneは強い有効性を持ち，モルヒネとnalbuphineはそれらより弱い有効性を持つと報告した。この報告は，ブプレノルフィン使用後の強オピオイドへの変更は，スムーズにはできないことを示している。

ブプレノルフィンはμ_1受容体の部分的作動作用とκ_1受容体に対する拮抗作用を持つと一般的に考えられているが，Pickら[16]はマウスを用いた実験でブプレノルフィンの鎮痛効果は増加したのち安定するが，さらに量が増えると鎮痛効果が再び増加すること，モルヒネとの同時投与で用量依存的に鎮痛効果が減少するが15 mg/kgを超えると鎮痛効果が増加することを報告した。また，κ_3受容体作動薬とμ受容体作動薬との両者に対し交叉耐性を示すことから，その作用機序としてμ_1受容体のみならずκ_3受容体を介した鎮痛効果もあることを報告した。

ブプレノルフィンは，薬物の中断による自発的離脱症状が起きにくいと考えられているが，Eissenbergら[17]はブプレノルフィンにおいてもナロキソンとnaltrexoneによって用量依存的に拮抗されることを報告した。

Belchevaら[18]は，ブプレノルフィン投与後の脳のオピオイド受容体の量を測定し，μ受容体は減少し，κ_1とδ_2受容体は増加したが，δ_1受容体の数は変化しなかったと報告した。この報告もブプレノルフィン使用後の強オピオイドへの変更には，オピオイドの効果の不安定さを招く危険があることを示唆していると考えられる。

まとめ

強オピオイドとの相互作用，オピオイド受容体との関係から緩和ケアにおけるペンタゾシンとブプレノルフィンの位置づけについて以下にまとめる。

≪ペンタゾシン≫
①ペンタゾシンは，臨床的使用量においてはモルヒネと併用して問題ない。
②ペンタゾシンの鎮痛効果は主にμ受容体に作用して生じる。
③動物実験の結果からペンタゾシンのκ受容体への作用は弱いと考えられる。
④ペンタゾシンとモルヒネのμ受容体への親和性は同等であるので，強オピオイドへの移行はスムーズに行うことが期待できる。

以上から，ペンタゾシンは臨床的使用量から問題なく強オピオイドに切り替えられると考えられるので，緩和ケアにおいても問題なく使用できると考えられる。

≪ブプレノルフィン≫
①ブプレノルフィンは部分的作動薬であり，かつμ受容体への親和性が非常に強いため，強オピオイドを使用しているときに使用

すると退薬症状を起こす危険がある。

②弱オピオイドとして使用しても，偽性永久拮抗薬と呼ばれるほどμ受容体の拮抗効果が強いため強オピオイドの効果を長期にわたり減弱する危険がある。

③脳のオピオイド受容体の数に影響を与えることから強オピオイドに切り替えたときの効果が変化する可能性がある。

以上の点を考えると緩和ケアの領域では，ブプレノルフィンの使用は強オピオイドとの相互作用に拮抗効果が起きるなどの欠点があるため，弱オピオイドとしても，レスキューとしても使用すべきではないと考えられる。

参考文献

1) 秋山泰子, 井関雅子. 拮抗性鎮痛薬を活用する. 痛みと臨床 2007；7：72-6.
2) 中村　卓. 拮抗性鎮痛薬. 綜合臨牀 2003；52：2329-32.
3) Levine JD, Gordon NC. Synergism between the analgesic actions of morphine and pentazocine. Pain 1988；33：369-72.
4) Dykstra LA, Preston KL, Bigelow GE. Discriminative stimulus and subjective effects of opioids with mu and kappa activity：deta from laboratory animals and human subjects. Psychopharmacology 1997；130：14-27.
5) Pan ZZ. μ-Opposing actions of the κ-opioid receptor. TiPS 1998；19：94-8.
6) Preston KL, Bigelow GE. Differential nartrexone antagonism of hydromorphone and pentazocine effects in human volunteers. J Phramacol Exp Ther 1993；264：813-23.
7) Lamas X, Farre M, Cami J. Acute effects of pentazocine, naloxone and morphine in opioid-dependent volunteers. J Pharmacol Exp Ther 1994；268：1485-92.
8) Preston KL, Bigelow GE. Drug discrimination assessment of agonist-antagonist opioids in humans：a three-choice saline-hydromorphone-butorphanol procedure. J Pharmacol Exp Ther 1994；271：48-60.
9) Wessinger WD, Li M, McMillan DE. Drug discrimination in pigeons trained to discriminate among morphine, U50,488, a combination of these drugs, and saline. Behav Pharmacol 2011；22：468-79.
10) Shu H, Hayashida M, Arita H, et al. Pentazocine-induced antinociception is mediated mainly by μ-opioid receptors and compromised by κ-opioid receptors in mice. J Pharmacol Exp Ther 2011；338：579-87.
11) 太田宗一郎, 丹羽雅之, 野崎正勝ほか. 麻薬・拮抗性鎮痛薬のμ，δおよびκオピオイド受容体親和性について. 麻酔 1995；44：1228-32.
12) Kajiwara M, Aoki K, Numata H, et al. Agonist and antagonist actions of bupurenorphine on three types of opioid receptor in isolated preparations. Jpn J Pharmacol 1986；40：95-101.
13) Leander JD. Buprenorphine has potent kappa opioid receptor antagonist activity. Neuropharmacology 1987；26：1445-7.
14) Kamei J, Saitoh A, Suzuki T, et al. Buprenorphine exerts its antinociceptive activity via μ₁-opioid receptors. Life Sci 1995；56：285-90.
15) Walker EA, Zernig G, Woods JH. Buprenorphine antagonism of mu opioids in the rhesus monkey tail-withdrawal procedure. J Pharmacol Exp Ther 1995；273：1345-52.
16) Pick CG, Peter Y, Schreiber S, et al. Pharmcological characterization of buprenorphine, a mixed agonist-antagonist with κ₃ analgesia. Brain Res 1997；744：41-6.
17) Eisseanberg T, Greenwald MK, Johnson IA, et al. Buprenorphine's physical dependence potential：antagonist-precipitated withdrawal in humans. J Pharmacol Exp Ther 1996；276：449-59.
18) Belcheva MM, Ho MT, Ignatova EG, et al. Buprenorphine differently alters opioids receptor adaptation in rat brain regions. J Pharmacol Exp Ther 1996；277：1322-7.

　　　　　　　　　　　　井手　康雄

D. オピオイド

3 強オピオイド

モルヒネ

はじめに

世界保健機関（World Health Organization：WHO）がん性疼痛治療指針[1]の3段階除痛ラダーの第3段階で使用される強オピオイドのうち，モルヒネは，さまざまな強オピオイドが使用可能な欧米諸国においても，第一選択薬である[2,3]。

本稿では，モルヒネの作用と特徴を述べた後，モルヒネ製剤について述べる。

A モルヒネの作用と特徴

1. モルヒネの作用と作用部位

モルヒネはオピオイド受容体のμ受容体に親和性が高いが，$\kappa \cdot \delta$受容体にも親和性がある。これらの受容体の作動薬として働くことで，鎮痛作用を発揮する。

作用機序は，以下のとおりである。①脊髄において，一次ニューロンからのサブスタンスP（substance P：SP）の放出を抑制し，また二次ニューロン細胞体の興奮を抑制することにより，一次ニューロンから二次ニューロンへの痛覚伝達を直接抑制する。②延髄の巨大網様核に作用し，関接的に青斑核の下行性ノルアドレナリン（noradrenaline：NA）神経を興奮させ，脊髄後角でNAが放出される。NAはSPの一次ニューロンからの放出を抑制する。また，NAが二次ニューロン細胞体の興奮を抑制する。一方，モルヒネが中脳水道周辺灰白質に作用すると，間接的に縫線核の下行性セロトニン神経が興奮し，脊髄後角において痛覚入力を抑制する。③そのほか，脳における痛覚伝導路への抑制作用もある（図1）[4]。

モルヒネは鎮痛作用のほかに，呼吸困難（感）にも有効である[5]。そのほかの作用として，鎮静，鎮咳，催吐，便秘，縮瞳，瘙痒誘発，呼吸抑制などがあり，その多くは副作用としての対策を必要とする。

2. 鎮痛作用を得るためのモルヒネ血中濃度

鈴木ら[6]は鎮痛作用を基準とした場合の，それぞれの副作用が出現するモルヒネ血中濃度を動物実験において示した（図2）。これによれば，モルヒネの血中濃度が低ければ，便秘や嘔気・嘔吐のみが出現し，鎮痛は得られない。一方，モルヒネの血中濃度が高すぎると，鎮痛は得られるが眠気や呼吸抑制が出現して，時に生命に危険が及ぶ。したがって，ある患者の痛みにもっとも適切なモルヒネ投与量を見出す必要がある。

モルヒネには有効限界がなく，患者の感受性や痛みの程度により鎮痛効果が得られるまで増量することができる。モルヒネの鎮痛有効最低濃度には個体差があり[7]，各患者における必要量は1,000倍の差があるといわれているが，1日必要量が200～300 mg以上となる患者は少ない[8]。

3. モルヒネの代謝産物

モルヒネの活性代謝産物として，モルヒ

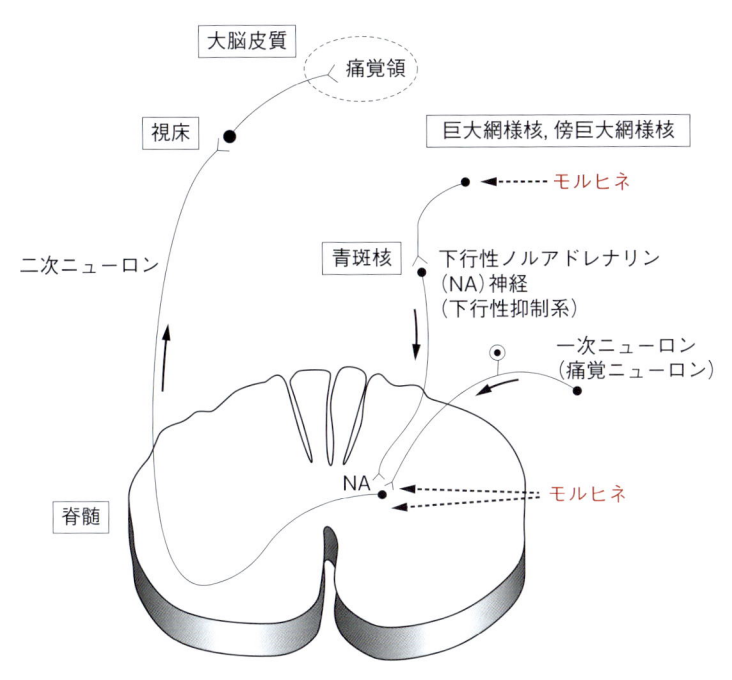

図1 モルヒネの作用機序

①モルヒネは一次ニューロンからのサブスタンスP（SP）の放出を抑制し，また二次ニューロン細胞体の興奮を抑制することにより，一次ニューロンから二次ニューロンへの痛覚伝達を直接抑制する。②モルヒネが延髄の巨大網様核に作用し，関接的に青斑核の下行性ノルアドレナリン（NA）神経を興奮させ，脊髄後角でNAが放出される。NAはSPの一次ニューロンからの放出を抑制する。また，NAが二次ニューロン細胞体の興奮を抑制する。一方，モルヒネが中脳水道周辺灰白質に作用すると，間接的に縫線核のセロトニン神経が興奮し，脊髄後角において痛覚入力を抑制する。そのほか，脳における痛覚伝導路への抑制作用もある。図では下行性セロトニン神経系は省略されている。

〔小野秀樹．1．モルヒネ（塩酸モルヒネ，硫酸モルヒネ）．日本緩和医療薬学会編．臨床緩和医療薬学．東京：真興交易医書出版部；2008．p.112-6 より引用〕

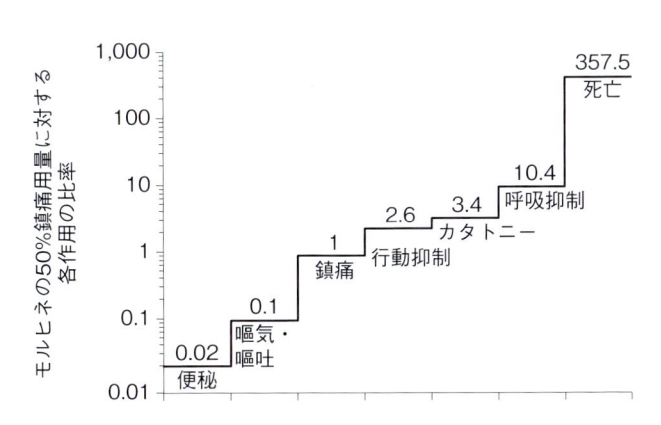

図2 モルヒネの主な薬理作用の50％有効量の比較

（鈴木 勉．医療用麻薬の薬理学的特徴．Drug Delivery System 2005；20：505-12 より引用）

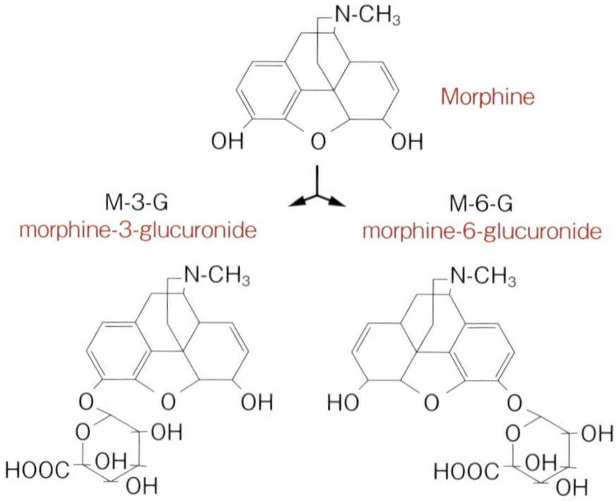

図3 モルヒネの活性代謝産物であるモルヒネ-6-グルクロナイド（M-6-G）と，モルヒネ-3-グルクロナイド（M-3-G）

（有田英子．Q＆Aオピオイドローテーション．今月の治療 2004；12：55-60 より引用）

ネ-6-グルクロナイド（morphine-6-glucuronide：M-6-G）とモルヒネ-3-グルクロナイド（morphine-3-glucuronide：M-3-G）がある（図3）[9]。ある投与量におけるモルヒネおよびモルヒネ代謝産物の血中濃度は患者により大きく異なる。モルヒネとM-6-Gに鎮痛作用があり，M-3-Gは鎮痛作用を持たず，むしろ痛覚過敏を起こすこともある。また，モルヒネ，M-6-G，M-3-Gのそれぞれが副作用を発現する[10]。副作用においても個々人の感受性の相違がある[11]。

B モルヒネ製剤の適用と種類

モルヒネ製剤が強オピオイドの中でもっともよく使用される理由の一つとして，モルヒネ製剤には多くの剤形があり，また内服薬にも多種類あり，がん患者のいかなる病態にも対応できることがある。表1[12]に，日本で市販されているモルヒネ製剤の商品名，発売年月，薬価，1日投与回数，販売元を示す。これらのほかに，塩酸モルヒネ50 mg/5 ml，あるいは100 mg/10 mlを含有するシリンジタイプの製品もある。塩酸モルヒネ製剤と硫酸モルヒネ製剤があるが，薬物動態や効果は同等である。WHOがん疼痛治療法の5原則にもあるように，オピオイド投与の基本は経口投与である。可能なかぎりは経口薬を使用する。また，前述のように適切な血中濃度の範囲を保つ必要があるので，定期的に時間を決めて投与し，血中濃度を安定させる必要がある。表2[13)14]に各モルヒネ製剤の吸収開始時間，最大効果発現時間，作用持続時間を示す。

内服剤，坐剤，注射剤のそれぞれについて解説を加える。

1. 内服剤

速放性製剤と徐放性製剤がある。

a）速放性製剤

剤形として，末，水溶液（オプソ®），錠剤がある。消化管吸収に差はない。服用後10分で効果が現れ始め，最大効果が得られるのは30分後と早いが，効果持続時間は3〜5時

表1 日本で発売されているモルヒネ製剤

商品名	発売年月	薬価****	1日投与回数	会社名
塩酸モルヒネ錠剤 10 mg	1960 年	128.30	6 回	大日本住友
塩酸モルヒネ末	不明*	2,226.00 [/g]	6 回	第一三共 武田薬品 塩野義
オプソ® 内服液 5 mg オプソ® 内服液 10 mg	2003 年 6 月	122.40 227.40	6 回	大日本住友
MS コンチン® 錠 10 mg MS コンチン® 錠 30 mg MS コンチン® 錠 60 mg	1989 年 1 月 1990 年 7 月 1994 年 7 月	257.90 725.10 1,328.10	2 回	塩野義
モルペス® 細粒 2%0.5 g 10 mg モルペス® 細粒 6%0.5 g 30 mg	2001 年 9 月	412.90 1,129.00	2 回	藤本
MS ツワイスロン® カプセル 10 mg MS ツワイスロン® カプセル 30 mg MS ツワイスロン® カプセル 60 mg	2001 年 12 月	209.20 567.90 1,056.60	2 回	帝國 日本化薬
カディアン® カプセル 20 mg カディアン® カプセル 30 mg カディアン® カプセル 60 mg カディアン® スティック 30 mg カディアン® スティック 60 mg カディアン® スティック 120 mg	1999 年 11 月	536.10 764.00 1,400.80 771.40 1,450.60 2,454.70	1 回	大日本住友
ピーガード® 錠 20 mg ピーガード® 錠 30 mg ピーガード® 錠 60 mg ピーガード® 錠 120 mg	2005 年 3 月	528.80 767.90 1,386.70 2,593.00	1 回	田辺三菱
パシーフ® カプセル 30 mg パシーフ® カプセル 60 mg パシーフ® カプセル 120 mg	2006 年 4 月	801.10 1,483.10 2,774.90	1 回	武田薬品
アンペック® 坐剤 10 mg アンペック® 坐剤 20 mg アンペック® 坐剤 30 mg	1991 年 12 月 1991 年 12 月 1999 年 6 月	322.90 610.50 874.20	2〜3 回	大日本住友
塩酸モルヒネ注射液 10 mg 塩酸モルヒネ注射液 50 mg 塩酸モルヒネ注射液 200 mg	不明** 1995 年 6 月*** 2001 年 8 月	306.00 1,380.00 5,076.00	間欠 あるいは 持続	第一三共 田辺三菱 塩野義 大日本住友 武田薬品

*：薬価収載日：1950 年 9 月
　販売開始：塩野義は 1948 年 11 月，武田薬品は 1968 年 3 月
**：薬価収載日：1950 年 9 月（塩野義は 1951 年 8 月）
　販売開始：塩野義は 1995 年 6 月，武田薬品は 1948 年 3 月，田辺三菱は 1951 年 8 月，大日本住友は 1995 年 5 月
***：田辺三菱は 1996 年 3 月
****：2010 年 4 月現在
（有田英子．強オピオイド：モルヒネ製剤．花岡一雄編．癌性疼痛．第 1 版．東京：克誠堂出版；2010．p. 60-8 より一部改変引用）

表2 モルヒネ製剤の薬物動態パラメータ

一般名/商品名と規格（mg）	吸収開始時間[時]	最大効果発現時間[時]	作用持続時間[時]
塩酸モルヒネ（速放性）			
錠：塩酸モルヒネ錠（10）	−	0.5〜1.0	3.0〜5.0
末：塩酸モルヒネ末	−	0.5〜1.0	3.0〜5.0
内服液：オプソ®（5, 10）	−	0.5〜1.0	3.0〜5.0
硫酸モルヒネ（徐放性）			
MSコンチン®錠（10, 30, 60）	1.2	3.0	12.0〜14.0
モルペス®細粒（10, 30）	1.2	3.0	12.0〜14.0
MSツワイスロン®カプセル（10, 30, 60）	−	3.0	12.0〜14.0
カディアン®カプセル（20, 30, 60）	0.7	6.0〜7.0	24.0
カディアン®スティック（30, 60, 120）	0.7	6.0〜7.0	24.0
ピーガード®（20, 30, 60, 120）	0.7〜1.0	5.5〜7.0	24.0
塩酸モルヒネ（徐放性）			
パシーフ®カプセル（30, 60, 120）	0.5	0.7	24.0
塩酸モルヒネ（非経口）			
坐剤：アンペック®（10, 20, 30）	0.3	1.5	6.0〜10.0

（富安志郎，澄川耕二．がん性疼痛と薬物療法．現代医療 2004；36：92-100／がん疼痛の薬物療法に関するガイドライン．2010．p. 38 より一部改変引用）

間と短く，安定した血中濃度を維持するためには1日5〜6回服用する必要がある（図4)[15]。末および内服液では10 mg以下の服用が可能であり，モルヒネ導入時や10 mg単位以下の調節が必要な場合に便利である。

強オピオイドを初めて導入する場合，モルヒネ速効性製剤5〜10 mgを1日5〜6回，計30〜60 mgを投与する。4時間おきに1日6回投与してもよいし，夜間の睡眠を確保するため就眠前のみ倍量を服用させることもある。この際には1日5回投与となる。この投与量で，痛みがしばしば4時間以内に再び出現し，レスキューの回数が3〜4回以上になるようであれば1日投与量を増量する。1日量を1.5倍くらいにしてよい。一方，WHO 3段階除痛ラダーの第2段階で使用されるリン酸コデインからの変更の場合は，コデインの1日投与量の1/6量をモルヒネの1日投与量とする。

他方，速放性製剤はその効果発現の早さを利用して，突出痛に対するレスキューとして汎用される。1回使用量は1日量の約1/6である。1日何回服用してもよいが，至適1日量が投与されていれば，レスキューの回数は1日1〜2回である。

b）徐放性製剤

表3[16]に現在日本で市販されている徐放性製剤各々の特徴を示す。1日2回投与と1回投与の製剤があるが，実際はそれぞれ3回投与，2回投与で使用することもある。徐放性製剤は，速放性製剤による1日維持投与量決定後，それぞれの製剤による投与回数に分割して（1日1〜3回），維持量として投与される。また，最初から徐放性製剤でモルヒネの導入を行う場合は，1日20〜30 mgで開始し，レスキューの必要回数を見ながら増量していく。

いずれの徐放性製剤を選択するかは患者の状態や好み，施設の事情などによる。各徐放性製剤の投与上の注意点を記載する。

(1) MSコンチン®錠

MSコンチン®錠は，硫酸モルヒネを封入したヒドロキシエチルセルロースと乳糖ででき

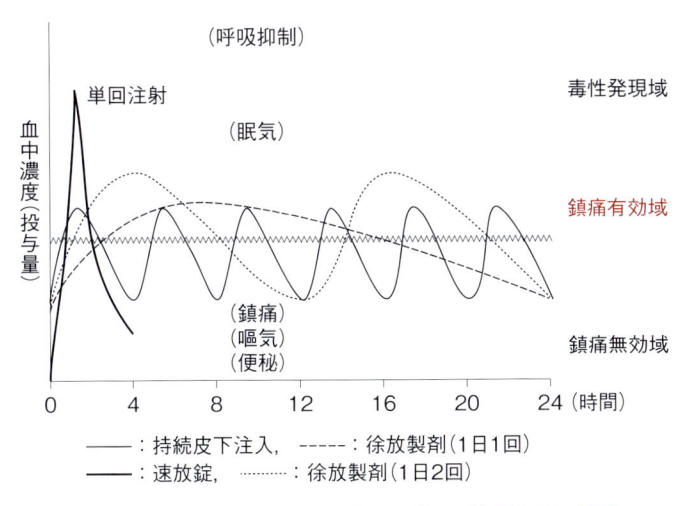

図4 モルヒネ血漿中濃度（投与量）と薬理作用の発現
（厚生労働省・日本医師会監修. がん緩和ケアに関するマニュアル. 平成17年版より改変引用）

た基剤を水不溶性高級アルコールでコーティングし，それを集めて錠剤にしている．錠剤表面の高級アルコールで被覆されていない部分から，消化管の水分が浸透していき，少しずつ溶解して，消化管内に徐々に一定の速度でモルヒネが放出される機構になっている．したがって，MSコンチン®錠を服用する際に，割ったり，噛んだり，水に溶かしたりしないようにしなければならない．徐放機構が失われて，急激に血中濃度が上昇する危険性があるからである．薬物動態パラメータを表2に示す．1日2回投与の徐放性製剤である．MSコンチン®錠を空腹時に服用したときと，食後に服用したときで血中濃度にほとんど差がないことから，モルヒネ吸収に対する食事の影響はほとんどないと考えられる[17]．錠剤は胃内では溶解されず，腸管内に入ると水分により徐々に溶解され，主として上部小腸で吸収される．したがって，小腸吸収障害がある場合，あるいは小腸切除後にはモルヒネの吸収障害のため鎮痛効果を得られるまでの時間が延長することがある．

(2) モルペス®細粒

芯粒子にモルヒネをコーティングし，その周りを徐放性被膜で，さらにその周囲を甘味層でコーティングした細粒である．pHの影響を受けず，小腸上部で吸収される．薬物動態パラメータを表2に示す．1日2回投与の徐放性製剤である．甘味層が細粒の表面を覆っているので，モルヒネ特有の苦みがなく，小児でも服用しやすい．水やヨーグルトなどに混ぜて服用できるほか，モルペス®細粒の粒子は非常に細かいので，細径胃管を通して投与することが可能である．経管投与する際には，注入剤としてカゼイン含有量の多いものを用いるとシリンジへの付着を起こしにくいことが分かっている[18]．注入剤として水やブドウ糖を使用すると，使用器具に20%以上モルヒネが残存する．また，プラスチック製シリンジでは，内筒のシリコン部分にモルペス®細粒が付着し20%以上シリンジ内に残存してしまう．ガラスシリンジを使用することにより，これを防ぐことが可能である．さらに，細い経管カテーテルほどモルヒネ残存率が高まるが，5 Fr以上のサイズのカテーテルであれば，注入剤で2度洗浄することで残存を回避できる．また，モルペス細粒を懸濁液に放置する時間が長くなると，徐放

I．身体的苦痛に対する薬物療法　D．オピオイド

表3　各種経口徐放性製剤の特徴

商品名	MSコンチン®錠	モルペス®細粒	MSツワイスロン®カプセル	カディアン®カプセル	カディアン®スティック	ピーガード®錠	パシーフ®カプセル
規格	10 mg, 30 mg, 60 mg	2%：10 mg/0.5 g包 6%：30 mg/0.5 g包	10 mg, 30 mg, 60 mg	20 mg, 30 mg, 60 mg	30 mg, 60 mg, 120 mg	20 mg, 30 mg, 60 mg, 120 mg	30 mg, 60 mg, 120 mg
用法	1日2回	1日2回	1日2回	1日1回	1日1回	1日1回	1日1回
剤形	徐放錠	徐放性細粒	徐放性顆粒を充填した硬カプセル	徐放性球状粒を充填したカプセル	徐放性球状粒状剤	徐放錠	速放性粒と徐放性粒を充填したカプセル
大きさ	錠剤：直径7.1 mm×厚さ4.4 mm	細粒：直径0.4 mm	顆粒：直径0.6〜1.0 mm	顆粒：直径1.0〜1.7 mm		20 mg：直径6.3×厚さ3.8 mm 30 mg：直径7.3×厚さ4.3 mm 60 mg：直径7.4×厚さ4.4 mm 120 mg：直径9.2×厚さ5.5 mm	顆粒：直径約0.6 mm
薬物徐放機構	pH依存性なし	pH依存性なし	pH依存性なし	pH依存性あり		pH依存性なし	徐放性はpH依存性
利点	・1日2回の内服で調節できる ・食事の影響を受けにくい	・1日2回の内服で調節できる ・食事の影響を受けにくい ・食べ物やジュースなどに混ぜて服用できる ・経管投与が可能	・1日2回の内服で調節できる ・食事の影響を受けにくい ・食べ物やジュースなどに混ぜて服用できる（日本では未承認） ・経管投与が可能（日本では未承認）	・1日1回の内服で調節できる ・食事や水分に吸収が影響されない		・1日1回の内服で調節できる	・1日1回の内服で調節できる ・効果発現が速やかでしかも安定した血中濃度を維持 ・食事の影響を受けにくい
注意点	・水分によりモルヒネを放出するため、十分量の水分が必要 ・噛まずに服用する ・高温（60℃以上）では徐放性が保たれない	・水分によりモルヒネを放出するため、十分量の水分が必要 ・食べ物や水に混ぜた場合、10〜20分以内に投与しないと徐放性が損なわれる ・高温（60℃以上）では徐放性が保たれない	・水分によりモルヒネを放出するため、十分量の水分が必要 ・食べ物や水に混ぜた場合、130分以内に投与しないと徐放性が損なわれる	・噛まずに服用する ・経管チューブや胃瘻からの投与は詰まる可能性が完全に否定できない		・食事の影響を受けやすい ・水分によりモルヒネを放出するため、十分量の水分が必要 ・噛まずに服用する	・噛まずに服用する ・速放性粒は水分によりモルヒネを放出するため、適度な水分量が必要
消化管内移動形式	シングルユニット	マルチプルユニット	マルチプルユニット	マルチプルユニット	マルチプルユニット	シングルユニット	マルチプルユニット
断面図	硫酸モルヒネ／高級アルコール膜	芯粒子／硫酸モルヒネ徐放膜／甘味層	芯粒子／硫酸モルヒネ徐放膜	芯粒子／硫酸モルヒネ徐放膜	芯粒子／硫酸モルヒネ徐放膜	硫酸モルヒネ徐放膜	速放性粒（水溶性ポリマー膜／塩酸モルヒネ）徐放性粒（放出制御膜）

(村松 卓, 篠道 弘. 癌性疼痛鎮痛薬〜オピオイドを含む〜. 医薬ジャーナル 2005；41：196-201 より一部改変引用)

性粒子からのモルヒネの拡散が多くなり，懸濁液中のモルヒネ濃度が上昇し，従来の徐放性が保たれなくなる。表4に，飲食物，あるいは経腸栄養剤と混合した際の徐放性の安定時間を示す[19]。加えて，モルペス®細粒を懸濁液中にしばらく放置すると細粒が沈殿し，胃管の閉塞を起こすことがあるので，懸濁後は10分以内に投与することが望ましい。そして，モルペス細粒は高温（60℃以上）では徐放性が保たれないので，60℃以下の注入剤を使用する。

(3) MSツワイスロン®カプセル

水分により放出されるpH非依存性の硫酸モルヒネ徐放性粒子を硬カプセルに充填した製剤である。カプセルが溶解した後，カプセル内の顆粒が腸管内で水分を吸収すると，製剤内の硫酸モルヒネが徐々に溶出していく。薬物動態パラメータを表2に示す。1日2回服用の徐放性製剤である。海外では，カプセルを外して顆粒だけをヨーグルトなどに混ぜて投与，あるいは胃管から投与するなどの報告があるが，本邦では承認されていない。空腹時または食後に，MSツワイスロン®カプセル30 mgを単回投与した場合の血中濃度に差がなかったことから，食事による影響はないと考えられる[20]。ほかの硫酸モルヒネ剤に比較して安価である。

(4) カディアン®カプセル／カディアン®スティック

カディアン®は，球状の芯粒子に硫酸モルヒネをコーティングし，その上をさらに徐放膜（水不溶性高分子，酸可溶性高分子，腸可溶性高分子からなる）で覆うことで，モルヒネを徐放化している。薬物動態パラメータを表2に示す。1日1回服用の徐放製剤である。pH依存性の膜制御機構により，小腸で徐々に徐放膜が溶解し，モルヒネが溶出していく。球状粒剤をカプセルに入れた剤形と球状粒剤そのものの分包品であるスティックがある。カディアン®の特徴として，最高血中

表4 モルペス®細粒の懸濁時間による徐放性の安定時間

溶媒の種類・名称	安定時間
水	10分以内
牛乳 ヨーグルト	20分以内
ゼリー アイスクリーム シャーベット	30分以内
エレンタール® クリニミール® ラコール® ツインライン® ペスビオン®	10分以内
エンシュア・リキッド®	20分以内
エンシュア・A®	30分以内

〔川股知之，並木昭義．硫酸モルヒネ細粒（モルヒネ細粒）．ペインクリニック 2003；24：407-9より一部改変引用〕

濃度到達時間が遅く約7時間を要するので，速放性モルヒネから切り替えるときには，カディアンの有効性が出現するまで，速放性モルヒネで補う必要がある。また，カディアン®60 mgを単回投与した際の最高血中濃度はモルヒネ水10 mgを投与したときと同程度であり，MAコンチン®30 mg投与時より低くなる。効果発現が遅いこと，血中濃度が他剤に比較して低いことを考慮に入れなければならない。カディアン®粒剤は水，ジュースなどに加えて服用，あるいはアイスクリームなどに振り掛けて摂取することも可能であるが，噛み砕くと徐放性が失われ急激な血中濃度上昇につながるので患者に十分説明しておく必要がある。また，水分を含んだものと混ぜて服用する際には，30分以内に服用する必要がある。カディアン®50 mgを食後30分に単回投与すると，空腹時に投与した場合に比較して，最高血中濃度到達時間が有意に延長した[21]。最高血中濃度や血中濃度曲線下面積（area under curve：AUC）には有意差がなかったので吸収量には影響がないと考えられ

るが，食事により吸収速度が遅くなることは記憶しておく必要がある。

(5) ピーガード®錠

スウェーデンのワトソン社が開発した徐放製剤技術，diffusion controlled vesicle (DCV)[22)23)]により，1日1回投与で安定した血中濃度が保たれるよう製剤設計されている（図5）。薬物動態パラメータを表2に示す。pH非依存性で，胃内pHの影響を受けない。ピーガード®錠は，高脂肪食摂取20分で投与すると，空腹時に比較して血中濃度が低下し，最高血中濃度到達時間が延長すること，また，軽食摂取30分前の投与では，空腹時投与と比べて血中濃度が低下することから，食間に服用し，服用後1時間は食事を摂らないよう指導する必要がある。また，噛み砕くと徐放性が失われ，急激な血中濃度の上昇をみる危険性があるので，患者に注意を促す必要がある。ピーガード®錠の外層を構成する水不溶性高分子膜は体内で吸収されないので，糞便中にゴーストピル（抜け殻）として排泄されることがある。有効成分は吸収され，問題のないことを，患者に説明しておく。さらに，誤飲防止のためのチャイルドプルーフPTP（press through package）が採用されており，容易に取り出せない包装になっている。あらかじめ，患者に開封方法を説明しておくのがよい。

(6) パシーフ®カプセル

カプセル中に，速やかに薬物を放出する速放性粒と，持続的に薬物を放出する徐放性粒の両方が入っており，ほかの徐放性製剤と違って，図6[24)]に示すように血中濃度の立ち上がりが早く，しかも長時間安定した血中濃度を保つ。1日1回投与である。薬物動態パラメータを表2に示す。

2. 坐剤

内服が困難となった患者における投与ルートの一つの選択肢である。1日3回投与する。モルヒネ内服薬との効力比では同等と考えてよいが，坐剤のほうが2倍の生物学的利用能（bioavailability）を示すという報告もあるので，内服から切り替える際には，1日量として30〜50％減量した用量から開始する。1日投与量には限界があり，大量投与中の患者には適さない。また，肛門部の被刺激性が亢進している場合，下痢・下血のある場合，肛門切除後，坐剤拒否症例では使用できない。

3. 注射剤

注射剤を使用して，持続皮下投与法，持続静脈内注入法，持続硬膜外腔注入法，持続くも膜下腔注入法が可能である。内服が困難となった症例，モルヒネ内服必要量が大量になった症例，モルヒネ内服による副作用対策のため投与量を減量したい症例などに適用がある。1アンプル（5 ml）に200 mgのモルヒネを含有する高濃度（4％）モルヒネは，持続皮下注入において高用量を投与可能であり，また持続静脈内投与時の多数のアンプルカットや注入ポンプの頻回の充填や交換を回避できるので有用である[25)]。さらに，シリンジにモルヒネ50 mg/5 ml，あるいは100 mg/10 mlがすでに充填された製品もある。

C モルヒネ製剤の適用および禁忌と注意すべき併用薬

1. 各モルヒネ製剤の適用

モルヒネ錠・末・液（経口）および注射剤の適用は，"①激しい疼痛時における鎮痛・鎮静，②激しい咳嗽発作における鎮咳，③激しい下痢症状の改善および手術後などの腸管蠕動運動の抑制（錠・末），④各種がんにおける中等度から高度の疼痛"である。注射剤は，

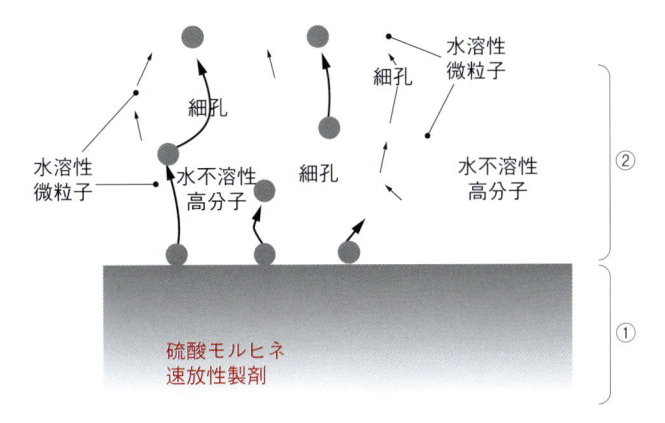

図5 DCV (diffusion controlled vesicle) 徐放化技術

主薬を含む速放性の錠剤（図中①の部分）に，水溶性微粒子を分散させた水不溶性高分子をコーティングすることにより（図中②の部分），経口投与後，消化管内で水溶性微粒子が速やかに溶けて多数の細孔を形成し，pH非依存的に長時間にわたり一定の速度で薬物を放出させる技術である。コーティング層の厚み，水溶性微粒子径などにより溶出速度のコントロールが可能である。

（ピーガード® 錠製品情報概要，2005年3月より）

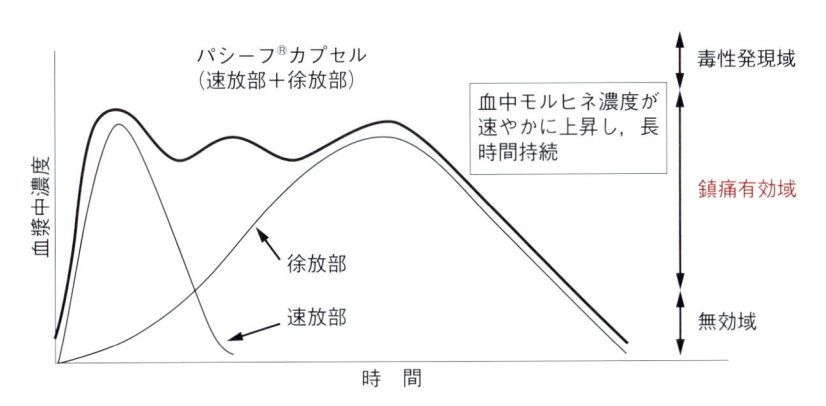

図6 パシーフ® カプセルの血漿中モルヒネ濃度推移イメージ

〔山本華甫里，長瀬真幸，有田英子ほか．オピオイドおよび関連製剤の解説　10．塩酸モルヒネ徐放錠カプセル（パシーフカプセル®）．ペインクリニック 2008；29：S579-84 より一部改変引用〕

それに加えて"麻酔前投薬，麻酔の補助"の適用がある。また，シリンジタイプの注射剤の適用は④のみである。徐放性経口製剤および坐剤の適用は，ピーガード® 錠，パシーフ® カプセルを除いて，"激しい疼痛を伴う各種がんにおける鎮痛"である。ピーガード® 錠およびパシーフ® カプセルの適用は，"中等度から高度の疼痛を伴う各種がんにおける鎮痛"であり，基本的には他剤と変わらない。すなわち，すべてのモルヒネ製剤をがん性疼痛に使用可能である。

2．禁　忌

重篤な呼吸器疾患，気管支喘息，重篤な肝疾患，心不全，痙攣状態，急性アルコール中毒，アヘンアルカロイドに対する過敏症，出血性大腸炎などを有する患者には禁忌である。

3. 注意すべき併用薬

中枢神経抑制薬，三環系抗うつ薬，吸入麻酔薬，モノアミンオキシダーゼ阻害薬（monoamine oxidase inhibitor：MAOI），β遮断薬，アルコールとの併用では，呼吸抑制，低血圧，鎮静または昏睡の生じるおそれがある。クマリン系抗凝固薬との併用では，抗凝固作用が増強する可能性がある。アトロピンなど抗コリン作用を有する薬物では，麻痺性イレウスに至る重篤な便秘，または尿貯留の起こるおそれがある。ジドブジンとの併用では，ジドブジンの副作用である骨髄抑制などが現れることがある。ブプレノルフィン塩酸塩高用量との併用では，モルヒネの作用に拮抗する。ジメチコンとの併用で，モルヒネの鎮痛効果が減弱することがある。

おわりに

Rileyら[26]によると，2つの施設における186名のがん患者のうち25％が，モルヒネによる除痛が成功しなかったか，副作用の問題で，ほかの強オピオイドに変更されたのち良好な鎮痛を得た。除痛が成功しない理由として，モルヒネに対する反応性が低い場合（non-responders）[26]と，モルヒネが効きにくい疼痛（神経障害痛）の場合があるので，鎮痛補助薬の使用も考慮する必要がある。

モルヒネに関しては，いまだに医療者の中でも，中毒になる，命が縮まる，などの誤解がある。しかし，疼痛を有する患者にモルヒネを投与するかぎり，鎮痛耐性が形成されたり，精神依存（中毒）になることはほとんどない[6]。したがって，治療手段の尽きた末期患者に投与するのではなく，治療中でも強い痛みがあれば投与を始めるというのが最近の考え方である。モルヒネは強オピオイドの中で，いまだに第一選択薬である。痛みの除去が患者の日常生活能（activities of daily living：ADL）を大きく向上させることを認識し，モルヒネの使用法を習熟する必要がある。また，フェンタニルパッチは，手順として，モルヒネなどをまず投与してから導入できることになっている。

最近，モルヒネを含むオピオイドの作用，副作用に関する遺伝子解析が進んでいる[27]。将来的には，ある患者にもっとも適切な強オピオイドや，発症しやすい副作用を予測できるようになるかもしれない。そうすれば，モルヒネがさらに使用しやすい身近な存在になると思われる。

参考文献

1) World Health Organization. Cancer pain relief. Geneva（Switzerland）：WHO；1986.
2) World Health Organization. Cancer pain relief：report of a WHO expert committee. Geneva（Switzerland）：WHO；1996.
3) Hanks GW, de Conno F, Cherny N, et al, for the expert working group of the research network of the European Association for Palliative Care. Morphine and alternative opioids in cancer pain：the EAPC recommendations. Br J Cancer 2001；84：587-93.
4) 小野秀樹. 1. モルヒネ（塩酸モルヒネ，硫酸モルヒネ）. 日本緩和医療薬学会編, 臨床緩和医療薬学. 第1版. 東京：真興交易医書出版部；2008. p.112-6.
5) Jennings AL, Davies AN, Higgins JP, et al. Opioids for the palliation of breathlessness in terminal illness. Cochrane Database Syst Rev 2001.
6) 鈴木 勉. 医療用麻薬の薬理学的特徴. Drug Delivery System 2005；20：505-12.
7) 政田幹夫, 木村嘉明. エビデンスに基づいたモルヒネ適正使用を目指して―血中濃度測定によるエビデンス・メイキング―. 最新医学 2000；55：135-42.
8) Schug SA, Zech D, Grond S, et al. A long term survey of morphine in cancer pain patients. J Pain Symptom Manag 1992；7：259-66.
9) 有田英子. Q & A オピオイドローテーション. 今月の治療 2004；12：55-60.
10) Mercadante S. Opioid rotation for cancer pain. Cancer 1999；86：1856-66.

11) Ashby MA, Martin P, Jackson KA. Opioid substitution to reduce adverse effects in cancer pain management. Med J Aust 1999;170:68-71.
12) 有田英子．強オピオイド：モルヒネ製剤．花岡一雄編．癌性疼痛．第1版．東京：克誠堂出版；2010．p.60-8.
13) 富安志郎，澄川耕二．がん疼痛と薬物療法．現代医療 2004；36：92-100.
14) 国内で利用可能なオピオイドとその特徴，日本緩和医療学会緩和医療ガイドライン作成委員会編．がん疼痛の薬物療法に関するガイドライン．2010年版．東京：金原出版；2010．p.38
15) 厚生労働省・日本医師会監修．がん緩和ケアに関するマニュアル．平成17年版．
16) 村松 宰，篠 道弘．癌性疼痛鎮痛薬―オピオイドを含む―．医薬ジャーナル 2005；41：196-201.
17) Guy G, Rhodes A. Effects of food on the absorption of morphine from MST continuous tablets. (Band P, Stewart J, Towson T. Advances in the management of chronic pain. The international symposium on pain control.). Toronto：Purdue Frederick；1986. p.131-4.
18) 国分秀也，伊東俊雅，村瀬勢津子ほか．硫酸モルヒネ徐放性細粒（モルペス®細粒）における経管投与時のシリンジおよびカテーテルへの付着の検討．新薬と臨床 2003；52：461-9.
19) 川股知之，並木昭義．硫酸モルヒネ細粒（モルヒネ細粒）．ペインクリニック 2003；24：407-9.
20) 帝國製薬株式会社社内資料．硫酸モルヒネ徐放性カプセルTNK951の健常人における薬物動態―高脂肪食摂取後単回経口投与―．1999.
21) Maccarrone C, West RJ, Broomhead AF, et al. Single dose pharmacokinetics of Kamanol, a new oral sustained-released morphine formulation. Drug Invest 1994；7：262-74.
22) ピーガード錠．医療ニュース 2005；14：7.
23) 青野浩直，中村敏明，後藤伸之ほか．癌性疼痛鎮痛薬．医薬ジャーナル 2004；40：168-76.
24) 山本華甫里，長瀬真幸，有田英子ほか．オピオイドおよび関連製剤の解説 10．塩酸モルヒネ徐放錠カプセル（パシーフカプセル®）．ペインクリニック 2008；29：S579-S84.
25) 有田英子，花岡一雄．高濃度（4％）モルヒネ．ペインクリニック 2002；23：841-4.
26) Riley J, Ross JR, Rutter D, et al. No pain relief from morphine? Individual variation in sensitivity to morphine and the need to switch to an alternative opioid in cancer patients. Support Care Cancer 2006；14：56-64.
27) 笠井慎也，池田和隆，下山直人．がん性疼痛患者におけるオピオイドの作用，副作用に関する遺伝子解析．ペインクリニック 2006；27：965-73.

有田　英子

4 強オピオイド

オキシコドン

はじめに

　オキシコドンは，がん性疼痛治療において，現在もっとも多く使用されている薬物である。オキシコドンに関する基本的知識を身につけることは，がん性疼痛治療を行ううえでの必須事項である。

A　オキシコドンの特徴

1. オキシコドンの薬理学

　オキシコドンは，アヘンからモルヒネを製造する過程で生じる天然アルカロイドのテバインから誘導された半合成オピオイドである。オキシコドンは，モルヒネと同様に主にμオピオイド受容体を介して鎮痛作用を示すと考えられている[1]〜[3]。しかし，ラットにおける研究でオキシコドンが主にκオピオイド受容体を介して鎮痛作用を発現することが示されており[4][5]，κオピオイド受容体を介した作用も鎮痛に関与している可能性がある。がん性疼痛患者における各種オピオイドの作用機序の違いは，その詳細が完全に明らかにはなっていないものの，オキシコドンはモルヒネとは少し異なった作用機序を持つのではないかと考えられている。

　経口投与されたオキシコドンは小腸で吸収され，一部が肝臓で代謝を受けたのち血中を循環し，約20％は未変化体のまま，そのほかは代謝物および抱合体として腎排泄される。経口投与における生体内利用率（bioavailability）は60〜87％[6][7]とモルヒネ（20〜40％）に比べて約2倍程度高く，未変化体の多くが直接鎮痛効果を発現するという特徴がある。肝代謝は代謝酵素チトクロームP450（cytochrome P450：CYP）によって行われ，大部分がCYP3A4（cytochrome P450, family 3, subfamily A, polypeptide 4）によってノルオキシコドンへ，約10％がCYP2D6（cytochrome P450, family 2, subfamily D, polypeptide 6）によってオキシモルフォンへそれぞれ代謝される[8]（図）。ノルオキシコドンは薬理活性をほとんど持たないため，鎮痛効果や副作用などに影響しない[9]。それに対し，オキシモルフォンはモルヒネの約10倍の鎮痛活性を持つが，血中には数％以下しか存在しないこと，またCYP2D6を強く阻害するキニジンとオキシコドンを併用した研究において血中オキシモルフォン濃度が低下したが鎮痛効果やそのほかの臨床作用に変化は見られなかった[10]ことから，オキシモルフォンについても大多数の患者において臨床的な影響はほとんど示さないと考えられている。ノルオキシコドン，オキシモルフォンは，さらにCYP2D6またはCYP3A4によってノルオキシモルフォンに代謝される。ノルオキシモルフォンはμ受容体への活性を持つが血液脳関門をほとんど通過しないため，オキシコドンの経口投与・静注では鎮痛効果に影響しない[11]。

　以上より，オキシコドンの鎮痛効果はオキシコドン未変化体の血中濃度に関連すると考えられている。

オキシコドン
鎮痛活性(＋)

CYP2D6 　　　　　　CYP3A4

オキシモルフォン　　　　　　　ノルオキシコドン
鎮痛活性(＋)　　　　　　　　　鎮痛活性(－)

CYP2D6 and 3A4　　　　　CYP2D6

ノルオキシモルフォン
鎮痛活性(＋)だが，血液脳関門不通過

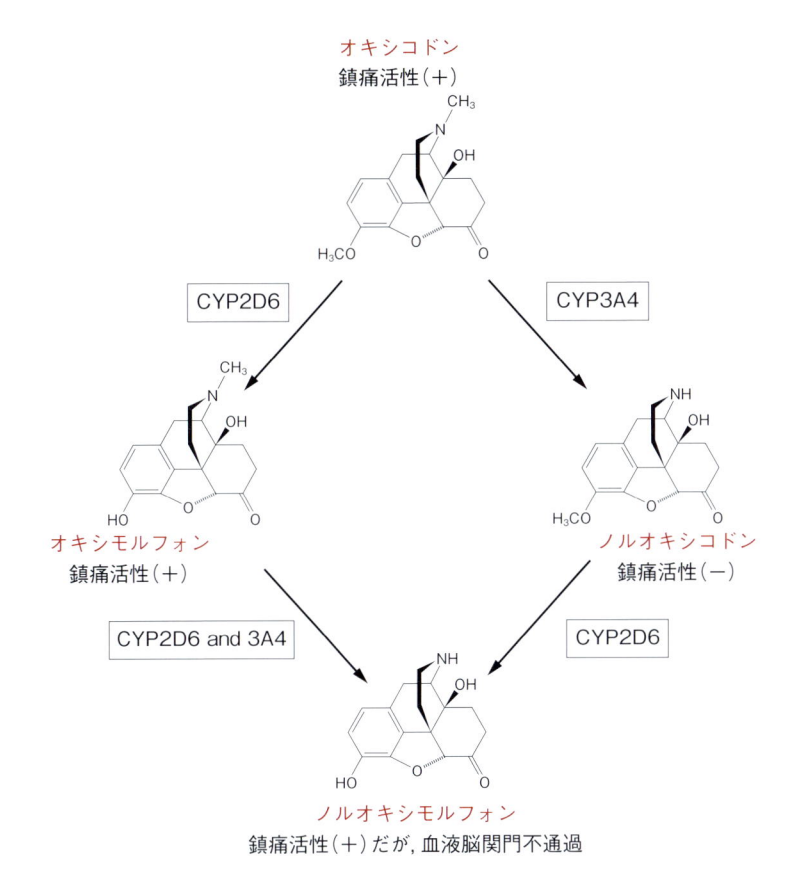

図　オキシコドンと代謝物

(Koizumi W, Toma H, Watanabe K, et al. Efficacy and tolerability of cancer pain management with controlled-release oxycodone tablets in opioid-naive cancer pain patients, starting with 5 mg tablets. Jpn J Clin Oncol 2004；34：608-14 より改変引用)

2．オキシコドン製剤の種類

　オキシコドンは，鎮痛薬として経口剤と注射剤の2剤形が使用可能である。経口剤としては，徐放性のオキシコンチン®錠と，速放性で主に疼痛増強時のレスキューに用いられるオキノーム®散がある。注射剤については，日本では長らくヒドロコタルニンとの合剤（パビナール®注）しか存在しなかったが，2012年5月よりオキシコドン単独の注射剤としてオキファスト®注が発売された。経口剤・非経口剤がそろったことで，緩和ケアが必要となるがん患者に対してオキシコドン製剤によるがん性疼痛治療があらゆる状況で可能になった。質の高い切れ目のない緩和ケアを提供するうえで，オキシコドン製剤の基本的知識を理解することは緩和ケアに関わるすべての医療者にとって必須といえよう。

3．がん性疼痛治療における位置づけ

　オキシコドンは世界保健機関（World Health Organization：WHO）方式がん疼痛治療法における第3段階の鎮痛薬として痛みの強さが高度のがん性疼痛に対して適用される。しかし，最小規格の経口オキシコドンの定時投与（オキシコンチン®錠5 mgを1日2回12時間ごとに内服，またはオキノーム®散2.5 mgを1日4回6時間ごとに内服，ともに10 mg/日）はリン酸コデイン90〜150

mg/日に相当する（経口オキシコドン：コデイン＝1：9〜15）ため，第2段階の鎮痛薬として中等度の痛みにも適用できると位置づけられている。第2段階からオキシコンチン®5 mg錠を開始するアプローチについて日本人における有用性も報告され[12]，経口オキシコドンはオピオイドを開始するときに現在もっとも好んで選択されている。

がん性疼痛に対するオキシコドンの効果については，Reidら[13]によるメタ分析により，オキシコドン徐放錠はモルヒネと鎮痛効果，耐用性において同等の有効性があると結論づけられている。

オキシコドンの神経障害性疼痛に対する有効性が報告されている。オピオイドは古くは神経障害性疼痛に効果がないと考えられてきたが，近年オピオイドが神経障害性疼痛に鎮痛効果を示すことが多くの報告で示され[14)〜16)]，さまざまな神経障害性疼痛治療ガイドラインに第2・3選択薬として記載されるようになった[15)17)]。国際疼痛学会のガイドラインでは，神経障害性がん疼痛（neuropathic cancer pain）については第1選択薬の一つとして位置づけられている[15]。オキシコドンが神経障害性疼痛に対し他のオピオイドより有効であるとする意見もあるが，現時点で確たる証拠はなく，鎮痛薬の治療力価を示す治療必要例数（number needed to treat：NNT）は，神経障害性疼痛全般（大多数は非がん性）に対しオキシコドン2.6〔95％信頼区間（confidence interval：CI）1.9-4.1〕，モルヒネ2.5（CI 1.9-3.4），オピオイド全般2.5（CI 2.0-3.2）でモルヒネと同等と考えられる[18]。神経障害性がん疼痛に限定したオキシコドンの効果についてはエビデンスが不足しているものの，筆者の臨床経験においても有効症例が散見される。ただし，オキシコドン単独で治療することは勧められず，ほかの神経障害性疼痛治療薬と併用することが望ましい。

4. がん以外の痛みとオキシコドン

がん患者は，がん病変による痛み（狭義のがん性疼痛）以外にもさまざまな痛み（がん治療に関連した痛み，褥瘡の痛み，運動器慢性痛，帯状疱疹後神経痛など）を経験する。これらの痛みの緩和もがん病変による痛みと同様に重要であるが，WHO方式のオピオイド投与法はあらゆる痛みに対して有効性や安全性が確認されているわけではない。特に長期予後が予想される患者やがんサバイバーにおける痛みについては，オキシコドンを含めたオピオイドの効果と安全性は不透明であり，上限のない増量やレスキューの使用については原則として勧められない[19]。生命予後が限られた進行がん患者においては，非がん性の痛みに対してWHO方式に基づきオキシコドンを投与することがある程度許容されるが，オピオイド以外の治療法を十分に検討すべきであること，オキシコドンは日本においては諸外国と異なり現時点ではがん性疼痛のみが保険適用である点に留意する必要がある。オキシコドン投与中のがん患者にがん病変と関連のない激しい急性痛（骨折の痛みや術後痛などの一過性で改善が見込まれる痛み）が発生した場合は，オキシコドン注射剤に変更して速やかに痛みのコントロールを図ることが有益であると考えられる。

5. 呼吸困難とオキシコドン

進行がん患者の呼吸困難の治療にモルヒネが用いられる。オキシコドンの呼吸困難に対する投与は，モルヒネと同等とする症例報告[20]があるものの質の高い研究はなく，現時点では推奨されていない[21]。痛みの治療のためオキシコドンを投与している患者に呼吸困難が出現し，なんらかの理由でモルヒネの使用が難しい場合には，オキシコドンの追加・増量を検討する。

B　オキシコドンを投与するときの注意点

1. 副作用

基本的にはモルヒネと同様の副作用（便秘，嘔気・嘔吐，眠気・鎮静，せん妄，呼吸抑制など）が起こりうるため，副作用対策もモルヒネ投与時と同等に行う必要がある。嘔気・嘔吐と幻覚の発現についてはモルヒネに比べやや少ないとされる[22]。オキシコドンを減量・中止する場合もモルヒネと同様に耐薬症候群が出現する可能性があるため，急激な減量や中止は避け，徐々に減量するようにする。特に長期間投与したのち中止する場合は要注意であり，中止後にあくび，流涙，鼻漏，発汗，悪心・嘔吐，腹痛，下痢，不安，不穏などの症状が見られた場合は速やかに少量のオキシコドンを内服させるか，静注・皮下注する。

2. 肝機能障害患者に対する投与

肝機能障害の存在はオキシコドンの代謝に影響を与え，軽度から中等度の肝障害患者にオキシコドン 20 mg の経口投与を行うと血中濃度曲線下面積（area under the curve：AUC）および最高血中濃度（Cmax）はそれぞれ健康成人に比べて約 2 倍，1.5 倍と有意に高い。しかし，臨床において注意深くタイトレーションを行えば，おおむね安全に使用可能である。

3. 腎機能障害患者に対する投与

腎機能障害の存在もオキシコドンの代謝に影響を与え，クレアチニンクリアランス 60 ml/min 未満の腎障害患者にオキシコドン 20 mg の経口投与を行うと，AUC および Cmax はそれぞれ健康成人に比べて約 2 倍，1.5 倍と有意に高いとされる。しかし，クレアチニンクリアランス値とオキシコドンおよび代謝物の薬物動態に相関が見られないとする報告もあり[23]，臨床においてもオキシコドンは腎機能障害患者の大部分において比較的安全に使用することができる。この点は，腎機能障害時に代謝物が蓄積することにより鎮静やせん妄といった副作用が問題となりやすいモルヒネと異なる特徴であり，腎機能障害のあるがん疼痛患者に経口オピオイドを処方する場合にオキシコドンは日本では第 1 選択薬として用いられている。また，腎機能の悪化によりモルヒネの副作用が問題となったとき，オキシコドンへ変更することにより副作用の改善が期待できる。注射剤についても同様のことがいえるが，代謝物に薬理活性のないフェンタニルのほうが安全性は高い。透析患者においては，安全性に関する研究報告がないものの，オキシコドンおよび代謝物は透析により除去されることが知られている[24]。以上より，オキシコドンは多くの腎機能障害患者において比較的安全に使用できるが，薬理学的には安全性が必ずしも保証されないため，効果と副作用について注意深く評価しながら使用することが勧められる。眠気や鎮静などの副作用が問題となる場合は，より安全性の高いフェンタニルへ変更することを考慮する。腎機能障害に対して，より安全性という点ではメサドンへの変更についても考慮すべきであるが，その場合は専門家に相談することが望ましい。

4. 薬物相互作用，配合変化

添付文書に記載されている併用注意薬は，おおむね他のオピオイドと同様であるが，主たる代謝酵素である CYP3A4 に影響する薬物（表1）との併用に起因するオキシコドン血中濃度の変動や副作用の発現については注意が

表1 CYP3A4に影響する主な薬物

	酵素阻害薬	酵素誘導薬
抗真菌薬	ボリコナゾール フルコナゾール イトラコナゾール ミコナゾール	
抗菌薬	エリスロマイシン クラリスロマイシン シプロフロキサシン	
Ca拮抗薬	ジルチアゼム ベラパミル	
抗結核薬 抗痙攣薬		リファンピシン カルバマゼピン フェニトイン
抗がん薬 制吐薬 食品	イマチニブ アプレピタント グレープフルーツ	

必要である。

オキシコドン注射剤と多剤の配合変化試験の結果[25]，プリンペラン®注射液，ラシックス®注，ヒベルナ®注においてpHの低下が報告されている。また，アミカリック®輸液，ユニカリック®L輸液およびN輸液との配合においてオキシコドン含量値の著明な低下が認められたため，中心静脈栄養を行っている患者では特に注意が必要である。

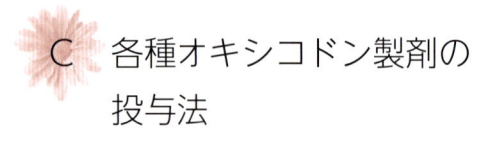

C 各種オキシコドン製剤の投与法

1. 徐放性経口剤（オキシコンチン®錠）

5 mg，10 mg，20 mg，40 mg錠が国内で使用可能である。オキシコドン徐放錠は，モルヒネ徐放錠と異なった二重構造の独自の基剤によって薬物放出速度が維持されており，速放・徐放の二相性に薬物が溶出される。錠剤の骨格が比較的強いため，便中にゴーストピルと呼ばれる抜け殻が出てくることがあるが，オキシコドン自体はほとんど溶出されて

いるため臨床上問題はない。効果発現時間は1〜2時間，最高血中濃度到達時間（time of maximal concentration：Tmax）は3〜5時間，半減期（half-life：$T_{1/2}$）は6〜10時間であり[26]，作用時間は12時間である。開始量は10 mg錠の12時間ごと投与（20 mg/日）であるが，前述したように軽度から中等度の痛みに対して5 mg錠の12時間ごと投与（10 mg/日）から開始することができる。痛みが残存する場合は，ほかのオピオイドと同様に副作用の程度を見ながら1日投与量が3〜5割増しとなるように1〜数日ごとに増量していく。

2. 速放性経口剤（オキノーム®散0.5％）

2.5 mg/包，5 mg/包の製剤が国内で使用可能である。効果発現時間は15〜30分，Tmaxは1〜2時間，$T_{1/2}$は3〜6時間であり[26]，作用時間は4〜6時間である。速放性製剤であるため，多くはレスキュー投与（残存した痛みや突出痛に対する追加投与）に用いられているが，1日4回6時間おきに定期投与することも可能である。レスキュー投与として用いる場合は，定期投与のオキシコドン1日量の1/8〜1/4を投与する方法が一般的であるが，患者ごとに適した投与量を決定することが重要である。投与後1時間で効果判定できるため，1時間後に痛みがまだ残存し眠気が問題なければ，さらに追加投与して効果を判定する。投与量が多くなり内服しにくくなった場合は，水に溶解して内服させることができる。

3. 注射剤（オキファスト®注）

持続静注と持続皮下注で使用でき，投与量については基本的に同じと考えてよい。ただし，皮下注射のほうが血中濃度の上昇が少し

表2　オキシコドンとほかのオピオイドの鎮痛力価換算表

経口 （1日投与量）	静注・皮下注 （1日投与量）	経皮 （24時間または72時間貼付量）
オキシコドン　20 mg	オキシコドン　15 mg	
モルヒネ　　　30 mg	モルヒネ　12〜15 mg	
	フェンタニル　0.3 mg	フェンタニル
		デュロテップ® MTパッチ　2.1 mg/3日
		ワンデュロ®パッチ　　　　0.84 mg/日
		フェントス®テープ　　　　　　1 mg/日
タペンタドール　100 mg		
コデイン　180〜300 mg		
トラマドール　150 mg		

換算比には個人差があるため，あくまで目安として使用し，適宜調整すること．

遅いため効果発現がやや遅れること，皮膚血流が乏しい状態では皮下注での薬液吸収が低下することを念頭に置く必要がある．オピオイドを初めて使用する（オピオイドナイーブの）がん性疼痛患者に投与する場合，10 mg/日前後の持続投与から開始し，レスキューとして1時間量を10〜20分空けて追加投与できるよう設定する．痛みの強さと副作用に応じて1日投与量が3〜5割増しとなるように増量していく．レスキューの設定量についても1時間量はあくまで目安であり，効果により適宜調節しなければならない．持続投与量の増量後数時間で効果判定できるため，経口薬に比べて素早いタイトレーションが可能であり，痛みが非常に強い場合は注射剤で早期に必要量を決定することが望ましい．レスキュー投与量を上乗せする形で持続投与量を調節してもよい．持続皮下注で投与する場合，流量が1 ml/時間を超えると皮下からの吸収が不安定になることから，オキシコドン240 mg/日（オキファスト®注原液を1 ml/時間）以上の投与が必要な場合は，持続静注に切り替えるか，皮下投与ルートを増やして対応することが望ましい．

4. オキシコドン製剤の投与経路変更

オキシコドンの経口剤と注射剤の鎮痛力価換算比については，国内臨床試験において4：3（経口剤20 mg/日→注射剤15 mg/日）とされ（表2），その妥当性が確認されている．オキシコドン経口剤で疼痛をコントロールしている患者が内服できなくなった場合は，オキファスト®注の持続静注・持続皮下注への変更で対応することが望ましい．持続静注への変更は入院患者でないと難しいが，持続皮下注は在宅でも安全に変更可能である．内服が可能となった場合，再びオキシコドン経口剤に切り替えることを考慮する．

5. オキシコドンとほかのオピオイドの変更

オピオイドによるがん性疼痛治療では，鎮痛効果や副作用を改善するためにオピオイドの種類を変更することがある．そのため，オキシコドン製剤と他のオピオイド製剤の鎮痛力価に基づいた換算比を理解しておく必要がある（表2）．生体内利用率（bioavailability）の違いにより，経口投与と静注・皮下注でモルヒネとの力価の対比が異なる．オピオイドの種類を変更する場合，表2に基づいて投与量を決定するが，換算比については個人差が大きいことを念頭に置く必要があり，特に高用量における変更では過量投与とならないよう少量ずつ変更しなければならない．投与中

のオピオイドの効果が不良で耐性の形成が疑われる場合，オピオイドを変更すると換算比より少ない量で痛みが緩和されることをしばしば経験することにも留意すべきである．オキシコドン注射剤とモルヒネ注射剤の鎮痛力価換算比については，国内臨床試験の結果1：1.25（モルヒネ注射剤20 mg/日→オキシコドン注射剤25 mg/日）と推奨されているが，1：1とする報告もある[27]．筆者は簡便な1：1の換算を基本とし，変更後早期に頻回に用量調節を行うようにしている．オピオイドの種類変更法についての詳細は他章も参照されたい．

参考文献

1) Yoburn BC, Shah S, Chan K, et al. Supersensitivity to opioid analgesics following chronic opioid antagonist treatment：relationship to receptor selectivity. Pharmacol Biochem Behav 1995；51：535-9.
2) Kalso E, Vainio A, Mattila MJ, et al. Morphine and oxycodone in the management of cancer pain：plasma levels determined by chemical and radioreceptor assays. Pharmacol Toxicol 1990；67：322-8.
3) Narita M, Nakamura A, Ozaki M, et al. Comparative pharmacological profiles of morphine and oxycodone under a neuropathic pain-like state in mice：evidence for less sensitivity to morphine. Neuropsychopharmacology 2008；33：1097-112.
4) Ross FB, Smith MT. The intrinsic antinociceptive effects of oxycodone appear to be kappa-opioid receptor mediated. Pain 1997；73：151-7.
5) Nielsen CK, Ross FB, Lotfipour, et al. Oxycodone and morphine have distinctly different pharmacological profiles：radioligand binding and behavioural studies in two rat models of neuropathic pain. Pain 2007；132：289-300.
6) Leow KP, Smith MT, Williams B, et al. Single-dose and steady-state pharmacokinetics and pharmacodynamics of oxycodone in patients with cancer. Clin Pharmacol Ther 1992；52：487-95.
7) Poyhia R, Seppala T, Olkkola KT, et al. The pharmacokinetics and metabolism of oxycodone after intramuscular and oral administration to healthy subjects. Br J Clin Pharmacol 1992；33：617-21.
8) Lalovic B, Phillips B, Risler LL, et al. Quantitative contribution of CYP2D6 and CYP3A to oxycodone metabolism in human liver and intestinal microsomes. Drug Metab Dispos 2004；32：447-54.
9) Lalovic B, Kharasch E, Hoffer L, et al. Pharmacokinetics and pharmacodynamics of oral oxycodone in healthy human subjects：role of circulating active metabolites. Clin Pharmacol Ther 2006；79：461-79.
10) Heiskanen T, Olkkola KT, Kalso E. Effects of blocking CYP2D6 on the pharmacokinetics and pharmacodynamics of oxycodone. Clin Pharmacol Ther 1998；64：603-11.
11) Lemberg KK, Siiskonen AO, Kontinen VK, et al. Pharmacological characterization of noroxymorphone as a new opioid for spinal analgesia. Anesth Analg 2008；106：463-70.
12) Koizumi W, Toma H, Watanabe K, et al. Efficacy and tolerability of cancer pain management with controlled-release oxycodone tablets in opioid-naive cancer pain patients, starting with 5 mg tablets. Jpn J Clin Oncol 2004；34：608-14.
13) Reid CM, Martin RM, Sterne JA, et al. Oxycodone for cancer-related pain：meta-analysis of randomized controlled trials. Arch Intern Med 2006；166：837-43.
14) Eisenberg E, McNical E, Carr DB. Opioids for neuropathic pain. Cochrane Database Syst Rev 2006；3.
15) Dworkin RH, O'Conner AB, Backonja M, et al. Pharmacologic management of neuropathic pain：evidence-based recommendations. Pain 2007；132：237-51.
16) Ong EC. Controlled-release oxycodone in the treatment of neuropathic pain of nonmalignant and malignant causes. Oncology 2008；74 suppl 1：72-5.
17) 日本ペインクリニック学会神経障害性疼痛薬物療法ガイドライン作成ワーキンググループ編. 神経障害性疼痛薬物療法ガイドライン．東京：真興交易医書出版部；2011.
18) Finnerup NB, Otto M, McQuay HJ, et al. Algorithm for neuropathic pain treatment：an evidence based proposal. Pain 2005；118：289-305.
19) 日本ペインクリニック学会非がん性慢性［疼］痛に対するオピオイド鎮痛薬処方ガイドライン

作成ワーキンググループ編．非がん性慢性［疼］痛に対するオピオイド鎮痛薬処方ガイドライン．東京：真興交易医書出版部；2012.
20) 新城拓也，岡田雅邦．がん患者の呼吸困難に対してオキシコドン徐放錠が有効であった3症例．癌と化学療法 2006；33：529-32.
21) 小原弘之．モルヒネ以外のオピオイド．日本緩和医療学会緩和医療ガイドライン作成委員会編．がん患者の呼吸器症状の緩和に関するガイドライン2011年版．東京：金原出版；2011. p.57-60.
22) Heiskanen T, Kalso E. Controlled-release oxycodone and morphine in cancer related pain. Pain 1997；73：37-45.
23) Narabayashi M, Saijo Y, Takenoshita S, et al. Opioid rotation from oral morphine to oral oxycodone in cancer patients with intolerable adverse effects：an open-label trial. Jpn J Clin Oncol 2008；38：296-304.
24) Lee MA, Leng ME, Cooper RM. Measurements of plasma oxycodone, noroxycodone and oxymorphone levels in a patient with bilateral nephrectomy who is undergoing haemodialysis. Pallit Med 2005；19：259-60.
25) オキファスト注と他剤との配合変化試験成績資料．大阪：塩野義製薬；2012.
26) 恒藤　暁，岡本禎晃．オキシコドン．恒藤　暁編．緩和ケアエッセンシャルドラッグ．第2版．東京：医学書院；2011. p.116-9.
27) In：Twycross R, Wilcock A, editors. Palliative care formulary 3. Nottingham：Palliativedrugs；2007. p.316-8.

松田　陽一

5 強オピオイド

フェンタニル

はじめに

多くのオピオイドが使用可能となった。その多くのオピオイドの中でも，フェンタニルを使いこなすことは重要である。副作用が少なく，貼布剤や，速効性の口腔粘膜吸収剤のあるフェンタニルは，患者に多くのメリットがあるからである。

A フェンタニルの特徴

フェンタニルがほかのオピオイドと大きく異なる点は，モルヒネがアヘンから精製・製造されるのに対し，フェンタニルはフェニルピペリジン関連の合成オピオイドであることである[1]。

ほかに，特徴として挙げられるのは，血中半減期が短い，副作用が少ない，脂溶性が高く貼付剤や口腔粘膜吸収剤が使用可能である，などの点である。詳しくは後述する。

B フェンタニルのpharmacodynamics（薬力学）

pharmacodynamicsとは，薬物の生化学的・物理的効果のメカニズムを示すもので，薬物が身体にどのように作用するかを示したものである[2]。

フェンタニルはμオピオイド受容体への選択性が高く[3]，完全作動薬として作用する。鎮痛作用，鎮静作用，呼吸抑制，徐脈，縮瞳，chemoreceptor trigger zone（CTZ）への刺激，平滑筋の収縮などをもたらす。また，モルヒネよりもμ受容体への選択性が高いため，長期にわたってモルヒネを使用していた患者でモルヒネをフェンタニルに変更すると，鎮痛が良好に図れたとしても退薬症候を生じることがある[4]。

C フェンタニルのpharmacokinetics（薬物動態学）

pharmacokineticsとは，薬物に対して身体がどのように反応するかを示したものである。フェンタニルの各種データを表1に示す[1]。表に示すとおり，フェンタニルの生体内利用率（bioavailability）は92％と大変高く，脂溶性に優れている。フェンタニルはほぼ肝臓で代謝され，主としてシトクロムP450のCYP3A4（cytochrome P450, family 3, subfamily A, polypeptide 4）により生理活性の認められていないノルフェンタニルに代謝される。

D フェンタニルの特徴（ほかのオピオイドとの比較）

1. 脂溶性が高い

表1にも示したように，脂溶性が高いことが挙げられる[5]。そのことにより，経皮吸収剤の開発が可能となり，モルヒネよりも中枢神経系に到達しやすいという特徴を持つ[6]。

表 1　フェンタニルの pharmacokinetics

Bioavailability（% range）	92
Plasma half-life（HR）	17
Analgesic duration of action（HR）	1〜2
Plasma protein-binding capacity（%）	80〜90
Metabolism	Hepatic oxidative *N*-dealkylation by CYP3A4
Lipid solubility（log P）	8.4
$T_{1/2} \alpha$（minutes）	1.7
$T_{1/2} \beta$（minutes）	219
ED_{50} mg/kg（rats）	0.011
LD_{50} mg/kg（rats）	3.0

また，投与経路と体の脂肪状況により半減時間が 3〜12 時間と幅を持つのもそのためである[7]。

2．分子量が小さい

モルヒネに比較し分子量が小さく，経皮投与が可能である[8]。

3．高い鎮痛作用

マウスによる動物実験において，モルヒネに比較して約 200 倍に相当する高い鎮痛効力を示し，フェンタニルクエン酸の治療係数（LD_{50}/ED_{50}）は 775 であり，モルヒネの 31.3 に比べ大きい[9]。臨床上では静脈投与においてモルヒネの約 80 倍の効力を示す。

4．副作用が少ない

臨床経験上，モルヒネと比較すると便秘になりにくいことが指摘されている[10]。また，後ろ向き研究ではあるが，モルヒネとオキシコドンに比較し，フェンタニルが便秘になりにくいことが指摘されている[11]。しかし，通常緩下剤は必要だとされている[12]。中枢神経に到達しやすいため，消化管など末梢のオピオイド受容体への影響が少ないためと考えられている[6]。そのため，腸閉塞状態でも使用可能であるとしている[13]。また，モルヒネに比較し，眠気も少ないとされる[14]。

5．活性代謝物がない

フェンタニルには活性代謝物がない。そのため腎不全でも代謝物の蓄積を心配することはなく，比較的安全に使用することができる[13]。

6．半減期が短い

静注で使用した場合 0.5〜1 時間の作用時間である。肝代謝や腎排泄によるものよりも脂溶性による体内分布による。

E フェンタニルの臨床

1. フェンタニルの剤形・投与経路

a）注射製剤

現在 0.1 mg/2 ml/A，0.25 mg/5 ml/A，5 mg/10 ml/A などの 3 種類の規格のものが使用可能である。適用がある投与経路としては静脈内投与，硬膜外投与，くも膜下投与などである。持続皮下注の適用はないが，多くの投与実績がある[13)15)16)]。しかしながら 100 μg/2 ml という剤形上の問題で皮下投与量には限界がある。

注射製剤を舌下投与しても速やかに吸収され，レスキューとして使用することも可能であるが，適用外使用となる[6)]。

硬膜外投与の場合，投与量は 0.01〜5 mg/日，最高濃度は 20 mg/ml が適切とされている[17)]。

b）経皮吸収剤

脂溶性が高いことと，分子量が小さいことで経皮吸収が可能となった。現在，12.5，25，50，75，100 μg/hr の製剤が広く使用されている。パッチから皮膚へは共重合体の膜を通して一定の速さで浸透していくように作製されている。現在，日本では 3 日間ごとに貼り替える経皮吸収剤であるデュロテップMTパッチ® と，1 日 1 回貼付型フェンタニル貼付剤のフェントス® やワンデュロパッチ® の 2 種類が使用可能である。

初回貼付後 1〜2 時間で血中にフェンタニルは検出され，貼付後 12〜24 時間後に血中濃度は安定する。そして 17〜48 時間で最高血中濃度に達する。また，剝離後 17 時間で血中濃度は半減する[18)]。初回投与時は血中濃度が安定するまでレスキューでの対応が必要となる。これらの薬物動態は 1 日製剤も 3 日製剤もほぼ同等であるが，1 日製剤のほうがごくわずかに血中濃度の立ち上がりが遅い。

3 日製剤においては通常 72 時間ごとの投与でよいが，25％程度の患者[19)]では 48 時間ごとの投与が必要となる[20)]。また，72 時間貼付後も 28〜84％のフェンタニルがパッチ内に残存したとの報告もあり，剝離後のパッチの取り扱いには十分な注意が必要である[14)]。

また，体温が上昇すると吸収が促進されるため，投与している患者が発熱した際は注意が必要である。貼付部位による吸収速度の差はほとんどないとされている[8)]。貼付部位の湿疹など皮膚への影響は 5％以下とされている[19)]。

フェンタニル貼付剤の適用としては，
①ほかのオピオイドの経口投与が困難となったとき
②ほかのオピオイドによる好ましくない副作用が問題となったとき
③疼痛管理が安定して行われているとき
などが適切である。

c）速放性製剤

これまで国内にあるフェンタニル製剤には，注射製剤と経皮吸収剤しかなく速放性製剤がなかったため，経皮吸収剤を使用していても突出痛時のレスキューにはオキシコドンやモルヒネの速放性製剤を使用せざるをえなかった。しかし，2013 年末になりフェンタニル製剤の速放性製剤が国内で相次いで発売された。さまざまな速放性製剤が開発されているが，執筆時に国内で発売されているのは，口腔粘膜吸収剤と舌下錠の 2 種類である。それぞれの製剤ごとに特徴が異なり，その使用には注意を要する。

一方，これらの速放性製剤のレスキューとしての投与必要量は，持続的に投与しているオピオイドの投与量に相関しない[7)]。従来のレスキュー投与の考え方に新たな疑問，可能

性を投げかけることになる。

効果発現までの時間は 5～10 分と大変早く，かつ疼痛の緩和も得られ[21]，患者の突出痛に大変有用であることが示されている。

副作用としては傾眠，嘔気，めまいなどが報告されている。100 μg から投与し，効果を見て増量する。十分な鎮痛が得られないときは，30 分後に一度にかぎり追加投与することができる。なお，追加投与を含めた投与を1回投与とすると，次の投与には 4 時間の間隔を空ける必要がある。血中濃度は使用量に比例して上昇する。

いくつかの研究において，口腔粘膜吸収剤はレスキューとして有用であり，かつモルヒネの速放製剤と比較してもより早く作用し，高い効果を示すことが証明されている[22)23)]。

なお，口腔乾燥症や口腔粘膜の障害のある患者に使用することは不適切とされる。

(1) 舌下錠

舌下の口腔粘膜から吸収される。100 μg から投与し，鎮痛が得られないときは 30 分後に再投与する。追加投与する量は，初めに投与した量と同じ量とする。なお，追加投与を含めた投与を 1 回とすると，次の投与には初めに投与した時間から 2 時間の間隔を空ける必要がある。

投与量を増量するときは，100 μg ごとに400 μg まで増量する。それ以上必要なときは，200 μg の錠剤を使用し，600 μg から投与を開始する。異なる剤形を同時に使用してはならない。一度に使用できる錠数は 4 錠までであり，800 μg を超える使用について，その有効性は確認されていない。

また，ほかのフェンタニル速放製剤から舌下錠に変更することがあったとしても，100 μg から投与しなければならない。

(2) バッカル錠

バッカル錠は，歯肉と頬粘膜の間となるバッカル部位に挟むような形で使用する。初期投与量は 50～100 μg であり，必要であれば 30 分後にもう一度追加投与することができる。なお，追加投与後は，次の投与まで 4 時間空ける必要がある。舌下錠の 2 時間に比べ長い時間となるため注意が必要である。

追加投与でも十分な鎮痛が得られない場合は，1 回投与量を 50 μg から，それ以降は 100 μg ずつ増量する。400 μg までは 100 μg 錠を使用するが，それ以上の量が必要な場合は200 μg 錠を使用する。

100 μg 錠を 4 錠使用したときと，400 μg 錠を 1 錠使用したときとでは，100 μg 錠を 4 錠使用したときのほうが最高血中濃度（maximum concentration：Cmax）と血中濃度曲線下面積（area under curve：AUC）では 12％と 13％ほど高くなる。そのため，同時に同一製剤を使用することが推奨される。

なお，バッカル錠は舌下に投与しても有効であることが確認されている。

(3) ほかの剤形

海外では，口腔内に貼付する溶解性のフィルム状のものや，鼻スプレー，舌下スプレー[24)]などさまざまな剤形のものが実用化されている。即効性では，鼻スプレーが優れており European Association for Palliative Care（EAPC）のガイドラインでも推奨されている[25)]。

現在，製品化されているフェンタニル速放性製剤の一覧を表 2 に示す。

2. フェンタニル投与の実際

a）投与開始

基本的には，ほかのオピオイド製剤から切り替えて使用することが望ましい。投与開始時の投与量は先行投与のオピオイドがある場合は，そのオピオイドとの等鎮痛用量となる量を計算し，患者の個々の状況に応じて投与量を決定する。先行投与のオピオイドがない場合は，最少用量である 100 μg/日の持続

表2 フェンタニル速放性製剤一覧

	Lozenge (Actiq)	Buccal film (Onsolis)	Buccal tablet (Fentora)	Nasal spray (Lazanda)	Sublingual spray (Subsys)	Sublingual tablet (Abstral)
Initial dose	200 μg	200 μg	50 μg	100 μg	100 μg	100 μg
Second dose interval	15 min	30 min	30 min	30 min	30 min	30 min
Time to peak	20〜480 min (median: 20〜40 min)	0.75〜4 hours (median: 1 hour)	20〜240 min (median: 47 min)	Median: 15〜21 min	10〜120 min (median: 90 min)	15〜240 min (median: 30〜60 min)
Additional dose	1	4	1	1	1	1
Another episode	4 hours	2 hours	4 hours	2 hours	4 hours	2 hours
Dose titration	200〜1,600 μg/once	200〜1,200 μg/once	100〜800 μg/once	100〜800 μg/once	100〜1,600 μg/once	100〜800 μg/once

（皮下，静注）で投与開始するが，患者の疼痛の程度に応じて適宜調節する。

ER での報告ではあるが，がん性疼痛に対してフェンタニル注射剤を 5 分ごとに投与してタイトレーションを行い，良好な鎮痛を得たとの報告がある[26]）。

b) レスキュー

（1）持続静注，持続皮下注の場合

1 時間投与量を投与する。疼痛が改善しない場合は 15〜30 分ごとに追加投与する。

（2）経皮吸収剤の場合

日本においてフェンタニルのレスキュー製剤が使用できるようになったのは，2013 年秋のことである。そのため，まだ多くの使用経験がない中で本稿を書いていることをお許し願いたい。薬理学的には，フェンタニルを使用している患者のレスキューにはフェンタニル製剤を使用するのが原則である。EAPC のオピオイド使用に関するガイドラインの作成過程においても当初はそのようになされていた。しかしながら，フェンタニル速放性製剤は比較的高価であるため，その使用には経済的な観点からの評価も必要となる。そのため患者の状況に応じた速放性製剤の選択が求められる。

（a）経口投与の場合

フェンタニル製剤の副作用の少なさを活かすためには，薬理学的にもフェンタニル速放性製剤を使用するのが原則である。速放性製剤の使用方法は，各製剤によって異なるため前述した各項目をよく参照してほしい。しかしながら，その高価さゆえに必ずしもその通りに使用できることは少ないかもしれない。その際は，オキシコドンをレスキューとして使用するのが望ましい。フェンタニル経皮吸収剤をオキシコドンの経口 1 日投与量に換算し，その 1/6 を 1 回のレスキュー投与とする。

（b）患者に呼吸困難を伴う場合

モルヒネ製剤によるレスキュー投与を行う。その際，経皮吸収剤をモルヒネ経口 1 日投与量に換算し，その 1/6 を 1 回のレスキュー投与とする。

表3 フェンタニル経皮吸収剤の1時間あたりの放出量

デュロテップMTパッチ®	フェントス®	放出量
2.1 mg/3日	1 mg/日	12.5 μg/hr
4.2 mg/3日	2 mg/日	25 μg/hr
8.4 mg/3日	4 mg/日	50 μg/hr
12.6 mg/3日	6 mg/日	75 μg/hr
16.8 mg/3日	8 mg/日	100 μg/hr

(c) 静脈注射用のルートが確保されているとき

経口投与でなく、経静脈投与のほうが速やかに、かつフェンタニルそのものを投与することができる。

経皮吸収剤のフェンタニルの1時間あたりの放出量を求め、その量を静注もしくは点滴静注する。なお、効果発現までの時間を考えると静注での投与が望ましい。なお、その換算表を表3に示す。

なお、効果を見て、2時間放出量までの増量は可能であると考える。

2時間放出量を1時間かけて点滴静注し、レスキューとしての投与間隔を1時間とした投与で、12回の投与中8回有効であったとの報告がある[27]。しかし、多くの突出痛は30分以内で治まる性質から判断すると、1時間かけての投与では効果を判定するのは難しいと考える。

c) 投与量調節

経皮吸収剤の場合、レスキューの使用程度に応じて3日ごとに増量する。持続静注や持続皮下注の場合は、レスキューの使用頻度と疼痛の程度を見ながら数時間ごとに増量する。

3. オピオイド・ローテーション（フェンタニルからの変更、フェンタニルへの変更に焦点を当てて）

a) オピオイドの用量比

持続皮下注ではモルヒネ10 mgはフェンタニル150 μgと同等であるとの報告がある[16]。

初期換算は経口モルヒネ：フェンタニル＝100：1とするが、多くの患者はより多くのフェンタニルを必要とし、最終的な維持換算比は70：1となることが多い[28]。

b) ほかのオピオイドからフェンタニルへ

12時間製剤からの変更時は先行薬物の最終投与と同時に貼付する。24時間製剤からの変更時は、最終投与12時間後に貼付する[19]。日本における標準的な換算比を表4に示す。

表5にその手順を示す[28]。

c) フェンタニルからほかのオピオイドへ

フェンタニルパッチを剥離後、内服のほかのオピオイドを投与する場合は、剥離後8時間後に服用を開始する[19]。それまでに疼痛が生じた際は、レスキューを使用する。

フェンタニル貼付剤からモルヒネに変換した際、モルヒネからの換算に比較し、少ない量で良好な鎮痛を得ることができたとの報告もあり、注意が必要である[29]。理由として、

表4

	トラマドール	コデイン	モルヒネ	オキシコドン	フェンタニル	メサドン
分類	弱	弱	強	強	強	強
麻薬指定	なし	100倍散はなし	あり	あり	あり	あり
副作用	便秘が少ない	モルヒネと同等	やや多い	せん妄などが少ない	便秘・せん妄が少ない	心毒性（QT延長）に注意
腎不全時	M1の蓄積に注意	M3G, M6Gの蓄積に注意		代謝物に生理活性なく安全に使用可能		比較的安全
神経障害性疼痛への効果	◎	△	△	◎	○	◎◎
呼吸困難の緩和作用	―	○	◎	△	―	―
適用	便秘を避けたい中等度の痛み	咳を伴う中等度の痛みや最初のレスキュー	呼吸困難を伴う強度の痛み	中等度から強度の痛みへの第一選択	副作用が問題になったり、服薬困難な場合	ほかのオピオイドで緩和の難しい疼痛

表5 フェンタニル貼付剤に関する投与変更手順

● ほかのオピオイドからフェンタニル貼付剤へ

Step 1　現在使用しているオピオイドの1日総投与量を計算する

Step 2　その量を経口モルヒネ1日量に換算する

Step 3　その量から変換するフェンタニル貼付剤の量を決定し貼付する

Step 4　現在のオピオイドを8～12時間継続する

Step 5　適切なレスキュー量を計算し指示する

Step 6　フェンタニル貼付剤を72時間ごとに貼り替える

● フェンタニル貼付剤からほかのオピオイドへ

Step 1　新しいオピオイドの等鎮痛用量を計算する

Step 2　新しいオピオイドの投与スケジュールとレスキュー量を決定する

Step 3　フェンタニル貼付剤を剝離し、12時間後に新しいオピオイドを開始する

Step 4　定期投与の間の時間は適切にレスキューを使用する

発汗や悪液質による脂肪組織の減少が経皮吸収に影響すると考えられている[30]。

d）投与経路の変更

（1）フェンタニル注射剤からフェンタニル貼付剤へ

フェンタニル注射剤からフェンタニル貼付剤に変更する際、1:1の比率では鎮痛効果が不十分な症例が存在するが安全性に問題がなかったとする報告[31]と、1:1.5の比率で変換し、鎮痛効果が不十分な症例が見られたものの、呼吸抑制など過量効果も認められたとする報告[32]がある。これらの点から1:1で変換した後、効果と副作用を見ながら用量調節

を行うことが推奨される。

また，臨床的には1：1の比率で変換するが，貼付6時間後まではそれまでと同量の注射製剤を投与し，6時間後から12時間後までは50％に減量，12時間後に注射製剤の投与を中止することで，安全かつ有効に変更できたとする報告がある[33]。

(2) フェンタニル貼付剤からフェンタニル注射剤へ

フェンタニル貼付剤から注射製剤へ変更する際，1：1の比率で安全かつ有効に変更できたと報告されている[34]。

貼付剤による血中半減期は約17時間とされており，剥離後6時間で投与予定量の25％の速度で投与を開始し，12時間後に50％，18時間後に75％，24時間後に100％の投与量で投与することが望ましい。なお，レスキュー量は投与予定量の1/24とする。

F　フェンタニル貼付剤を使用する際のケアの留意点

当然であるが，フェンタニル貼付剤が剥離すると効果は期待できない。一度貼付しても，同じ部位に貼付できているか否かの確認が絶えず必要である。高齢者やせん妄患者の場合は特に注意する。

G　フェンタニルの耐性について

フェンタニルの耐性形成についてはまだ議論のあるところであるが，マウスでの実験において反復投与による鎮痛効果の減弱がある程度認められている。その機序としては，反復投与によるμオピオイド受容体の細胞内陥入による細胞膜上での減少（internalization）および機能低下（desensitization）が関連するとされている[35][36]。

参考文献

1) Willens JS, Myslinski NR. Pharmacodynamics, pharmacokinetics, and clinical uses of fetanyl, sufentanyil, and alfentanil. Heart Lung 1993；22：239-51.
2) Holford NHG, Sheiner LB. Pharmacokinetic and dynamic modeling in vivo. Biomed Eng 1981；5：273-322.
3) Yeadon M, Kitchen I. Comparative binding of mu and delta selective ligands in whole brain and pons/medlla homogenates from rat：affinity profiles of fentanyl derivatives. Neuropharmacology 1988；27：345-8.
4) Marquardt KA, Tharratt RS, Musallam NA. Fentanyl remaining in a transdermal system following three days of continuous use. Ann Pharmacother 1995；29：969-71.
5) Hess R, Stiebler G, Herz A. Pharmacokinetics of fentanyl in man and the rabbit. Eur J Clin Pharmacol 1972；4：137-41.
6) Walsh D. Nauck F, Hardy JR. Opioids. In：Walsh D, editor. Palliative medicine. Philadelphia：Saunders Elsevier；2009. p.754-9.
7) Marieofallon, Cheny NI, Hanks G, et al. Opioid analgesic therapy. In：Hanks G, et al editors. Oxford textbook of palliative medicine. 4th. Oxford：Oxford University Press；2009. p.661-98.
8) Southam MA. Transdermal fentanyl therapy：system design, pharmacokinetics and efficacy. Anticancer Drugs 1995；6 suppl 3：29-34.
9) Gardocki JF. Toxicology. Parmacology 1964；6：48-62.
10) Megens AA, Artois K, Vermeire J. Comparison fo the analgesic and intestinal effects of fentanyl and morphine in rats. J Pain Symptom Manage 1998；15：253-7.
11) Staats PS, Markowitz J, Schein J. Incidence of constipation associated with long-acting opioid therapy：a comparative study. South Med J 2004；97：129-34.
12) Clark AJ, Ahmedzai SH, Allan LG, et al. Efficacy and safety of transdermal fentanyl and sustained-release oral morphine in patients with cancer and chronic non-cancer pain. Cur Med Res Opin 2004；20：1419-28.
13) Mercadante S, Caligara M, Sapio M, et al. Subcutaneous fentanyl infusion in a patient with

bowel obstruction and renal failure. J Pain Symptom Manage 1997 ; 13 : 241-4.

14) Ahmedzai S, Brooks D. Transdermal fentanyl versus sustained-release oral morphine in cancer pain ; preference efficacy and quality of life. The TTS-fentanyl comparative trial group. J Pain Symptom Manage 1997 ; 13 : 254-61.

15) Watanabe S, Peveia J, Hauson J, et al. Fentanyl by continuous subcutaneous infusion for the management of cancer pain : a retrospective study. J Pain Symptom Manage 1998 ; 16 : 323-6.

16) Hunt R, Fazekas B, Thorne D, et al. A comparison of subcutaneous morphine and fentanyl in hospice cancer patients. J Pain Symptom Manage 1999 ; 18 : 111-9.

17) Stearns L, Boortz-Marx R, DuSPen. Intrathecal drug delivery for the management of cancer pain. J Support Oncol 2005 ; 3 : 399-408.

18) Portenoy RK, Southam MA, Gupta SK. Trasdermal fentanyl for cancer pain. Repeated dose pharmacokinetics. Anesthesiology 1993 ; 78 : 36-43.

19) The management of pain. In : Watson M, et al., editors. Oxford handbook of palliative care. Oxford : Oxford University Press ; 2009. p.215-98.

20) Jeal W, Benfield P. Transdermal fentanyl. A review of its pharmacological properties and therapeutic efficacy in pain control. Drugs 1997 ; 53 : 109-38.

21) Egan TD, Sharma A, Ashbum MA. Multiple dose pharmacokinetics of oral transmucosal fentanyl citrate in healthy volunteers. Anesthesiology 2000 ; 92 : 665-73.

22) Jandhyala R, Fullarton JR, Bennett MI. Efficacy of rapid-onset oral fentanyl formulations vs. oral morphine for cancer-related breakthrough pain : a meta-analysis of comparative trials. J Pain Symptom Manage 2013 ; 46 : 573-80.

23) Zeppetella G, Ribeiro M. Opioids for the management of breakthrough (episodic) pain in cancer patients. Cochrane Database Syst Rev 2006 ; CD004311.

24) Donald TR. Single-dose fentanyl sublingual spray for breakthrough cancer pain. Clin Pharmacol 2013 ; 5 : 131-41.

25) Caraceni A, Hanks G, Kaasa S, et al. European Palliative Care Research Collaborative (EPCRC) ; European Association for Palliative Care (EAPC). Use of opioid analgesics in the treatment of cancer pain : evidence-based recommendations from the EAPC. Lancet Oncol 2012 ; 13 : e58-e68.

26) Guilherme L, Martins M, Uchoa R. Intravenous fentanyl for cancer pain : a "fast titration" protocol for the emergency room. J Pain Symptom Manage 2003 ; 26 : 876-81.

27) 久田達也, 家田秀明, 遠山幸男. がん性疼痛におけるフェンタニルのタイトレーション法の検討—注射剤から貼付剤への変換—. 日病薬誌 2005 ; 41 : 1427-31.

28) Vakdalouca A, Moka E, Argyra E, et al. Opioid rotation in patients with cancer : a review of the current literature. J Opioid Manag 2008 ; 4 : 213-50.

29) Clemens KE, Klaschik E. Clinical experience with transdermal and orally administered opioids in palliative care patients—a retrospective study. Jpn J Clin Oncol 2007 ; 37 : 302-9.

30) Shsh S. Resolution of sweating after switching from transdermal fentanyl to oral morphine sulfate. Palliat Med 2006 ; 20 : 222.

31) Transdermal fentanyl and initial dose-finding with patient-controlled analgesia in cancer pain. A pilot study with 20 terminally ill cancer patients. Zech DFJ, Ground SU, Lynch J, et al. Pain 1992 ; 50 : 293-301.

32) Grond S, Zech D, Lehmann KA, et al. Transdermal fentanyl in the long-term treatment of cancer pain : a prospective sudy of 50 patients with advanced cancer of the gastrointestinal tract or the head and neck region. Pain 1997 ; 69 : 191-8.

33) Kornick CA, Santiago-Palma J, Khojainova N, et al. A safe and effective method for converting cancer patients from intravenous to transdermal fetanyl. Cancer 2001 ; 92 : 3056-61.

34) Kornick CA, Santiago-Palma, Schulman G. A safe and effective method for converting patients from transdermal to intravenous fentanyl for the treatment of acute cancer-related pain. Cancer 2003 ; 97 : 3121-4.

35) Narita M, Nakamura A, Ozaki M, et al. Comparative pharmacological profiles of morphine and oxycodone under a neuropathic pain-like state in mice : evidence for less sensitivity to morphine. Neuropsychopharmacology 2007 ; 33 : 1097-112.

36) Imai S, Narita M, Hashimoto S, et al. Differences in tolerance to anti-hyperalgesic effects between chronic treatment with morphine and

fentanyl under a state of pain. Jpn J Neuropsychopharmacol 2006；26：183-92.
37）Jaffe JH, Martin WR. Opioid analgesics and antagonists. In：Gilman AG, editor. Goodman and Gillman's the pharmacological basis of therapeutics. New York：Peragon Press；1990. p.485-521.
38）Lowenstein E, Hallowell P, Levine FH, et al. Cardiovascular response to large doses of intravenous morphine in man. N Engl J Med 1969；281：1389-93.
39）Bovill JG, Sebel PS, Stanley TH. Opioid analgesia in anesthesia with specific reference to their use in cardiovascular anesthesia. Anesthesiology 1984；61：731-55.
40）Darwish M, Kirby M, Robertson PJ. Absolute and relative bioavailability of fentanyl buccal and oral transmucosal fentanyl citrate. J Clin Pharamacol 2007；47：343-50.

〔林　　章敏〕

E. 鎮痛補助薬

1 抗うつ薬

アミトリプチリン／デュロキセチン／ミルナシプラン

はじめに

　抗うつ薬は代表的な鎮痛補助薬の一つである。帯状疱疹後神経痛や糖尿病性末梢神経障害による痛みなどの非がん性神経障害性疼痛に対する抗うつ薬の鎮痛効果が報告されている。特に，三環系抗うつ薬（tricyclic antidepressant：TCA）は非がん性神経障害性疼痛に対して強いエビデンスが示されており[1]，日本ペインクリニック学会，国際疼痛学会，欧州神経学会，カナダ疼痛学会の神経障害性疼痛治療ガイドラインでは第1選択薬に位置づけられている。選択的ノルアドレナリン・セロトニン再取り込み阻害薬（selective serotonin–noradrenaline reuptake inhibitor：SNRI）についても有効性が報告されており，各神経障害性疼痛治療ガイドラインでは第1または第2選択薬に位置づけられている（表1）。がん性疼痛緩和に対する抗うつ薬の鎮痛効果については十分な検討が行われていないが，非がん性神経障害性疼痛に対する試験成績をもとにして，オピオイド抵抗性のがんの痛みに対して使用されることが多い。

A　抗うつ薬の種類と特徴（表2）

　うつ病の原因として神経伝達物質のセロトニン・ノルアドレナリンの減少や受容体の感受性変化が考えられているため，神経終末でのセロトニン・ノルアドレナリンの再取り込みを阻害し，シナプス間隙でのこれら神経伝達物質濃度を高める薬物が抗うつ薬として開発されてきた。

1．第一世代

　第一世代の三環系抗うつ薬は，セロトニン・ノルアドレナリンの再取り込みを遮断するとともに，ヒスタミン受容体，ムスカリン性アセチルコリン受容体，アドレナリン性α_1受容体なども遮断するため副作用が多い。特に，抗コリン作用による口渇，便秘，尿閉，抗アドレナリン性α_1受容体作用による起立性低血圧，また抗ヒスタミン作用の強い薬物は眠気，倦怠感が問題となる。また，大量服薬でキニーネ作用による心毒性が認められる。

2．第二世代

　第一世代より速効性で，かつ副作用が少なく，セロトニン・ノルアドレナリンの再取り込みの選択性がより高い薬物として第二世代の抗うつ薬が開発された。これらは第一世代よりアセチルコリン受容体遮断作用が弱いため，抗コリン作用に伴う副作用は軽度であるが，ヒスタミン受容体遮断作用が強いため眠気や鎮静を起こしやすい。

表1　神経障害性疼痛治療ガイドラインにおける抗うつ薬の位置づけ

	JPCS	NeuPSIG	CPS	EFNS
三環系抗うつ薬	1st	1st	1st	1st (PPN, PHN, CP)
SNRI	1st (DM) or 2nd	1st	2nd	2nd (PPN)
ガバペンチン・プレガバリン	1st	1st	1st	1st (PPN, PHN, CP)
リドカイン局所投与		1st	1st	1st (PPN)
オピオイド鎮痛薬	3rd	2nd	3rd	2nd (PPN, PHN, CP)

JSPC：Japan Society of Pain Clinic（日本ペインクリニック学会），NeuPSIG：Special Interest Group on Neuropathic Pain（世界疼痛学会），CPS：Canada Pain Society（カナダ疼痛学会），EFNS：European Federation of Neurological Societies（欧州神経会議）
DM：diabetic neuropathy，PPN：painful polyneuropathy，PHN：postherpetic neuralgia，CP：central pain

表2　抗うつ薬の種類

第一世代（三環系）	イミプラミン（トフラニール®など），クロミプラン（アナフラニール®），トリミプラン（スルモンチール®），アミトリプチリン（トリプタノール®など），ノルトリプチリン（ノリトレン®）
第二世代（三環系）	ロフェプラミン（アンプリット®），アモキサピン（アモキサン®），ドスレピン（プロチアデン®）
（四環系）	マプロチリン（ルジオミール®など），ミアンセリン（テトラミド®），セチプチリン（テシプール®）
（その他）	トラゾドン（レスリン®，デジレル®など）
第三世代（SSRI）	フルボキサミン（デプロメール®，ルボックス®），パロキセチン（パキシル®），セルトラリン（ジェイゾロフト®）
第四世代（SNRI）	ミルナシプラン（トレドミン®），デュロキセチン（サインバルタ®）

SSRI：selective serotonin reuptake inhibitor，SNRI：serotonin-noradrenaline reuptake inhibitor

3．第三世代

さらに選択性の高い薬物として選択的セロトニン再取り込み阻害薬（selective serotonin reuptake inhibitor：SSRI）が開発された。SSRIは三環系・四環系抗うつ薬と比較して，抗コリン作用による副作用が少なく，また起立性低血圧，鎮静作用も少ない。また，心毒性もきわめて弱い。しかしながら，抗うつ作用は第二世代よりやや弱く，効果発現も遅い。副作用として悪心の発現が多い。また，CYP1A2（cytochrome P450, family 1, subfamily A, polypeptide 2），CYP2C19（cytochrome P450, family 2, subfamily C, polypeptide 19）阻害作用を持つため，薬物相互作用に注意が必要である。

4．第四世代

セロトニンとノルアドレナリンの双方に作用するより広い治療スペクトラムを持つ薬物としてセロトニン・ノルアドレナリン再取り込み阻害薬（serotonin-noradrenaline reuptake inhibitor：SNRI）が開発された。SNRIは第一世代に匹敵する抗うつ作用を持ち，かつ効果発現が早い。抗コリン作用による副作用は少なく，心毒性もきわめて弱い。SSRIと異なりCYP阻害作用がないため薬物相互作用

表3 SNRIのモノアミン再取り込み阻害作用

	セロトニン再取り込み	ノルアドレナリン再取り込み	ドパミン再取り込み	セロトニン・ノルアドレナリン再取り込み比
デュロキセチン	0.8±0.01	7.5±0.3	240±23	9.4
ミルナシプラン	123±11	200±2	>10,000	1.6

ヒトモノアミントランスポータに対する阻害作用（nM）
(Bymaster FP, Lee TC, Knadller MP, et al. The dual transporter inhibitor duloxetine: a review of its preclinical pharmacology, pharmacokinetic profile, and clinical results in depression. Curr Pharm Des 2005；11：1475-93 より引用)

も少ない。デュロキセチンとミルナシプランはわが国で臨床使用可能なSNRIである。デュロキセチンはミルナシプランに比べ強力なセロトニン・ノルアドレナリン再取り込み阻害作用を示す。また、ミルナシプランがセロトニン再取り込みとノルアドレナリン再取り込みを同程度阻害するのに対して、デュロキセチンはセロトニン再取り込み阻害作用が強い（表3）。

B 抗うつ薬の鎮痛機序

1. 抗うつ薬としての作用

がん患者の約15～25％がうつと診断され[2]、一般人口における有病率よりも高い。うつは疼痛によって引き起こされることもあれば、うつが痛みを増強する、もしくは、新たな痛みを引き起こすこともある。したがって、抗うつ薬の本来の作用である抗うつ作用が二次的に疼痛を軽減する可能性がある。

2. 鎮痛薬としての作用（図）

抗うつ薬の主な鎮痛機序として、セロトニン・ノルアドレナリンの再取り込みの阻害による内因性鎮痛機構の活性化が想定されている。しかしながら、第一および第二世代の抗うつ薬はうつ状態を改善するよりも少量で鎮痛効果を発揮し、かつ抗うつ作用の発現（1～2週間）に比べ鎮痛作用の発現が早い（数日から1週間)[3]。また、抗うつ薬としての力価と鎮痛力価は一致しない[3]。抗うつ薬はうつ状態の有無にかかわらず神経障害性疼痛を軽減する[4]。抗うつ薬の鎮痛効果は、三環系抗うつ薬、SNRIが高く、四環系抗うつ薬、SSRIの効果は一般的に弱い。したがって、セロトニン・ノルアドレナリンの再取り込み阻害作用だけではなく、抗うつ薬としての本来の薬理作用以外の非特異的な作用が鎮痛効果に関与している可能性が示唆される。これらのことから、抗うつ薬の鎮痛作用は抗うつ機序だけではなく、それと独立した機序が作動していることが示唆されている。

a) 下行性疼痛抑制系の活性化

末梢からの痛み情報が統合される脊髄後角では、脳幹を起始部とする下行性疼痛抑制系神経の制御を受けている。下行性疼痛抑制系神経はセロトニン・ノロアドレナリンを神経伝達物質として放出し、痛み伝達を抑制している。抗うつ薬は脊髄レベルで神経終末でのセロトニン・ノロアドレナリンの取り込みを阻害してシナプス間でセロトニン・ノルアドレナリンの濃度を高め、下行性疼痛抑制系神経の作用を増強することにより疼痛を緩和することが推測されている。ノルアドレナリン再取り込み選択性の高い薬物〔マプロチリン（ルジオミール®）〕とセロトニン再取り込み選択性の高い薬物〔パロキセチン（パキシル®）〕の慢性腰痛に対する鎮痛効果比較では、ノル

図　抗うつ薬の鎮痛作用機序

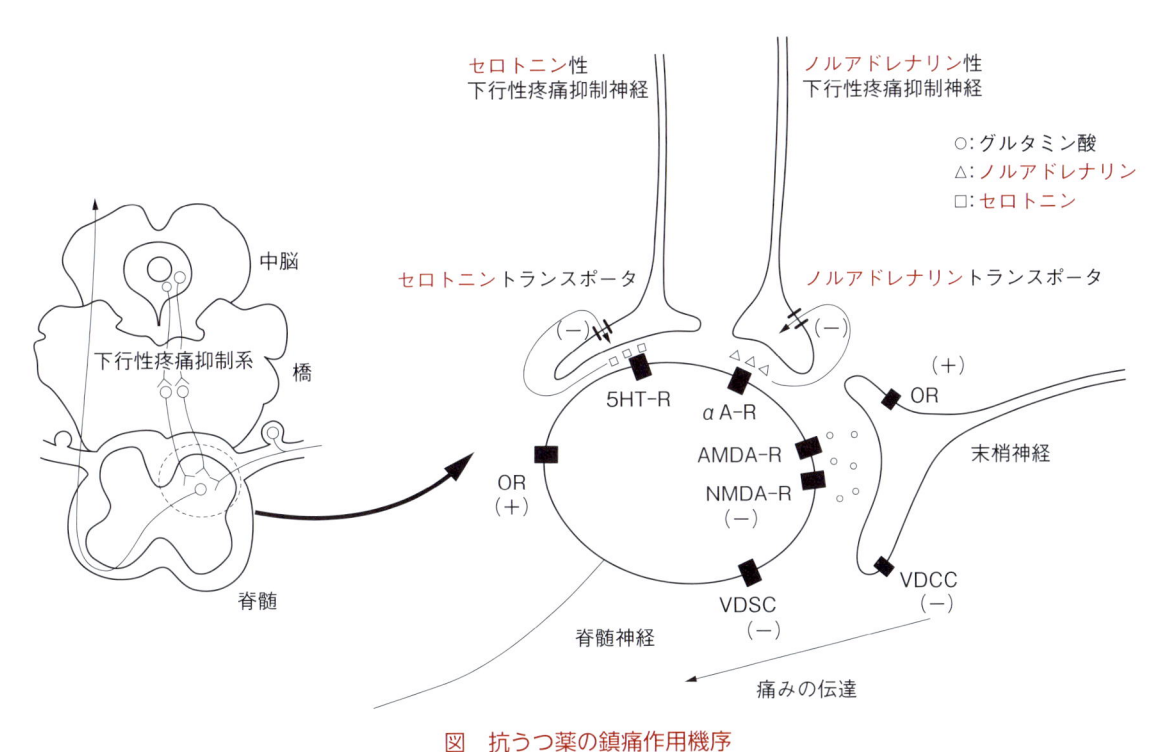

VDCC：電位依存性カルシウムチャネル，VDSC：電位依存性ナトリウムチャネル，OR：オピオイド受容体，αA-R：αアドレナリン受容体，5HT-R：セロトニン受容体，AMPA-R：AMPA受容体，NMDA-R：NMDA受容体
（−）：抗うつ薬で抑制，（＋）：抗うつ薬で活性

アドレナリン選択性の高い薬物のほうがセロトニン選択性の高い薬物より鎮痛効果が高く，鎮痛効果に関してはノルアドレナリン再取り込み阻害が重要であるようである[5)6)]。

b) セロトニン・ノルアドレナリン再取り込み以外の機序

病的疼痛状態ではグルタミン酸受容体の一つである N-メチル-D-アスパラギン酸（N-methyl-D-aspartate：NMDA）受容体が活性化し，痛みを増幅することが知られている。また，神経障害性疼痛ではナトリウムチャネルの活性化，発現の増加，サブタイプの変化が生じる。三環系抗うつ薬はNMDA受容体阻害作用とナトリウムチャネル遮断作用を有することが報告されている。また，三環系抗うつ薬は電位依存性カルシウムチャネル，オピオイド受容体，ムスカリン受容体などにも親和性を持つ。したがって，これらの受容体やチャネルへの作用が三環系抗うつ薬の鎮痛作用に関与している可能性がある。

C 投与方法

1. 抗うつ薬処方時の注意点

精神科領域の薬物に対しては，患者が拒否反応を示すことがしばしばあり，"抗うつ薬を処方します"というだけで"私は精神疾患ではない"と拒否されることがある。したがって，"本来はうつ治療目的に開発された薬物であるが各種疼痛疾患に有効性が示されている""決してうつ病治療目的に処方するのではない"ことを説明し服薬を納得してもらう。また，患者が予期しない副作用は，服薬コンプライアンスを低下させるので副作用について十分に説明する。また，患者は無痛

表4　抗うつ薬の薬理作用と副作用の関係

ノルアドレナリン再取り込み阻害
　振戦
　頻脈
　勃起障害
　射精障害
　血圧上昇

セロトニン再取り込み阻害
　消化器症状（悪心・嘔吐）
　神経過敏
　不眠
　頭痛
　低ナトリウム血症
　体重減少
　平衡感覚障害

ヒスタミンH_1受容体阻害
　鎮静・眠気
　体重増加
　低血圧

ムスカリン受容体阻害
　口渇
　かすみ眼
　意識障害
　便秘
　尿閉

アドレナリン$α_1$受容体阻害
　起立性低血圧
　反射性頻脈
　降圧薬の増強
　めまい

を求めるが，抗うつ薬により疼痛が完全に消失することはまれなので，抗うつ薬による治療目的は疼痛の消失ではなく軽減であることを説明する。

2. 抗うつ薬の選択と投与法

　三環系抗うつ薬またはSNRIを第一選択とする。SSRIは三環系抗うつ薬やSNRIに比べ鎮痛効果が弱い。三環系抗うつ薬投与中に副作用が問題となる場合にはSNRIへの変更を考慮する。三環系抗うつ薬の中では，ノルトリプチリンはアミトリプチリンより副作用が軽度である。投与量は鎮痛効果より安全性を重視して選択し，副作用が出ないように低用量から開始し，鎮痛効果と副作用を注意深く観察しながら徐々に増量すべきである。低用量から開始するため鎮痛効果発現が遅れる可能性があるので，患者には投与してすぐに効果が出ないことをあらかじめ説明する。抗うつ薬の薬理作用と副作用について表4に示す。

a) 三環系抗うつ薬（表5）

《アミトリプチリン（トリプタノール®）》
● 使用法：1日10～25 mg 分1（就眠前）から内服開始。効果を観察しながら3～7日おきに10～25 mg/日増量。1日量50～150 mgまで増量。効果持続が不十分な場合には1日2～3回に分割投与。
● 副作用：眠気，口渇，ふらつき，便秘，排尿障害，振戦，起立性低血圧など
● 禁忌：緑内障，心筋梗塞回復初期，尿閉（前立腺疾患など），モノアミン酸化酵素（momoamine oxidase：MAO）阻害薬投与中または中止後2週間以内の患者

　疼痛治療に頻用される代表的な三環系抗うつ薬がアミトリプチリンである。アミトリプチリンなどの三環系抗うつ薬内服により眠気・ふらつきが出現することがあるので低用量を就眠前に内服させる。一般成人では10～25 mgを1日1回就眠前に内服させる。高齢者では10 mgから開始する。鎮痛効果，副作用を確認しながら3～7日おきに1日量10～25 mgずつ増量する。就眠前1回投与では効果持続が不十分であるときには1日量50～150 mgを2～3回に分割して服用させる。MAO阻害薬はすべての抗うつ薬と併用禁止であるが，現在わが国で発売されているMAO阻害薬は塩酸セレギリン（エフピー®）のみである。MAO阻害薬により三環系抗うつ薬の代謝が阻害され，両薬物の作用が増強されるおそれがある。

　アミトリプチリンの肝代謝酵素と主な薬物相互作用を表5に示す。アミトリプチリンは

表5　三環系抗うつ薬の内服投与法

	剤形・用量	投与法
アミトリプチリン	錠剤：10, 25 mg	1日10～25 mg, 1日1～3回分割投与。1日150 mgまで。
イミプラミン（トフラニール® など）	錠剤：10, 25 mg	初期：1日25～75 mg, 1日200 mgまで漸増, 分割投与。1日300 mgまで。
クロミプラン（アナフラニール®）	錠剤：10, 25 mg	1日50～100 mg, 1日1～3回分割投与。1日225 mgまで。
トリミプラン（スルモンチール®）	散剤：10% 錠剤：10, 25 mg	1日50～100 mg, 1日200 mgまで漸増, 分割投与。1日300 mgまで。
ノルトリプチリン（ノリトレン®）	錠剤：10, 25 mg	1回10～25 mg, 1日3回または1日量2回分服。1日最大150 mg。
ロフェプラミン（アンプリット®）	錠剤：10, 25 mg	1回10～25 mg, 1日2～3回。1日最大150 mg。
アモキサピン（アモキサン®）	細粒：10% カプセル：10, 25, 50 mg	1日25～75 mg, 1～数回分服。1日最大300 mg。
ドスレピン（プロチアデン®）	錠剤：25 mg	1日75～150 mg, 2, 3回分服。

表6　抗うつ薬と肝薬物代謝酵素およびそのほかの疼痛治療薬物との相互作用

	肝薬物代謝酵素	ほかの疼痛治療薬との注意すべき薬物相互作用
アミトリプチリン	主にCYP2D6で代謝されるが, そのほかCYP1A2, CYP2C19, CYP3A4によっても代謝される。	・バルプロ酸ナトリウム（アミトリプチリンの効果増強） ・カルバマゼピン, フェニトイン（CYP3A4誘導作用を有し, アミトリプチリンの効果減弱） ・SSRI, フレカイニド（CYP2D6阻害作用を有し, アミトリプチリンの効果増強）
ミルナシプラン	主要代謝物はグルクロン酸抱合体でありCYPの関与は少ない。	・トリプタン系薬物（相互にセロトニン作用が増強し, セロトニン様症状の出現）
デュロキセチン	主にCYP1A2で代謝されるが, 一部CYP2D6も関与している。	・SSRI, トリプタン系薬物（相互にセロトニン作用が増強し, セロトニン様症状の出現） ・フレカイニド（CYP2D6阻害作用を有し, アミトリプチリンの効果増強）

CYP：cytochrome P450, SSRI：selective serotonin reuptake inhibitor

主にCYP 2D6（cytochrome P450, family 2, subfamily D, polypeptide 6）で代謝を受ける。また, CYP1A2, CYP 2C19, CYP3A4（cytochrome P450, family 3, subfamily A, polypeptide 4）によっても代謝される。したがって, ハロペリドール（代謝にCYP2D6が関与）, シメチジン（CYP3A4を阻害）, 選択的セロトニン再取り込み阻害薬（CYP2D6を阻害）などとの併用には注意が必要である。そのほかの三環系抗うつ薬の投与量を表6に示す。

b）SNRI

≪ミルナシプラン（トレドミン®）≫
● 剤形：15 mg, 25 mg錠
● 使用法：1日25 mgを初期用量として1日100 mgまで漸増する。1日2～3回に分けて食後に経口投与する。高齢者に対しては1日25 mgを初期用量とし, 1日60 mgまで漸増し, 1日2～3回に分けて投与する。
● 主な副作用：悪心・嘔吐, 口渇, 便秘など

- 禁忌：尿閉（前立腺疾患等）のある患者，MAO阻害薬投与中・投与中止後2週間以内の患者

≪デュロキセチン（サインバルタ®）≫
- 剤形：20 mg，30 mg錠
- 使用法：初期用量として1日1回20 mgから開始し，1週間以上の間隔を空けて1日20 mgずつ増量する。最大1日1回60 mgまで増量。
- 主な副作用：悪心・嘔吐，口渇，便秘など
- 禁忌：MAO阻害薬投与中・投与中止後2週間以内の患者，高度の腎および肝障害患者，コントロール不良の閉塞性緑内障患者

ミルナシプラン（トレドミン®）が2～3回/日投与に対して，デュロキセチン（サインバルタ®）は1回/日投与である。主な副作用は悪心，眠気，口渇，頭痛，便秘であるが，三環系抗うつ薬に比べて副作用は軽度である。MAO阻害薬〔セレギリン（エフピー®）〕投与中・投与中止後2週間以内の患者に対しては投与禁忌である。また，ミルナシプラン®およびデュロキセチン®はノルアドレナリン再取り込み阻害作用を有するため尿閉（前立腺疾患など）のある患者では症状を悪化させる可能性があるため，禁忌もしくは慎重投与である。また，トリプタン系製剤との併用によりセロトニン症候群が起きる可能性があるので注意が必要である。デュロキセチンの代謝にはCYP1A2やCYP2D6が関与している。一方，ミルナシプランの代謝はグルクロン酸抱合が主であり，各種CYPに対する作用は弱く，デュロキセチンに比べ薬物相互作用は少ない。ミルナシプランの適用疾患はうつ病・うつ状態のみであるが，デュロキセチンはうつ病・うつ状態だけでなく，糖尿病性神経障害に伴う疼痛に対しても適用を持つ。

D 化学療法による末梢神経障害に対する抗うつ薬の鎮痛効果

三環系抗うつ薬であるアミトリプチリンとSNRIであるデュロキセチンおよびミルナシプランは非がん神経障害性疼痛に対する鎮痛効果が高いため，神経障害性がん性疼痛に対する鎮痛補助薬として頻用されている。しかしながら，鎮痛効果について十分な検討は行われていない。神経障害性がん性疼痛の原因として，①腫瘍による神経圧迫・損傷，②放射線治療による神経障害，③化学療法による末梢神経障害が挙げられる。この中で，化学療法による末梢神経障害に対する抗うつ薬の鎮痛効果が検討されている。化学療法による末梢神経障害は痛みやしびれを引き起こし，患者の生活の質（quality of life：QOL）を低下させるだけでなく，症状がコントロールできないと治療を中止せざるをえないため，患者の予後にも関わる症状である。

1. アミトリプチリン

アミトリプチリンは，非がん神経障害性疼痛に対する鎮痛効果が高いため，化学療法による末梢神経障害に治療薬として期待される。抗がん薬による末梢神経障害に対する低用量アミトリプチリンの治療効果を検討した無作為二重盲検比較対照試験がある。ビンアルカロイド系，プラチナ系およびタクサン系抗がん薬により中等度以上のしびれや痛みに対して，アミトリプチリン10 mgまたは25 mg/日内服から開始し，1週間おきに10 mg/日ずつ増量し，最大50 mg/日内服し，8週間観察した。しかしながら，プラセボと比較して，統計学的に有意な症状の改善は得られなかった[7]。抗がん薬による末梢神経障害について高用量アミトリプチリン（最大100 mg/

日）の予防効果を検討した無作為二重盲検比較対照試験では，ビンアルカロイド系，プラチナ系およびタクサン系抗がん薬開始とともにアミトリプチリン 25 mg/日内服から開始し，1 週間おきに 25 mg/日ずつ増量し，最大 100 mg/日内服し，20 週間観察した。しかしながら，プラセボと比較して，統計学的に有意な末梢神経障害予防効果は得られなかった[8]。現在のところ，その有効性は検証されていないが，アミトリプチリンが有効であった症例も報告されており，鎮痛補助薬の選択肢の一つとなりうると思われる。

2. デュロキセチン，ミルナシプラン

オキサリプラチンによる末梢神経障害痛に対するデュロキセチンの鎮痛効果について無作為二重盲検比較対照クロスオーバー試験が行われている。デュロキセチン 30 mg/日内服から開始し，1 週間後に 60 mg/日に増量し，4 週間観察した。その結果，プラセボに比べ痛みを軽減するとともに，QOL を改善することが明らかとなっている[9]。デュロキセチンの鎮痛効果に関する体系的な研究は見当たらないので，今後の臨床試験が待たれる。

参考文献

1) Finnerup NB, Sindrup SH, Jensen TS. The evidence for pharmacological treatment of neuropathic pain. Pain 2010；150：573-581.
2) Massie MJ, Popkin MK. Depressive disorders. In：Holland JC, editor. Psycho-oncology. NY：Oxford University Press；1998. p.518-40.
3) Onghena P, Van Houdenhove B. Antidepressant-induced analgesia in chronic non-malignant pain：a meta-analysis of 39 placebo-controlled studies. Pain 1992；49：205-19.
4) Fishbain DA, Cutler RB, Rosomoff HL, et al. Do antidepressants have an analgesic effect in psychogenic pain and somatoform pain disorder? A meta-analysis. Psychosom Med 1998；60：503-9.
5) Atkinson JH, Slater MA, Williams RA, et al. A placebo-controlled randomized clinical trial of nortriptyline for chronic low back pain. Pain 1998；76：287-96.
6) Atkinson JH, Slater MA, Wahlgren DR, et al. Effects of noradrenergic and serotonergic antidepressants on chronic low back pain intensity. Pain 1999；83：137-45.
7) Kautio AL, Haanpaa M, Saarto T, et al. Amitriptyline in the treatment of chemotherapy-induced neuropathic symptoms. J Pain Symptom Manage 2008；35：31-9.
8) Kautio AL, Haanpaa M, Leminen A, et al. Amitriptyline in the prevention of chemotherapy-induced neuropathic symptoms. Anticancer Res 2009；29：2601-6.
9) Smith EML, Pang H, Cirrincione C, et al. Effect of duloxetine on pain, function and quality of life among patients with chemotherapy-induced painful peripheral neuropathy. JAMA 2012；309：1359-67.
10) Bymaster FP, Lee TC, Knadller MP, et al. The dual transporter inhibitor duloxetine：a review of its preclinical pharmacology, pharmacokinetic profile, and clinical results in depression. Curr Pharm Des 2005；11：1475-93.

〔川股　知之〕

2 抗不安薬

はじめに

　がん性痛とは，一人の人間ががんに罹患したとき，その経過に伴って生じる，その人間が体験するさまざまな"痛みの総称"である[1]。身体的な痛みは一般的に，急性痛と慢性痛に分けて考えられることが多いが，がん性痛は，急性痛と慢性痛の両方の性質を併せ持つ。身体的に，進行性の慢性痛であるうえに，例えば体動時などに反復して突出する急性痛を伴う。がん性痛の原因として考えられるのは，がん自体の直接浸潤や圧迫による痛み，がんの治療・検査・処置に伴う痛み，全身衰弱による痛み，および合併症によって生じる痛みなどである（表1）。また，身体的な痛みとともに，精神的な痛みも複雑に関与することもがん性痛の特徴であろう。すなわち，がん性痛は，がんと診断された人間の社会的背景や心理的因子，さらには実存的苦悩まで包括した"全人的な痛み（total pain）"として解釈されるべきである。したがって，がん性痛の緩和ケアのためにはさまざまな視点からのアプローチが必要であり，全人的な対応が重要となる（図1）。

　本稿では，がん性痛の緩和ケアに際し，鎮痛補助薬の一つとしての抗不安薬について，その適用や機序，実際の臨床使用上の留意点などについて概説する。

A　がん性痛と痛みの閾値

　がん性痛とは，一人のがん患者の心身両面の"痛みの体験"である[2]。患者の痛みの感じ方，痛みの認知の程度は患者各個人の痛みの閾値にも左右される。したがって，患者の痛みの閾値に影響を与える諸因子に留意することも，がん性痛の緩和には必要であると考えられる（表2）。

表1　がん性痛の原因

＜がんの直接作用による痛み＞
　①がんの骨転移による痛み（体性痛，神経障害性痛）
　②がんの神経浸潤による痛み（神経障害性痛）
　③がんの軟部組織浸潤による痛み（体性痛）
　④がんの内臓浸潤による痛み（内臓痛）

＜がんの治療・検査・処置に伴う痛み＞
　①術後創部痛（侵害性痛，神経障害性痛）
　②化学療法，放射線療法の痛み（侵害性痛，神経障害性痛）
　③便秘による痛み

＜全身衰弱その他の原因による痛み＞
　①筋筋膜性痛，筋攣縮などによる痛み
　②褥創部の痛み，口内炎，腰痛，肩関節周囲炎などの痛み
　③社会的痛み，心理的痛み，スピリチュアルな実存的痛み

（細川豊史，服部政治，小川節郎ほか．がん疼痛．小川節郎編．痛みの概念が変わった―新キーワード100＋α．東京：真興交易医書出版部；2008．p.58-9より引用）

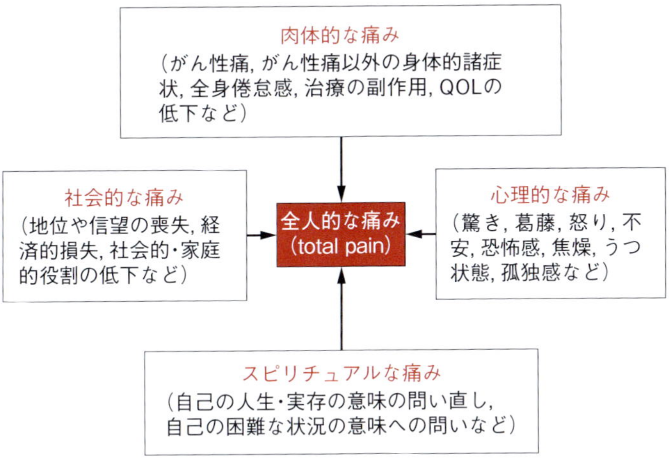

```
                    肉体的な痛み
            (がん性痛, がん性痛以外の身体的諸症
            状, 全身倦怠感, 治療の副作用, QOLの
            低下など)
                         ↓
   社会的な痛み          全人的な痛み          心理的な痛み
 (地位や信望の喪失, 経  →  (total pain)  ←  (驚き, 葛藤, 怒り, 不
  済的損失, 社会的・家庭                      安, 恐怖感, 焦燥, うつ
  的役割の低下など)                          状態, 孤独感など)
                         ↑
               スピリチュアルな痛み
          (自己の人生・実存の意味の問い直し,
           自己の困難な状況の意味への問いなど)
```

図1 全人的な痛み (total pain) としてのがん性痛

(細川豊史, 服部政治, 小川節郎ほか. がん疼痛. 小川節郎編. 痛みの概念が変わった―新キーワード100+α. 東京：真興交易医書出版部；2008. p.58-9 および Twycross RG, Lack SA. 武田文和訳. 末期癌患者の診療マニュアル―痛みの対策と症状のコントロール. 第2版. 東京：医学書院；1996. p.9-15 より改変引用)

表2 痛みの認知の閾値に影響を与える諸因子

＜痛みの閾値を低下させる諸因子＞
①身体的不快感, 倦怠感
②痛みによる不眠, 疲労
③不安, 恐怖感, 怒り, 悲しみ, うつ状態, 孤独感
④社会的地位の喪失, 役割の喪失

＜痛みの閾値を上昇させる諸因子＞
①痛み, 不快感などの症状緩和
②十分な休息, 睡眠の確保
③周囲の人々の共感, 理解
④人との触れ合い, 気晴らしや気分転換となる行為
⑤不安感の減退, 気分の高揚, 闘病意欲
⑥適切な鎮痛薬, 鎮痛補助薬の使用

(Twycross RG, Lack SA. 武田文和訳. 末期癌患者の診療マニュアル―痛みの対策と症状のコントロール. 第2版. 東京：医学書院；1996. p.9-15 より改変引用)

B 緩和ケアの鎮痛補助薬

がん性痛の緩和ケアを目的とした薬物療法は, 原則として, 1996年に世界保健機関 (World Health Organization：WHO) が提唱した"3段階がん性痛除痛ラダー"に基づいて行われる[3]。通常, 鎮痛薬はオピオイドが主役となるが, がん性痛にはオピオイドが効きにくい神経障害性痛などの痛みが複合していて痛みの緩和が不十分な場合も多く, またオピオイド投与による嘔気, 便秘などの副作用が強い場合, オピオイドの投与量を減量するために鎮痛補助薬が併用されることが多い。しかし, 鎮痛補助薬の適用とはそれだけに限ったことではない。2012年に見直されたがん対策推進基本計画でも, がん性痛に対する緩和ケアは, 患者ががんと診断された時

Ⅰ．身体的苦痛に対する薬物療法　E．鎮痛補助薬

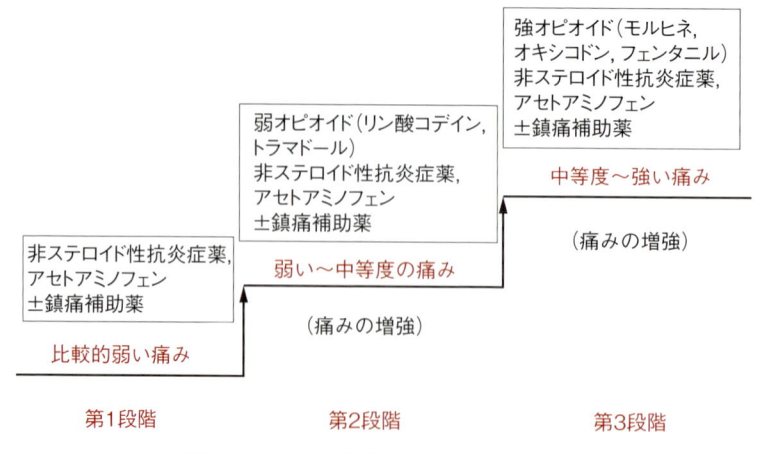

```
                                          ┌─────────────────┐
                                          │強オピオイド(モルヒネ,│
                                          │オキシコドン,フェンタニル)│
                                          │非ステロイド性抗炎症薬,│
                                          │アセトアミノフェン│
                                          │±鎮痛補助薬│
                                          └─────────────────┘
                                     中等度～強い痛み
                          ┌─────────────────┐
                          │弱オピオイド(リン酸コデイン,│
                          │トラマドール)│
                          │非ステロイド性抗炎症薬,│
                          │アセトアミノフェン│
                          │±鎮痛補助薬│
                          └─────────────────┘   (痛みの増強)
               弱い～中等度の痛み
    ┌─────────────────┐
    │非ステロイド性抗炎症薬,│
    │アセトアミノフェン│
    │±鎮痛補助薬│
    └─────────────────┘    (痛みの増強)
   比較的弱い痛み

       第1段階              第2段階              第3段階
```

図2　WHO 3段階ラダーと鎮痛補助薬

点から積極的に開始されるべきと考えられており，がん患者の身体的および心理的苦痛を緩和するために，適切な鎮痛補助薬の併用が重要であると考えられる（図2）．以下，鎮痛補助薬としての抗不安薬について述べる．

C　抗不安薬の意義

　緩和ケアにおける鎮痛補助薬としては通常，突き刺すような突出痛や体動時痛に対する抗痙攣薬，神経障害性痛に対するカルシウムチャネル $\alpha_2\delta$ リガンドや三環系抗うつ薬，N-メチル-D-アスパラギン酸（N-methyl-D-aspartic acid：NMDA）受容体拮抗薬，神経圧迫症状に対するステロイド，骨痛に対するビスホスホネート製剤，抗不整脈薬などが挙げられる．しかし，がん性痛とは身体的な痛みにかぎった痛みではない．がんと診断された患者の抱える心理的な痛みにも十分なケアが必要となる．がん性痛の緩和ケアにおける鎮痛補助薬としての抗不安薬は，むしろ痛みが基となって引き起こされる不安，焦燥，緊張，不眠などの患者の心理状態や精神状態の変化を緩和し，心身の落ち着きや十分な睡眠の確保など，がん性痛に対して心因性要素も含めた全人的な緩和ケアを行うことに意義がある

と考えられる．

D　ベンゾジアゼピン系薬物の薬理作用

　現在臨床で用いられている抗不安薬にはベンゾジアゼピン（benzodiazepine：BZDとする）系薬物およびBZD系類似薬物，そのほかセロトニン $5-HT_{1A}$ 受容体部分作動薬であるタンドスピロンなどがあるが，現在抗不安薬として使用されている多くの薬物はBZD系に含まれる．これらの薬物のうち，より抗不安効果の強い薬物が抗不安薬，催眠効果のより強い薬物が睡眠薬と称されているのである．

　脳内にはBZDに特異的に結合するBZD受容体が存在し，大脳皮質，辺縁系（海馬，扁桃，嗅球など），および間脳視床下部などに多く分布する．BZD受容体は，抑制性神経伝達物質である γ アミノ酪酸（γ-aminobutyric acid：GABA）受容体と，塩素イオン Cl^- チャネルとの複合体を形成している．GABAの存在下にBZD系薬物がBZD受容体に結合すると $GABA_A$ 受容体が活性化され，Cl^- チャネルが開口して Cl^- イオンが細胞内に流入し，細胞膜の過分極が生じ，その結果，セロトニンやノルアドレナリンなどの神経伝達物質に対

し抑制的に作用する[4]。こうして，情動に関連する大脳辺縁系の神経伝達が抑制され，抗不安作用，鎮静作用，催眠作用，抗葛藤作用などがもたらされる。BZD系薬物によるこれらの作用が，がん性痛の緩和ケアにも有効であると考えられる。なお，BZD系薬物は通常，脳幹網様体などにはあまり作用せず，向精神薬などに比べ意識や高次脳機能への影響は少ないとされる。

BZD系薬物の直接的鎮痛作用の有無についてはいまだ不明であるが，動物実験では$GABA_A$と$GABA_B$のアゴニストはともに抗侵害作用を有しており，$GABA_A$受容体を介する抗侵害作用は主として上脊髄性に，$GABA_B$受容体を介する抗侵害作用は上脊髄性および脊髄性に作用している可能性を示唆した報告がある[5]。また，ジアゼパム[6]およびミダゾラム[7]でC線維の体性交感神経反射電位が選択的に抑制されたことから，これらの薬物の鎮痛効果を示唆した報告もある。

また，BZD系薬物は脊髄反射を抑制し，中枢性筋弛緩作用をもたらす。この筋弛緩作用は通常，緊張型頭痛，顎関節症，筋筋膜性痛などの軽減に有用である。がん患者では痛みのため体動困難で，長時間の同一体位を余儀なくされているために筋筋膜性痛が複合している場合も多く，そのような場合にも筋弛緩作用を持つBZD系薬物をがん性痛の緩和に補助的に使用することは有用であると思われる。

E　セロトニン作動性薬物の薬理作用

一方，GABAを介さずに抗不安作用を示すセロトニン（5-hydroxytryptamine：5-HTとする）作動性薬物に，アザピロン酸系抗不安薬であるタンドスピロンがある。セロトニン5-HTは生理活性アミンであり，人体中では消化管，血小板，血管平滑筋，中枢神経系などに分布する。その機能は消化管運動亢進，血小板凝集，血管平滑筋収縮などの末梢性作用と，下行性疼痛抑制系の調節，睡眠，体温，食欲，性行動，嘔吐，情動などの精神機能や辺縁系機能に対する中枢性作用がある。5-HT受容体にはさまざまなサブタイプが存在するが，タンドスピロンは$5-HT_{1A}$自己受容体に部分アゴニストとして作用し，一時的に5-HTの合成および放出を抑制する。タンドスピロンの反復投与により自己受容体の感受性が低下（脱感作）し，この脱感作が持続すると自己受容体がダウンレギュレーションを起こし，自己受容体が正常範囲内まで減少する。一度ダウンレギュレーションが起こると，自己受容体がダウンレギュレーションを起こす前の状態に戻るまでには時間を要するため，5-HTの抑制が解除されて抗不安作用，抗緊張作用，抗うつ作用などの効果を示す。

F　実際の使用方針

がん性痛の緩和に鎮痛補助薬として抗不安薬を使用するに際しては，作用の強弱よりも，作用時間の長短を考慮して使用するほうが実際的かもしれない（表3）。BZD系薬物の個々の用法・用量などについてはほかに譲るが，一般的には，短時間作用型の薬物は作用の蓄積は起こしにくいが依存形成が生じやすく，退薬症状もより急激で程度も激しい。一方，長時間作用型の薬物は持ち越し効果があり作用の蓄積は起こしやすいが，退薬症状はより軽度であるとされる。抗不安薬の投与は原則として少量より頓用での開始とする。発作的な不安に対しては，1週間以内になんらかの効果を示すとされる。無効であれば増量またはほかの薬物への変更を検討するが，耐性や依存の形成に注意する。終日不安であるようながん患者に対して中長期的使用が予想

表3 抗不安薬の作用時間と作用強度

薬物名（商品名）	抗不安作用	催眠作用	筋弛緩作用	作用時間
A．ベンゾジアゼピン系薬物				
トフィソパム（グランダキシン®：自律神経調節薬）	＋			短時間 ↑
クロチアゼパム（リーゼ®）	＋	＋	±	
エチゾラム（デパス®）	＋＋＋	＋＋＋	＋＋	
アルプラゾラム（ソラナックス®，コンスタン®）	＋＋	＋＋	±	
ロラゼパム（ワイパックス®）	＋＋＋	＋＋	＋	
ブロマゼパム（レキソタン®，セニラン®）	＋＋＋	＋＋	＋＋＋	
オキサゾラム（セレナール®）	＋＋	＋＋	±	
メダゼパム（レスミット®）	＋	＋	±	
クロルジアゼポキシド（バランス®，コントロール®）	＋＋	＋＋	±	
フルジアゼパム（エリスパン®）	＋＋	＋＋	＋＋	
メキサゾラム（メレックス®）	＋＋	＋＋	±	
クロキサゾラム（セパゾン®）	＋＋＋	＋	＋	
ジアゼパム（セルシン®，ホリゾン®）	＋＋	＋＋＋	＋＋＋	
クロナゼパム（リボトリール®，ランドセン®：抗てんかん薬）	＋＋＋			
ロフラゼプ酸エチル（メイラックス®）	＋＋	＋	＋	
フルトラゼパム（レスタス®）	＋＋＋	＋＋	＋＋	↓ 長時間
B．セロトニン作動性薬物				
クエン酸タンドスピロン（セディール®）	＋	±	±	短時間

される場合には，中〜長時間作用型の薬物を選択するが，作用蓄積による過剰な効果発現に注意する必要がある．

　他の身体疾患（特に肝疾患）の合併や，高齢であるために，ほかの多くの薬物療法を併用している場合は，肝薬物代謝酵素 P450 にかかわらずグルクロン酸抱合され，薬物相互作用の少ないロラゼパムが使用しやすいとされる．また，抗不安作用に加え鎮静作用，筋弛緩作用が強いとされるエチゾラム，ジアゼパムなどは筋筋膜性痛が強い場合には有用である．ほかに，ロフラゼプ酸エチルは長時間作用型で 1 日 1 回の服用で済み，かつ依存形成をしにくく使用しやすいとされる．また，クロチアゼパムも作用が比較的軽度であり，使用しやすいとされる．さらに，不安によるパニック発作が強い場合にはアルプラゾラム，クロナゼパムなどが使用される．

　また，胸部悪性疾患による呼吸困難などに対しては，モルヒネと併用してジアゼパムが使用される場合がある．

　一方，セロトニン作動性薬物のタンドスピロンは全身性に作用する BZD 系薬物と比較して，主に不安や抑うつに関与する大脳辺縁系の 5-HT$_{1A}$ 受容体に作用し抗不安作用を発揮するが，筋弛緩作用，眠気，ふらつきなどが軽度で，高齢者にも使用しやすい．また，依存性形成も少なく，長期投与にも適しているが，効果発現までに 2〜4 週間と比較的長期間を要する特徴がある．

G 抗不安薬の副作用

　BZD 系抗不安薬は効果発現が速く，薬物依存形成もオピオイドなどに比べて発生頻度が少なく，比較的安全に使用できるとされる．その副作用は，眠気，ふらつきなどが主なものであり，漫然と投与した際の耐性形成，依存性形成，また高用量投与による過鎮静，身体活動力の低下，せん妄などがある．依存形成に関しては常用量の BZD 系薬物投与であっても発現する場合があることに留意しなければならない[8]．時に脱抑制による易刺激

性，興奮，攻撃性，錯乱がある。また，急な薬物中止による退薬症状や，症状の重症化などの反跳現象にも注意が必要である。BZD系薬物の漸減法としては1〜2週ごとに1日量の1/2から1/4ずつ減量し，中止とする[8]。

タンドスピロンの副作用は，吐気，下痢，頭痛，眠気，めまい，食欲不振，倦怠感などがあるが，いずれも軽度とされる。

おわりに

がん性痛の緩和目的に鎮痛補助薬として抗不安薬を使用する場合には，がん患者各個人の訴える痛みのさまざまな要因を考慮し，適用を厳密に検討したうえで，適宜適切な薬物を用いるべきである。しかし何より重要なのは，がん患者の痛みを全人的に理解し共感する姿勢であろう。

参考文献

1）細川豊史，服部政治，小川節郎ほか．がん疼痛．小川節郎編．痛みの概念が変わった―新キーワード100+α．東京：真興交易医書出版部；2008. p.58-9.
2）Twycross RG, Lack SA. 武田文和訳．末期癌患者の診療マニュアル―痛みの対策と症状のコントロール．第2版．東京：医学書院；1996. p.9-15.
3）World Health Organizationb（2nd ed）：Cancer pain relief. Geneva：WHO；1996.
4）栗山欣哉．不安とGABA/ベンゾジアゼピン受容体．Clinical Neuroscience 1999；17：41-3.
5）Malcangio M, Bowery NG. GABA and its receptors in the spinal cord. TiPS 1996；17：457-62.
6）Kato J, Ogawa S, Suzuki H. Effects of diazepam on somato-sympathetic reflex discharges in anesthetized cats. Pain Research 1991；6：165-8.
7）Iida R, Kato J, Saeki S. Dose-related effects of midazolam on somatosympathetic C-reflex discharges in anesthetized cats. Nihon Univ J Med 1998；40：339-50.
8）大坪天平，上島国利．抗不安薬の乱用．臨床精神医学 1998；27：413-8.

後閑　大

E. 鎮痛補助薬

3 抗痙攣薬

はじめに

がん性疼痛には，世界保健機関（World Health Organization：WHO）の3段階鎮痛法による治療（1986年）が推奨されてきた。がん性疼痛の中には，強オピオイドによる痛み治療でも緩和しない神経障害性疼痛（neuropathic pain）が存在する。がんの進行，手術による痛み，放射線治療，化学療法に伴う痛み，神経系や骨に浸潤した痛みなどである。実に60％のがん患者が難治性の痛みを抱えている[1]。

日本緩和医療学会はがん性疼痛の薬物療法に関するガイドラインを2010年に発表[2]した。ガイドラインでは，鎮痛補助薬とは主たる薬理作用には鎮痛作用を有しないが，鎮痛薬と併用することにより鎮痛効果を高め，特定の状況下で鎮痛効果を示す薬物であると定義し，抗痙攣薬は神経障害性疼痛に有用であるとしている。

本章では，神経障害性疼痛を伴うがん性疼痛の緩和に使用する抗痙攣薬（表1）を挙げて，実践的使用法について解説する。

A 主な抗痙攣薬

1. ガバペンチン（gabapentin：GBP）

ガバペン®
錠剤，200 mg，300 mg，400 mg，シロップ，（5％）50 mg/ml

a）効能・効果

神経障害性疼痛（保険適用はない）。ほかの抗てんかん薬で効果不十分なてんかん患者の部分発作（二次性全般化発作を含む）に対する抗てんかん薬との併用療法。

b）薬理作用

薬物の構造としては，γアミノ酪酸（γ-aminobutyric acid：GABA）類似だが，GABA受容体には直接作用せず，興奮性神経の前シナプスに存在する電位依存性カルシウム（Ca^{2+}）チャネルの$α_2δ$サブユニットを遮断（図1）することで，Ca^{2+}流入を減少させる。その結果，神経伝達物質のグルタミン酸やノルアドレナリンの放出を抑制し神経伝達を遮断する。

c）使用法

開始量は200 mg/日で，200 mg/日，400 mg/日と徐々に増量し，最大2,400 mg/日まで投与できる。Rossら[4]は300 mg/日から開始（最大1,800 mg/日）し，神経障害性疼痛を有する62名のがん性疼痛患者中28名で痛みが改善し，ガバペンチンは有効であると報告している。Keskinboraら[5]は，63名のがん性疼痛患者を麻薬単独群（31名）とガバペンチン併用（60歳以下で1日900 mg，60歳以上は1日300 mgで開始，最大3,600 mgまで使用した）群（32名）で疼痛緩和を比較すると，併用群で4日目，13日目ともに神経障害性疼痛が有意に減少していたと報告している。

d）副作用

副作用は，傾眠，めまい，頭痛と比較的軽

表 抗痙攣薬

	ガバペンチン	カルバマゼピン	クロナゼパム	バルプロ酸Na	フェニトイン
薬物動態					
Cmax	2.48 ng/ml	1.72 ng/ml	6.50 ng/ml	59.4 ng/ml	1.87 μg/ml
Tmax	3時間	2.3時間	2時間	0.92時間	4.2時間
$T_{1/2}$	6.5時間	36時間（200 mg単回投与）	27時間	9.6時間（600 mg単回投与）	14時間（100 mg単回投与）
タンパク結合	―	75%	95%	49%	90%
投与方法					
開始量	200 mg/日	200 mg/日	0.5 mg/日	200 mg/日	150～200 mg/日
維持量	600～2,400 mg/日	600～1,200 mg/日	1～2 mg/日	400～1,200 mg/日	150～300 mg/日
副作用	傾眠(33.5%)，めまい(15.9%)，頭痛(8.6%)，複視(5%)，浮腫	眠気(13.8%)，めまい(9.1%)，ふらつき(8.5%)，易疲労感(3.5%)	眠気(13.9%)，ふらつき(7.6%)，喘鳴(2.7%)	傾眠(5%)，頭痛，悪心，発疹(0.1～5%)	歯肉増生，骨軟化症，多毛，低Ca血症
重大な副作用	急性腎不全，スチーブンス・ジョンソン症候群，肝機能障害	再生不良性貧血，汎血球減少症，スチーブンス・ジョンソン症候群	睡眠中の多呼吸発作(0.1%未満)，依存性	劇症肝炎，溶血性貧血，汎血球減少症，急性膵炎	再生不良性貧血，汎血球減少症，肝腎障害，小脳萎縮
相互作用	作用増強：モルヒネ 作用減弱：制酸薬	作用増強：アセタゾラミド，ミコゾナール，グレープフルーツ，ベラパミル 作用減弱：フェノバルビタール，リファンピシン 併用薬物作用変化：フェニトイン	作用増強：アルコール，フェノバルビタール，フェニトイン 併用薬物の作用：バルプロ酸Na	作用増強：エリスロマイシン，アスピリン 作用減弱：フェノバルビタール，フェニトイン 併用薬物作用変化：アミトリプチリン，ジアゼパム	作用増強：カルバマゼピン，バルプロ酸Na，ワルファリン 作用減弱：アミノフィリン，シスプラチン 併用薬物の作用変化：ステロイド，インスリン

Cmax：最高血中濃度，Tmax：最高血中濃度到達時間，$T_{2/1}$：血中半減期
（具志堅隆．抗痙攣薬．花岡一雄編．For Professional Anesthesiologists 癌性疼痛．東京：克誠堂出版；2010．p.168-73より改変引用）

い．肝臓で代謝されず，未変化体として尿中に排泄されるため，腎機能低下の患者に対しては投与量を減量する．急激な投与中止により，不眠，嘔吐，頭痛などの症状が出ることがあり，薬をやめるときは徐々に減量する．

e）相互作用

薬物相互作用が少なく，併用薬として用いやすい．アルミニウムやマグネシウム含有制酸薬によって吸収阻害され効果が減弱する．モルヒネ併用により吸収が増え効果が増大する．

2．カルバマゼピン（carbamazepine：CBZ）

テグレトール®

細粒，（50%）500 mg，錠剤，100 mg，200 mg

a）効能・効果

三叉神経痛の治療薬として，広く使用されている．神経障害性疼痛，帯状疱疹後神経痛，有痛性糖尿病性神経障害（保険適用なし）．精神運動の発作，てんかん発作およびてんかんに伴う精神障害，痙攣発作，躁病，躁うつ病

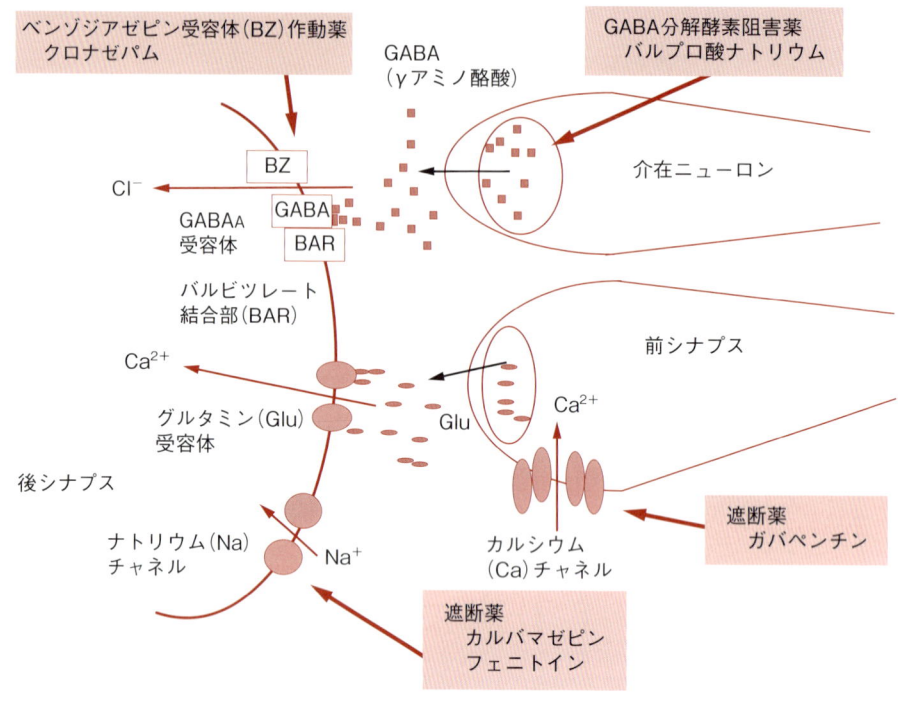

図1 抗痙攣薬の薬理作用

の躁状態，統合失調症の興奮状態。

b）薬理作用

イミノスチルベン系の薬物。神経細胞膜のナトリウム（Na）チャネルを阻害（図1）し，神経興奮を抑制する。

c）使用法

1回200 mg/日就寝前から開始し，300 mg/日，400 mg/日，600 mg/日と増量し，1,200 mg/日まで投与する。最高血中濃度は2〜4時間後で，半減期は36時間。

d）副作用

主な代謝酵素がシトクロム P450 であり，肝臓で代謝される多くの薬物との相互作用が報告されている。刺激伝導の抑制により，高度房室ブロックが起こる。第Ⅱ度以上の房室ブロックや，高度徐脈（50 beats/min 以下）では危険である。有効血中濃度域が狭く，副作用の観察が必要。眠気，めまい，ふらつき，皮膚粘膜眼症候群（スチーブンス・ジョンソン症候群），中毒性皮膚壊死症，さらに骨髄抑制（再生不良性貧血，汎血球減少症など）など，重篤な副作用まで見られる。近年，カルバマゼピンによる薬疹について，発症と関連する遺伝子（HLA-A*3101）が日本人全体で約10％いることが推測されている。投与開始前に遺伝子検査の必要性も検討されている。

e）相互作用

ステロイドや化学療法薬（ビンカアルカロイド，メソトレキセート）との併用で，お互いの代謝を早め，効果を減弱させる。そのほか，モノアミン酸化酵素（monoamine oxidase：MAO）阻害薬，中枢神経抑制薬，抗菌薬，副腎皮質ホルモン，グレープフルーツなど多彩な相互作用[6]がある。

3．クロナゼパム（clonazepam：CZP）

リボトリール®，ランドセン®
細粒，（0.1％）1 mg/g，（0.5％）5 mg/g，錠剤，0.5 mg，1 mg，2 mg

a）効能・効果

神経障害性疼痛（保険適用はない）。小型（運動）発作〔ミオクロニー発作，失立（無動）発作・点頭てんかん〕，精神運動発作，自律神経発作に適用あり。

b）薬理作用

ベンゾジアゼピン系の薬物で，ナトリウム（Na）チャネルを阻害（図1）し，神経興奮を抑制する。抗痙攣作用は，γアミノ酪酸（$GABA_A$）受容体クロライド（Cl^-）チャネルを開口促進し，GABA神経伝達の増強に関与。半減期は1 mgで27時間。

c）使用法

経口投与で吸収がよい。0.5 mg/日就寝前で開始し，1～2 mg/日で維持。2時間後に最高血中濃度に達し，長時間（18～36時間）作用。舌咽神経痛，群発頭痛など頭頸部の神経痛に有効。オピオイド抵抗性の神経障害性疼痛に有効との報告[7]もある。

d）副作用

眠気，ふらつき，依存性などの副作用はあるが軽度である。長期投与で耐性あり。

e）相互作用

アルコール，フェニトイン，フェノバルビタール，バルプロ酸ナトリウム，カルバマゼピン，中枢神経抑制薬，シメチジンなどとの相互作用あり。

4．バルプロ酸ナトリウム（valproate sodium：VPA）

デパケン®細粒（20％）200 mg/g，400 mg/g，錠剤 100 mg，200 mg
シロップ（50％）50 mg/ml
デパケンR®，徐放錠 100 mg，200 mg
セレニカR®，徐放顆粒（40％）400 mg/g，徐放錠 200 mg，400 mg

a）効能・効果

神経障害性疼痛（保険適用はない）。各種てんかん（小発作，焦点発作，精神運動発作ならびに混合発作）およびてんかんに伴う性格行動障害（不機嫌，易怒性など）。躁病および躁うつ病の躁状態。片頭痛発作の発症抑制（保険適用なし）。

b）薬理作用

広域の分子脂肪酸系の抗痙攣薬。バルプロ酸はβ酸化を受けて，容易に血液脳関門を通過する。作用機序は，①GABAトランスアミナーゼ（分解酵素）阻害によるGABAレベルの増加，②シナプス後GABA応答の選択的増強作用，③神経細胞膜での電位依存性Naチャネル，T型電位依存性Caチャネルの阻害[8]などがある。半減期は錠剤（600 mg）で9.5時間，徐放剤（600 mg）で13時間。

c）使用法

200 mg/日就寝前から開始し，1,200 mg/日まで増量。Hardy[9]は，23歳から78歳まで（平均62歳）の神経障害性疼痛を有するがん性疼痛患者25名に，200 mg/日から開始し，効果を確認し600 mg/日まで増量して投与し，17名（89％）に有効であったと報告している。

d）副作用

傾眠，頭痛，悪心などの軽い副作用から，

肝臓機能障害，劇症肝炎，無顆粒球症，間質性腎炎，横紋筋融解症など重篤な症状まで多彩。尿素サイクル異常症があると高アンモニア血症を伴う意識障害が起こる。

e）相互作用

本剤の作用増強では，エリスロマイシン，サルチル酸系（アスピリン），シメチジン，作用減弱では，バルビタール酸系薬，フェニトイン，カルバマゼピンなど。併用薬の作用増強では，アミトリプチリン，ベンゾジアゼピン系薬物，ワルファリンがある。そのほか，クロナゼパム併用で欠伸発作重積が見られる。

5. フェニトイン（phenytoin：PHT）

アレビアチン®，ヒダントール®
散剤（10％）100 mg/g，錠剤 25 mg，100 mg，注射（5％）250 mg/5 ml

a）効能・効果

神経障害性疼痛（保険適用はない）。てんかんの痙攣発作〔強直間代発作（全痙攣発作，大発作），焦点発作（ジャクソン型発作を含む）〕，自律神経発作，精神運動発作に適用。

b）薬理作用

ヒダントイン系の抗痙攣薬である。Naチャネルを遮断（図1）する。経口投与では吸収が遅く，90％がタンパクと結合。治療域が狭く，血中濃度を監視する必要がある。半減期は 100 mg で 14 時間。

c）使用法

150～300 mg/日から開始し，数日かけて 400 mg/日まで増量可能。抗痙攣薬の中で唯一，注射薬があり，経口不能の症例で投与できる。McCleane[10]は 15 mg/kg のフェニトインを 2 時間持続静注すると，神経障害性疼痛に有効であると報告している。Chang[11]も持続静注で骨盤臓器のがん性疼痛に有効性を報告している。Yajinik ら[12]は，がん性疼痛患者を 3 群に分け，50 mg/日のフェニトイン（PHT）とブプレノルフィン（Bu）0.1 mg 舌下錠の併用群，PHT 100 mg/日単独群，Bu 0.2 mg 舌下錠単独群の比較では，疼痛緩和にそれぞれ効果的であり，有意差はなかったと報告している。

d）副作用

皮膚粘膜眼症候群，中毒性表皮壊死症，紅皮症，再生不良性貧血，無顆粒球症，劇症肝炎，呼吸抑制，横紋筋融解症，歯肉肥大，骨軟化症など多彩。

e）相互作用

ほかの薬物との相互作用で重篤な症状がある。アルコール，カルバマゼピン，バルプロ酸ナトリウム，中枢神経抑制薬，MAO 阻害薬，副腎皮質ホルモン，血糖降下薬，利尿薬，非脱分極性筋弛緩薬，アセトアミノフェン，そのほか多くの薬物との相互作用あり。

B 実践――抗痙攣薬の選択

1. 日本緩和医療学会ガイドライン

ガイドライン（図2）では，まず痛みを包括的に評価したのち，原因別に対応する。がんによる痛み，治療に伴う痛み，治療と関連のない痛み，オンコロジーエマージェンシー（脊髄圧迫症候群，骨折，感染症，消化管の閉塞，穿孔，出血），特定の病態による痛みなどに応じて対処する。特定の病態の中に，神経障害性疼痛，骨転移による痛み，そのほかがある。

神経障害性疼痛とは，末梢・中枢神経の直接的損傷によって生ずる痛みのことである。痛みの特徴として，焼けるような持続痛（灼

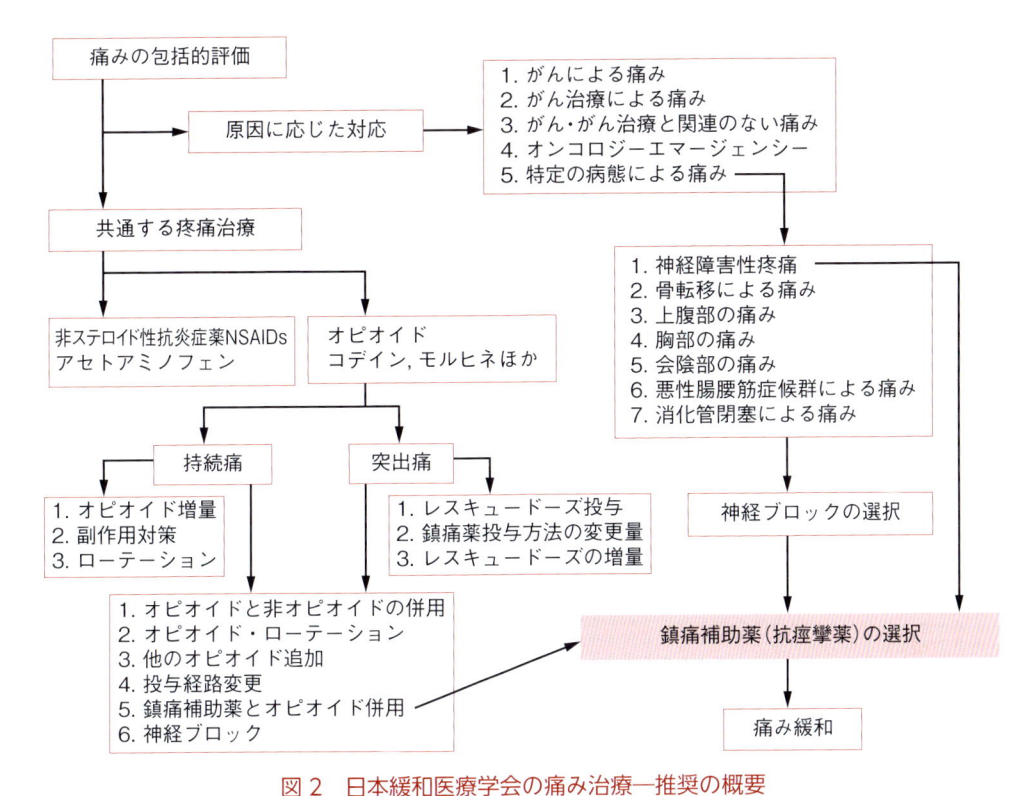

図2 日本緩和医療学会の痛み治療—推奨の概要
(日本緩和医療学会緩和医療ガイドライン作成委員会編.がん疼痛の薬物療法に関するガイドライン.2010年版.東京:金原出版;2010より改変引用)

熱痛),槍でつき抜かれるような電撃痛,痛覚過敏,痛み刺激でない刺激でも,触るだけでも痛みが引き起こされる状態(アロディニア),異常感覚などがある。非オピオイドやオピオイドの鎮痛薬でも痛みが緩和しない神経障害性疼痛は,鎮痛補助薬を選択して治療する。神経障害性疼痛の特徴が灼熱痛なら抗うつ薬,電撃痛なら抗痙攣薬を用いてみる。そのほか,体の一部の痛み,上腹部の痛み,胸部の痛み,会陰部の痛みなどには積極的に神経ブロックを選択する。

原因別に対応したあとは,共通する疼痛治療として,従来の鎮痛薬の非オピオイドを投与し,さらに痛みの強度に準じて弱・強オピオイドを投与する。持続痛と突出痛の対策として,痛みの状態を分析し,副作用に注意しながら,オピオイドの量や投与スケジュールを見直し,レスキュー(痛みの救済投与)量を調整する。鎮痛補助薬(抗痙攣薬)の併用も検討する。

2. 抗痙攣薬の選択

がん患者では,がん性だけでなく,がん・がん治療と関連のない合併症による神経障害性疼痛が存在することもある。その際は,日本ペインクリニック学会[13],ヨーロッパ疼痛学会[14],国際疼痛学会(IASP)[15]が発表した神経障害性疼痛治療ガイドライン(図3)が参考になる。そのガイドラインを見ると,いずれも第1選択薬にガバペンチン,プレガバリン,三環系抗うつ薬を挙げている。日本ペインクリニック学会では,帯状疱疹後神経痛にノイロトロピン®,有痛性糖尿病性神経障害にデュロキセチン,メキシレチンを第1選択薬に挙げている。第2選択薬にはオピオイ

I．身体的苦痛に対する薬物療法　E．鎮痛補助薬

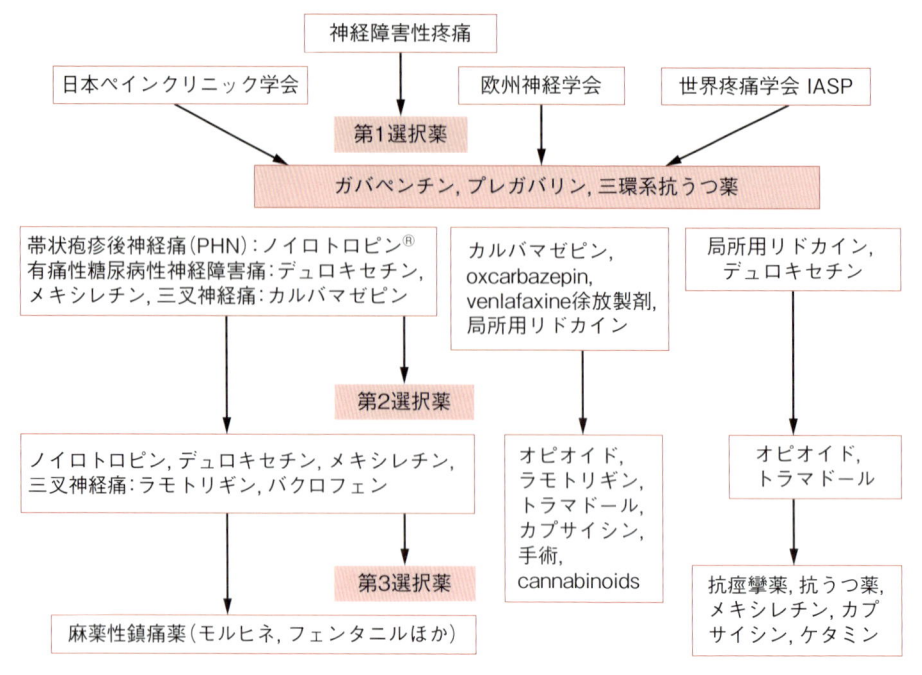

図3　神経障害性疼痛の薬物療法ガイドライン

(日本ペインクリニック学会神経障害性疼痛ガイドライン作成ワーキンググループ．神経障害性疼痛薬物療法ガイドライン．東京：真興交易医書出版部；2011/Attal N, Cruccu G, Baron R, et al. FENS guidelines on the pharmacological treatment of neuropathic pain：2010 version. Eur J Neurol 2010；17：1113-23/Drowkin RH, Oconer AB, Backoniya M, et al. Pharmacologic management of neuropathic pain-evidence-based recommendations. Pain 2007；132：237-52 より改変引用)

ド類を推奨している．国際疼痛学会では第3選択薬に抗痙攣薬，抗うつ薬を推奨している．

実際に抗痙攣薬を選択するには，緩和医療を行っている施設の臨床報告や臨床試験も参考にする．欧州の緩和ケアセンターでの調査報告[16]では，鎮痛補助薬ではステロイド39％，三環系抗うつ薬11％，ガバペンチン5％，カルバマゼピン4％，ビスホスホネート4％，クロナゼパム2％，フェニトイン2％の割合であった．本邦の緩和ケア病棟の全国規模のアンケート調査[17]では，がん性疼痛の神経障害性疼痛に対する治療薬の中で鎮痛補助薬，とりわけ抗痙攣薬ではガバペンチンが87.9％ともっとも使用されており，以下カルバマゼピン79.1％，クロナゼパム64.8％，バルプロ酸ナトリウム54.9％，フェニトイン20.9％の順に使用されている．

オピオイドと抗痙攣薬の併用も積極的に検討する．がん性の神経障害性疼痛患者でオピオイドと抗痙攣薬を併用[18]すると，オピオイドの副作用を少なくし，投与量も少量ですみ，より強い鎮痛効果が得られる．経口困難な患者の治療には，点滴投与できる薬物を選択する．尾堂ら[19]は，神経障害性疼痛のあるがん患者での鎮痛薬の選択は，経口可能ならプレガバリン単独もしくは三環系抗うつ薬を投与し，強い痛みと神経圧迫に対しては，放射線照射とステロイド投与，プレガバリンもしくは抗うつ薬を投与する．そして経口不能ならリドカイン，ケタミンの点滴投与を推奨している．

Finnerup[20]は，鎮痛補助薬の選択には，numbers needed treat（NNT，1つの薬物がなん人に1人有効かを示す数値，例えば3であれば3人に1人有効）と，numbers needed to harm（NNH，なん人に1人副作用を示す

かという数値)も有用であると提唱している。つまりオピオイド抵抗性の痛みに対して，痛みの性質や機序に基づく治療法を選択し，NNTが小さく，NNHが大きい薬物を選択することが効果的で安全な治療となる。抗痙攣薬のNNTは，カルバマゼピン2.0＜フェニトイン2.1＜バルプロ酸2.8＜ガバペンチン4.7である。NNHは，カルバマゼピン21.7＞ガバペンチン17.8である。

抗痙攣薬の選択には，副作用や相互作用を知ることも大事である。Sveinら[6]は，1977年から2010年までの学術論文に基づいて，抗痙攣薬の相互作用について詳しく分析報告している。カルバマゼピン，クロナゼパム，バルプロ酸ナトリウム，フェニトインなど多くの抗痙攣薬は肝臓で代謝分解される。併用薬物が同様に肝臓で代謝されるときは，薬理効果が増強したり減弱したりするので要注意である。また，腎臓で処理されるガバペンチンは，腎機能低下症例では慎重に投与すべきである。

まとめると，以下の点について注意して抗痙攣薬を選択する。

(1) 神経障害性疼痛を正確に診断・評価する。

(2) 薬の作用機序，投与方法，副作用を熟知する。

(3) 患者の心理や身体の状態（経口可能か困難かも含めて）を正確に把握（抗痙攣薬の継続服用で自殺企図が優位に増加していると米食品医薬品局が警告）する。

(4) NNTやNNHの評価，薬物間の相互作用をチェックする。

(5) 投与後は痛み緩和，日常生活動作能力（ADL）改善を総合的に判断し，継続するか否かを検討する。

おわりに

がん患者に存在する神経障害性疼痛は，鎮痛補助薬としての抗痙攣薬が有用である。がん患者の臨床データはまだまだ不十分であり，神経障害性疼痛の種類や個人により効果の差が大きい。薬物の選択は，副作用の経歴や合併症・全身状態にもよるが，抗痙攣薬は痛み緩和に強力な武器となりうる。本章が，がん患者の神経障害性疼痛からの解放につながればと願う。

参考文献

1) Benet MI, Rayment C, Hjermstad N, et al. Prevalence and etiology of neuropathic pain in cancer patients : a system review. Pain 2012 ; 153 : 359-65.
2) 日本緩和医療学会緩和医療ガイドライン作成委員会編. がん疼痛の薬物療法に関するガイドライン. 2010年版. 東京：金原出版；2010.
3) 具志堅隆. 抗痙攣薬. 花岡一雄編. FOR PROFESSIONAL ANESTHESIOLOGISTS 癌性疼痛. 東京：克誠堂出版；2010. p.168-73.
4) Ross JR, Goller K, Hardy J, et al. Gabapentin is effective in the treatment of cancer-related neuropathic pain : a prospective, open-label study. J Plliat Med 2005 ; 8 : 1118-26.
5) Keskinbora K, Pekel AF, Afdinli I. Gabpentin and an opioid combination versus opioid alone for the management of neuropathic cancer pain : a randomaized open trial. J Pain Symptom Manage 2007 ; 34 : 183-9.
6) Svein IJ, Cecile JL. Antiepleptic drug interactions—principles and clinical implications. Curr Neuropharmacol 2010 ; 8 : 254-67.
7) Hugel H, Ellershaw JE, Dickman A. Clonazepam as an adjuvant analgesic in patients with cancer-related neuropathic pain. J Pain Symptom Manage 2003 ; 26 : 1073-4.
8) Johannessen CU. Mechanisms of action of valproate : a commentatory. Neurochem Int 2000 ; 37 : 103-10.
9) Hardy JR, Rees EA, Gwilliam B, et al. A phase II study to establish the efficacy and toxicity of sodium valproate in patients with cancer related neuropathic pain. J Pain Symptom Man-

age 2001 ; 21 : 204-9.
10) McCleane GJ. Intravenous infusion of phenytoin relieves neuropathic pain : a randomized, double-blinded placebo-controlled, crossover study. Anesth Analg 1999 ; 89 : 985-8.
11) Chang VT. Intravenous phenytoin in the management of crescendo pelvic cancer-related pain. J Pain Symptom Manage 1997 ; 13 : 238-40.
12) Yajinik S, Singh GP, Singh G, et al. Phenytoin as a coanalgesic in cancer pain. J Pain Symptom Manage 1992 ; 7 : 209-13.
13) 日本ペインクリニック学会神経障害性疼痛ガイドライン作成ワーキンググループ．神経障害性疼痛薬物療法ガイドライン．東京：真興交易医書出版部；2011．
14) Attal N, Cruccu G, Baron R, et al. FENS guidelines on the pharmacological treatment of neuropathic pain : 2010 version. Eur J Neurol 2010 ; 17 : 1113-23.
15) Drowkin RH, Oconer AB, Backoniya M, et al. Pharmacologic management of neuropathic pain-evidence-based recommendations. Pain 2007 ; 132 : 237-52.
16) Klepstand P, Kaasa S, Chemy N, et al. Pain and pain treatments in European palliative care units. A cross sectional survey from the European Association for Palliative Care Research Network. Palliat Med 2003 ; 19 : 447-84.
17) 伊勢馬場美香，高橋瑞穂，定本清美．がん性疼痛における神経障害性疼痛に対する鎮痛補助薬の使用実態と問題点の検討．日病薬誌 2010；46：1381-5．
18) Bennett MI. Effectiveness of antiepileptic or antidepressant drugs when added to opioids for cancer pain : systemic review. Palliat Med 2011 ; 25 : 553-9.
19) 尾堂公彦，洪　景都，井関雅子．鎮痛補助薬に対するガイドライン活用時の留意点．薬局 2013；64（7）：75-81．
20) Finnerup NB, Otto M, McQuay HJ, et al. Algorithm for neuropathic pain treatment : an evidence based proposal. Pain 2005 ; 18 : 289-305.

具志堅　隆

E. 鎮痛補助薬

4 抗不整脈薬

リドカイン／メキシレチン

はじめに

リドカイン，メキシレチンなどの抗不整脈薬は，ナトリウムチャネルを遮断することによって神経系に働き，神経障害性疼痛などの特殊な痛みに対して効果を示すことがある。緩和ケアにおいては，オフラベルの使用となるが，オピオイド非感受性の痛みに対して効果が期待できる。

A 歴 史

抗不整脈の鎮痛効果に関しては，Keatsらが1951年に術後痛患者を対象にプロカインをプラセボおよびモルヒネと比較し報告したコントロールド研究をはじめ，以来約60年の間にさまざまな報告がある。しかしながら，抗不整脈薬は，非ステロイド性鎮痛薬や，オピオイド系鎮痛薬などと異なり鎮痛目的に開発されていないこともあり，信頼できる十分な臨床研究が蓄積されていないのが実情である。緩和ケアの領域では，オピオイド非感受性の痛みに対して著効を示す症例が複数報告され，10％リドカイン注射剤を持続皮下注法で用いることも可能であったため，オフラベル鎮痛法の一つとして広く用いられていた。しかしながら，10％リドカイン注射剤は2％注射剤と間違って使用されるという死亡事故が続いたため，2005年に発売中止となった。現在では，経静脈投与の可能な場合に2％リドカイン注射剤を用いることが可能である。抗不整脈薬の全身投与による鎮痛の報告があるため，リドカインのアナログでリドカインと同様の薬効が期待でき，経口摂取可能なメキシレチンにも鎮痛効果が期待できるため，さまざまな病態においてその効果が検証された。本邦では有痛性糖尿病性神経障害に対する効果が確認され，保険適用となって現在に至っている。メキシレチンの効果に関しては，二重盲検法で効果が確認できないという報告もあるが，コクランレビューでは抗不整脈薬全体としてある種の痛みに対しては，比較的少ない副作用で効果があるという結論を出している[1]。ただし，これらの報告の多くは，他の薬物で効果のなかった慢性の神経障害性疼痛を対象としているので，そもそも治療反応性が乏しく，そこで効果が認められたということはその効果がたとえ少し〔visual analogue scale（VAS）ないし numerical rating scale（NRS）で平均11/100程度と報告されている〕であったとしても確実に効果があると判断されている[1]。

B 抗不整脈薬がなぜ痛みに効くのか？

抗痙攣薬や抗うつ薬が鎮痛補助薬として，消炎鎮痛薬やオピオイド鎮痛薬で効果の少ない痛みに使われている。抗痙攣薬や抗うつ薬は神経系に作動する薬物であるため，痛みに対しての効果を期待することはできるが，抗不整脈薬が痛みに効果があるのは，神経には心筋と同様にナトリウムチャネルが存在し，ナトリウムチャネルを介して抗不整脈作用を有する薬物が神経機能にも作用するからであ

123

表1　鎮痛薬としての抗不整脈薬の利点

1. 効果発現が早い
2. 不快な副作用が少ない
3. リドカインの場合は，経口摂取不能でも投与可能
4. オピオイド非感受性の痛みに対しても効果が期待できる
5. ほかの鎮痛補助薬に比し鎮静作用が弱い

る。炎症部位や神経損傷部位では，神経細胞上のナトリウムチャネルの発現・蓄積や，正常では見られないタイプのナトリウムチャネル（NaV 1.3）の発現により，神経細胞の過剰興奮・易興奮性が生じ，これらの変化が組織損傷性または神経損傷性疼痛と深く関わっていると考えられている。リドカイン全身投与により，脊髄 WDR（wide dynamic range）ニューロンの過剰興奮，損傷神経，後根神経節，神経腫から生ずる異所性発火が，正常の神経伝達に影響を与えない程度の低い血中濃度のリドカインで抑制される[2]。

C　抗不整脈薬の利点（表1）

1. 麻酔科医には使いやすい

抗不整脈薬の静脈内持続投与は，手術麻酔や集中治療の経験のある麻酔科医にとって，なじみのある方法で使いやすい。血中半減期によって初期ボーラス投与の必要がある薬物が多い。リドカインの場合，血中半減期は1.5〜2時間で，1〜2 mg/kg を 1〜2 分間でボーラス投与することが勧められている。現在，添付文書においては1回投与のみが記載されており，1時間に 300 mg を上限とすると記載されている。

2. 経口摂取不能でも投与可能

リドカイン経静脈投与する場合，経口摂取が困難な症例においても投与が可能である。

3. 鎮静作用が少ない

オピオイド，抗痙攣薬，N-メチル-D-アスパラギン酸（NMDA）遮断作用のある薬物，抗うつ薬などは通常鎮静作用を伴うため，眠気や傾眠傾向，意識低下を来すことが多い。リドカインやメキシレチンなどの抗不整脈薬の場合，常用量では鎮静作用が弱いため，ほかの薬物と比較し，これらの副作用が比較的少なく投与できる。

4. ほかの薬物が無効な場合でも効果のある場合がある

抗不整脈薬はナトリウムチャネルを遮断して効果を発揮するという，ほかの薬物にない作用を通して鎮痛効果を発揮するため，神経障害性疼痛をはじめとして，ほかの薬物が無効な痛みに対して著効を示す場合がある。

5. ほかの鎮痛補助薬に比し不快な副作用が少ない

三環系抗うつ薬には，口渇，便秘，倦怠感，眠気など，選択的セロトニン再取り込み阻害薬および選択的ノルアドレナリン・セロトニン再取り込み阻害薬には嘔気などの不快な副作用が多い。また薬効が確認できるまで少なくとも数日間を必要とする。緩和ケアにおいて薬物の速効性は非常に重要な因子で，さらにまた，中止に伴う副作用の消失も早く，鎮痛補助薬の中では比較的使いやすい。

表2　鎮痛薬としての抗不整脈薬の欠点

1. 効果が不確実
2. リドカインの場合は，静脈ルートが必要
3. 有効血中濃度の範囲が狭く，適切な投与量を決めることが困難

表3　具体的投与法

1. リドカイン 5 mg/kg/日で開始し，1～3日ごとに眠気，そのほかの副作用を見ながら 10→15→20 mg/kg/日まで増量
2. メキシレチンは 300 mg/日から開始し，効果と副作用を見ながら 450 mg/日まで増量
3. 必要に応じて血中濃度の測定を行う

D　抗不整脈薬の欠点（表2）

（1）リドカインの場合は静脈ルートが必要であり，投与可能な症例は限られてしまう。

（2）抗不整脈薬で特異的な効果が期待できる痛みは，一部の神経障害性疼痛に対してであり，侵害受容性疼痛などに対しての直接的な効果は期待しにくく，オピオイドなどに比べると治療の確実性に劣る。ただし，侵害受容性疼痛に対するオピオイドとの相互作用などは期待でき，オピオイドの減量は期待できる。

（3）効果の期待できる血中濃度の範囲が狭く，全身状態が不良な患者に対して適切な投与量を決めることが難しい。したがって，薬物の効果を判定することが困難な場合がある。

（4）代謝は主に肝臓で行われ，肝機能が低下している場合には，血中濃度の上昇が起こる危険がある。

E　適用

（1）オピオイドなど，ほかの薬物を十分量投与しても効果が不十分な場合

オピオイドを増量しても鎮痛が十分得られず，比較的早期に除痛することが望ましい場合に，リドカインの静脈内投与を試してみる価値がある。神経障害性疼痛で効果が期待できるが，緩和ケアにおいてオピオイドで効果が不十分な場合，痛みの原因や機序を特定できない場合が多く，神経障害性疼痛でないと判断しても抗不整脈薬の投与を検討してもかまわない。

（2）ただし，確実な静脈路確保と継続投与可能な体制が必要であるため，使用は入院もしくは管理体制が十分な在宅診療で経静脈内投与が可能な場合に限られる。

（3）痛みは強いが意識が清明な場合など，過度な鎮静が望ましくない場合には試してみる価値がある。

（4）リドカインやメキシレチンによる心筋伝導抑制の報告があるため，房室ブロックなど心臓の重篤な伝導障害がない場合には慎重に投与する。

F　投与方法（表3）

まず所定量を投与し，効果の有無を見る。全身状態が著しく不良な場合には思わぬ副作用の危険があるので，ゆっくりと投与する。有効であれば持続投与に移行するが，量の目安はリドカイン 5 mg/kg/日で開始し，1～3日ごとに眠気，その他の副作用のない範囲で，10→15→20 mg/kg/日まで増量する。コ

クランレビューでは，リドカインの全身投与は有効かつ安全であると報告されており，意識レベルをほとんど低下させない点が好まれている。メキシレチンは300 mg/日から開始し，効果と副作用を見ながら450 mg/日まで増量できる。リドカイン，メキシレチンともに血中濃度測定が可能な薬物で，必要なら血中濃度を測定し，有効血中濃度の範囲内であるかどうかを評価する。

G 副作用

静脈内大量投与あるいは短時間に投与されて血中濃度が中毒レベル以上に上昇した際，初めは中枢神経刺激症状（興奮，めまい，多弁，痙攣など）を呈し，続いて抑制作用（意識消失など），さらに循環虚脱，呼吸停止を生ずる。中毒症状が発症した場合は，痙攣抑制，呼吸・循環管理を行う。

参考文献

1) Challapalli V, Tremont-Lukats IW, McNicol ED, et al. Systemic administration of local anesthetic agents to relieve neuropathic pain. Cochrane Database Syst Rev 2005；19：CD003345.
2) Olschewski A, Schnoebel-Ehehalt R, Li Y, et al. Mexiletine and lidocaine suppress the excitability of dorsal horn neurons. Anesth Analg 2009；109：258-64.

柴田　政彦

E. 鎮痛補助薬

5 NMDA 受容体拮抗薬

はじめに

N-メチル-D-アスパラギン酸（N-methyl-D-aspartate：NMDA）受容体のリガンドはグルタミン酸である。グルタミン酸は中枢神経系において，記憶・学習などの脳高次脳に重要な役割を果たしている。グルタミン酸は血液脳関門を通過せず，中枢神経系におけるグルタミン酸はグリア細胞で合成され，シナプス小胞として貯留される。インパルスがシナプス前終末に到達すると，小胞中のグルタミン酸がシナプス間隙に放出され，グルタミン酸受容体を介してシナプス後ニューロンを興奮させる。シナプス間隙のグルタミン酸はアストロサイト細胞膜上のグルタミン酸トランスポーターによって再取り込みがなされて，神経伝達が終止する[1]。

グルタミン酸受容体はイオンチャネル型グルタミン酸受容体（ionotropic glutamate receptor：iGluR）と代謝型グルタミン酸受容体（metabotropic glutamate receptor：mGluR）に大別される。NMDA 受容体，カイニン酸受容体（kainate receptor），AMPA 受容体（α-amino-3-hydroxy-5-methyl-4-isoxazolepropionic acid receptor）はiGluRである。

NMDA 受容体は静止膜電位では不活性であるが，グルタミン酸により活性化されて，細胞外からNaイオン，Caイオンを流入させ，細胞内からKイオンを流出させる。特にCaイオンの透過性が高く，中枢神経系においてNMDA 受容体はシナプス形成（synapse formation），シナプス可塑性（synaptic plasticity），記憶，学習，痛覚過敏（hyperalgesia），慢性疼痛，認知症などに関与している。

痛み刺激による痛覚過敏の形成に，脊髄後角ニューロンのNMDA受容体，プロテインキナーゼC（protein kinase C：PKC）などが関与している。一次知覚ニューロン終末から放出されたグルタミン酸が後角ニューロンのNMDA 受容体に結合すると，細胞内 Ca^{2+} が増加し，PKCが活性化される。PKCの活性化は，イオンチャネルのリン酸化を起こし，NMDA 受容体はさらに Ca^{2+} を通しやすくなり，ポジティブ・フィードバック・ループが形成される。これが痛覚過敏やアロディニア（allodynia）などの中枢性感作（central sensitization），自発痛（spontaneous pain）の基盤となっている[2]。

NMDA 受容体拮抗薬のうちで臨床使用されているものは，すべて非競合性拮抗薬でNMDA 受容体のグルタミン酸結合部位以外に結合する。競合性拮抗薬は，グルタミン酸結合部位に結合して，NMDA 受容体の生理学的な機能を損ない，記憶障害，精神異常の発現・失調など重篤な副作用を起こすため臨床使用には適さない。NMDA 受容体は中枢神経系の情報伝達に深く関わっているので慢性疼痛，認知症，うつ病などの治療薬となる潜在力を有している。臨床使用されているNMDA受容体拮抗薬には，ケタミン（ケタラール®），デキストロメトルファン（メジコン®），メサドン（メサペイン®：2012年11月22日に薬価収載された長時間作用性の強オピオイド），イフェンプロジル（セロクラール®：血管平滑筋直接弛緩作用および交感神経α受容体抑制作用により脳血流増加が認められる。また，血小板粘着能抑制作用，血小板凝集抑制作用が報告されている）などがある。これ

らは神経障害性疼痛などの治療薬にもなりうる。また，モルヒネの耐性に対する拮抗作用も有しているので，モルヒネ鎮痛耐性とモルヒネ抵抗性神経因性疼痛の治療薬にもなりうる[3]。さらに近年メマンチン（memantine；メマリー®）というNMDA受容体拮抗薬も開発され，アルツハイマー型認知症の進行緩和に用いられるようになった。

A　ケタミン（ケタラール®）

　がん性疼痛（cancer pain）では腫瘍組織の肥厚などにより機械的侵害刺激（mechanical noxious stimuli）を受けるが，この痛みはモルヒネなどの強オピオイドでほぼ完全に抑制される。ただしμ受容体遺伝子の一塩基多型（single nucleotide polymorphism）によりオピオイドの鎮痛効果には個人差がある。また，腫瘍が神経に浸潤したり，長期にわたる侵害刺激により神経の可塑的変化が誘導されて神経原性疼痛（neurogenic pain）に変化すると，オピオイドだけでは疼痛を緩和することは難しい。ケタミンはNMDA受容体拮抗薬として，大脳からの下行性抑制系を増強し，末梢の侵害刺激受容を遮断して強力な鎮痛作用を発現する。また，オピオイドの急性耐性（acute opioid tolerance）やオピオイドによる痛覚過敏（opioid-induced hyperalgesia：OIH）にもケタミンが鎮痛補助薬（adjuvant analgesics）としてオピオイドの鎮痛効力を増強することが知られている[4]。

1．ケタミンの麻酔作用

　1958年に開発されたフェンサイクリジン（phencyclidine：PCP）は麻酔薬として有用であったが，麻酔後の回復期に高率に不快な精神症状と身体依存性を生じた。その後PCPに代わる麻酔薬として1962年にサイクリジン誘導体で副作用の弱いケタミン（ketamine）が開発された。ケタミンは網様体賦活系と大脳辺縁系を刺激し，大脳皮質を抑制して，特徴的なカタレプシー様症状を呈することから解離性麻酔薬（dissociative anesthetics）といわれる。ケタミンは皮膚・筋肉・骨由来の体性痛を強力に抑制するが，内臓痛に対する鎮痛作用は弱い。気管支拡張作用，昇圧作用を有するため喘息患者やショック患者の麻酔導入に使用されてきた。2004年に薬物中毒による死亡者からケタミンが検出されたため，2007年に麻薬に指定され使用頻度が減っている。ケタミンの麻酔作用はNMDA受容体の拮抗作用が主だが，それだけでは説明できず，中枢神経系のオピオイド受容体，アセチルコリン受容体，γアミノ酪酸（gamma-aminobutyric acid：GABA）受容体などが関係しているといわれている。麻酔導入には通常0.5〜2 mg/kg（静注），4〜6 mg/kg（筋注）を使用する。麻酔維持には2〜5 mg/kg/hr（静注）で使用（亜酸化窒素なし）する[5]。3〜10 mg/kgを経口投与すると20〜45分で鎮静効果が生じる。

　ケタミンには2つの立体異性体，R（−）体とS（＋）体がある。本邦では両者が等量混在するラセミ体（ケタラール®静注用200 mg/20 ml，筋注用500 mg/10 ml）が市販されているが，S（＋）ケタミンはラセミ体に比して鎮痛作用が強く，副作用が少なく，若干覚醒が早いという利点があるため，欧米ではS（＋）ケタミン（esketamine）も市販されている[6]。

2．低用量ケタミン

　ケタミンは全身麻酔薬であるが，麻酔量より少ない量を投与することにより，意識低下を起こさずに鎮痛作用を得ることができる。NMDA拮抗作用に必要な血中濃度は，麻酔作用に必要な濃度の1/10である[7]。低用量と

いえども，治療域が狭く有害な精神症状（酩酊感，めまい，眠気，幻覚，かすみ目，口腔乾燥，聴力変化，悪心など）が高頻度で出現する。脳血管障害，高血圧（収縮期圧 160 mmHg 以上，拡張期圧 100 mmHg 以上），脳圧亢進症，重症の心代償不全，痙攣発作の既往歴には禁忌である。なお，難治性の大うつ病に 0.5 mg/kg の少量ケタミンを投与して数時間で 71％の患者に抗うつ作用が現れ，35％の患者は 1 週間効果が持続したとの報告がある[8]。われわれもケタミン投与を開始して，疼痛ばかりでなく，抑うつ気分も改善することを経験している。

がん性疼痛では，オピオイド抵抗性の難治性疼痛や骨痛など体性痛の突出痛に対して，オピオイドやほかの鎮痛補助薬と併用する。使用する場合には頓用でなく，定時処方や持続投与で処方する。投与開始時に副作用が出やすいため，初回は少量（30 mg/日 持続静注，60 mg/日 4×経口投与）から開始して，1 日ごとに 50％ずつ増量していくが，有効量には個人差があるため，効果と副作用を評価しながら慎重に増量する。有害事象が出たら中止するか減量する。聖隷三方原病院症状緩和ガイドの投与法（ケタラール® 持続皮下注希釈液持続静注）は簡単で分かりやすいので参考になる[9]。ケタミンは肝臓で代謝されて尿中に排泄される。したがって，肝機能や腎機能に障害がある患者では少なめに使用する必要がある。活性代謝物のノルケタミンはケタミンの 1/3〜1/5 ほどの活性を有するが，経口投与の場合には肝初回通過効果によりノルケタミンの血中濃度が高くなる。ケタミンの半減期は 3〜4 時間，ノルケタミンの半減期は 12 時間なので，経口投与で腎機能障害患者の場合は 2〜3 日ごとに時間をかけて増量するのがよい。極量は静注で 200 mg/日，経口で 400 mg/日までとする。経口の場合の作用時間は 4〜6 時間なので 1 日 4 回投与を原則とする。当院では静注用ケタミン 200 mg/20 ml に単シロップと希塩酸，精製水を混ぜて 40 ml にして，ケタミン 5 mg/ml のケタミンリモナーデを作製している[10]。

B デキストロメトルファン（メジコン®）

デキストロメトルファンはコデインの代わりに開発された中枢性非麻薬性鎮咳薬である。通常使用量（60〜120 mg 4×）では副作用はほとんどない。デキストロメトルファンは NMDA 受容体拮抗薬で，オピオイドと作用機序が違うので，オピオイドで十分な鎮咳作用が得られないときに併用すると相乗的な効果を期待できる[11]。

鎮痛作用はケタミンに比して弱いので，鎮痛補助薬としての使用は制限される。メサドン療法を行っているヘロイン中毒患者に 60〜120 mg/日のデキストロメトルファンを投与して，メサドンの使用量を減らすことができたという報告がある。しかし疼痛治療にモルヒネ徐放錠を使用中のがん患者ではデキストロメトルファンを 240 mg 4×を 7 日間，その後 480 mg 4×を 7 日間投与したが，プラセボ群と疼痛スコアおよびモルヒネ使用量に有意差はなかった。これは多施設協同ランダム化比較試験で 65 名の患者が参加したが，目眩などの副作用がデキストロメトルファン群で多く，オピオイドの鎮痛効果を増強するためにデキストロメトルファンを併用することは勧めないと結論している[12]。

まとめ

NMDA 受容体拮抗薬をオピオイドと併用すると相加的効果を期待できる。緩和ケアでの鎮痛補助薬として使用するのにケタミンの静注，筋注，経口投与は，副作用に注意しな

がら使用すれば効果があることが多い。デキストロメトルファンは鎮痛作用増強を目的にオピオイドと併用してもほとんど効果がないが，鎮咳作用増強を目的にオピオイドと併用することは意味がある。

参考文献

1) Traynelis SF, Wollmuth LP, McBain CJ, et al. Glutamic receptor ion channels：structure, regulation, and function. Pharmacol Rev 2010；62：405-96.
2) Ogden KK, Traynelis SF. New advances in NMDA receptor pharmacology. Trends Pharmacol Sci 2011；32（12）：726-33.
3) Shimoyama N, Shimoyama M, Inturrisi CE, et al. Ketamine attenuates and reverses morphine tolerance in rodents. Anesthesiology 1996；85：1357-66.
4) Bell RF, Eccleston C, Kalso E. Ketamine as adjuvant to opioids for cancer pain. A qualitative systematic review. J Pain Symptom Manage 2003；26：867-75.
5) Reves JG, Glass PSA, Lubarsky DA, et al. 非オピオイド静脈麻酔薬．Miller RD 編．武田純三 監訳．ミラー麻酔科学．東京：メディカル・サイエンス・インターナショナル；2007. p.273-7.
6) Goldberg ME, Torjman MC, Schwartzman RJ, et al. Pharmacodynamic profiles of ketamine（R）− and（S）＋ with 5-day inpatient infusion for the treatment of complex regional pain syndrome. Pain Physician 2010；13：379-87.
7) Yamakura T, Mori H, Masaki H, et al. Different sensitivities of NMDA receptor channel subtypes to non-competitive antagonists. Neuroreport 1993；4：687-90.
8) Zarate CA, Singh JB, Carlson PJ, et al. A randomized trial of an N-methyl-D-aspartate antagonist in treatment-resistant major depression. Arch Gen Psychiatry 2006；63：856-64.
9) ケタラール．聖隷三方原病院症状緩和ガイド．http://www.seirei.or.jp/mikatahara/doc_kanwa/contents7/42.html
10) 佐藤　哲，片岡智美，篠　道弘ほか．神経障害性疼痛に対する内服薬としてのケタミンの有用性についての検討．Palliative Care Research 2008；3：216-20.
11) Bonneau A. Cough in the palliative care setting. Can Fam Physician 2009；55：600-2.
12) Dudgeon DJ, Bruera E, Gagnon B, et al. A phase Ⅲ randomized, double-blind, placebo-controlled study evaluating dextromethorphan plus slow-release morphine for chronic cancer pain relief in terminally ill patients. J Pain Symptom Manage 2007；33：365-71.

〔矢島　直〕

6 α₂受容体アゴニスト

はじめに

α₂アドレナリン受容体は，中枢神経系に広く分布し，睡眠，覚醒，循環，鎮痛などに関与している[1]。α₂受容体は，さらにα_{2A}，α_{2B}，α_{2C}の3つのサブタイプに分けられる。デクスメデトミジン，クロニジンなどのα₂受容体アゴニストは，アドレナリンα受容体のうち，α₁よりα₂受容体に高い親和性を示す薬物であり，鎮静・鎮痛・抗不安作用やストレスによる交感神経活動亢進抑制作用など，広範な薬理作用を示す。クロニジンは，本邦では1970年から降圧薬として使用されているが，近年では眠気などの副作用やほかに優れた降圧薬が開発されたことにより使用されることは少なくなった。デクスメデトミジンはクロニジンよりもα₂受容体選択性が高く，かつα₂受容体に対する完全作動薬（full agonist）である[2]。デクスメデトミジンは本邦では2004年に認可され，現在"集中治療における人工呼吸中および離脱後の鎮静"と"局所麻酔下における非挿管での手術および処置時の鎮静"を適用として臨床使用されている。現在のところ，クロニジンもデクスメデトミジンも緩和ケア領域での使用は認可されていないが，その特徴的な薬理学的特性から，緩和ケアにおける有用性が検討されている。

A α₂受容体アゴニストの作用

1. 鎮痛作用

脊髄くも膜下腔に投与されたα₂受容体アゴニストは，脊髄後角のα_{2A}受容体を刺激して，末梢神経Aδおよび C 線維刺激による侵害受容ニューロンの活動を抑制し[3]，脊髄後角の一次求心性線維からのサブスタンスP放出を抑制する[4]ことから，α₂受容体アゴニストは脊髄のα_{2A}受容体を介して末梢神経からの侵害刺激の入力を抑制することにより鎮痛効果を発現すると考えられている。さらにラット坐骨神経切断による慢性疼痛モデルにおいて，デクスメデトミジンは抗侵害作用を有することも報告されており[5]，神経障害性疼痛に対しても有効である可能性がある。

しかし，α₂受容体アゴニストの鎮痛作用はオピオイドと比較すると弱いため，単独での使用では鎮痛効果は不十分であり，オピオイドとの併用が現実的である。α₂受容体アゴニストをオピオイドと併用すると，術後の鎮痛薬としてのオピオイドの必要量が減少する（opioid-sparing effect：オピオイド節約効果）[6]～[8]が，オピオイドの重大な副作用である呼吸抑制は増強しないとされている[9]。

また，脊髄くも膜下麻酔において，局所麻酔薬にデクスメデトミジンを添加すると作用時間が延長し[10]，硬膜外腔，脊髄くも膜下腔にα₂受容体アゴニストを投与すると局所麻酔薬の効果が増強するが，本邦では認可されていない。

一方，クロニジンやデクスメデトミジンの

全身投与が，脊髄くも膜下麻酔における局所麻酔薬の作用を増強させる[11)12)]。硬膜外麻酔においては，クロニジンの麻酔前経口投与が術後のモルヒネの必要量を減少させる[13)]ことなどから，α_2受容体アゴニストの全身投与は脊髄くも膜下ブロックや硬膜外ブロックといった神経ブロックの効果を増強させる可能性がある。

2. 鎮静作用

α_2受容体アゴニストは，脳幹の青斑核に存在するノルアドレナリン神経細胞にあるα_{2A}受容体に作用し，これらの細胞からのノルアドレナリン遊離を抑制することにより鎮静作用を発現すると考えられている[14)]。α_2受容体アゴニストによる鎮静は"conscious sedation"とも呼ばれ，生理的睡眠に類似した脳波パターンを示す[15)]。刺激のない状態では用量依存性に鎮静が深くなるが，刺激により容易に覚醒し，筆談などの高度な中枢神経機能も回復する。刺激がなくなると再度鎮静状態に陥る。さらに臨床使用量では認知機能や記憶を障害せず，抗不安作用も有する[16)17)]。

また，広く使用されているミダゾラムやプロポフォールといった鎮静薬では，浅い鎮静状態ではせん妄状態に陥ることが多いため深い鎮静状態にせざるをえなくなり，上気道閉塞や気道反射の抑制が生じて気管挿管などの気道確保，人工呼吸が必要となることが多い。しかしデクスメデトミジンは，二酸化炭素に対する換気応答の抑制が少なく[18)]，上気道閉塞が起こりにくく，喉頭反射が維持されるという特徴があり，気管挿管や人工呼吸を行わずに良質な鎮静状態が維持できる。

3. 循環系への作用

α_2受容体アゴニストは，高用量では血管内皮に存在するα_{2B}受容体刺激により血管平滑筋が収縮し高血圧を生じ，低用量では主に延髄孤束核に存在するα_{2A}受容体刺激による交感神経遮断作用と副交感神経活動亢進により低血圧・徐脈を生じる[18)]。

B 代表的α_2受容体アゴニスト：デクスメデトミジンとクロニジン

1. デクスメデトミジンとクロニジンの薬理学的特徴

デクスメデトミジンのα受容体選択性は$\alpha_2:\alpha_1=1300:1$とクロニジンの$200:1$より6〜7倍高い[19)]。また，デクスメデトミジンはα_2受容体に対する完全作動薬であり，部分作動薬であるクロニジンと異なり，用量を増やすことで最大の薬理作用を引き出すことができる。

デクスメデトミジンの投与経路別の生物学的利用能（bioavailability）および効果発現までの時間を表1に示す。デクスメデトミジンとクロニジンの排泄半減期はおのおの2〜5時間，9〜12時間である[20)21)]。デクスメデトミジンは，主に肝臓で代謝されグルクロン酸抱合体として尿中（95％），便中（4％）へ排泄される[22)]。デクスメデトミジンの代謝には，活性型代謝産物や毒性代謝産物の産生はない。デクスメデトミジンは，肝疾患患者ではクリアランスが低下する（Child-Pugh分類mildで41％，moderateで49％，severeで68％低下[23)]）が，腎疾患では薬物動態は影響されない[24)]。

2. デクスメデトミジンの使用法

デクスメデトミジン2 ml（200 μg）に生理食塩液48 mlを加え50 mlとして，シリンジポンプを用い投与する。1 μg/kgを10分間か

表1 デクスメデトミジンの投与経路別生物学的利用能および効果発現までの時間

投与経路	生物学的利用能(bioavailability)	効果発現までの時間	最大効果発現までの時間	備考
静脈内	100%	15分[42]	60分[42]	0.7 µg/kg/hr 投与時
筋肉内	100%[43]		60〜150分[44]	0.5〜1.5 µg/kg 投与時
鼻腔内	不明	45〜60分[45]	90〜105分[45]	1〜1.5 µg/kg 投与時
口腔内	82%[43]		90分[43]	
経皮	51%[20]			
経口	16%[43]			

けて静注（初期負荷投与）後，0.2〜0.7 µg/kg/hr で持続投与（維持投与）する。初期負荷投与により一過性の血圧上昇が見られることがあるため，維持投与から開始してもよい。

3. デクスメデトミジンとほかの薬物との相互作用

臨床的にはっきりとしたほかの薬物との相互作用は報告されていないが，デクスメデトミジンがオキシコドン，トラマドールなどの代謝に関与する CYP2D6（cytocrome P450, family 2, subfamily D, polypeptide 6）を阻害することから，これらの薬物の効果が増強する可能性があり注意が必要である[25]。

4. 副作用と発現頻度

徐脈：5〜14%，低血圧：25〜54%，一過性高血圧：12〜13%，心房細動：7%，嘔気：3〜9%，口腔乾燥：3〜4%など[26)27]。
急に投与を中止すると離脱症状（神経過敏，興奮，高血圧，頭痛など）を起こす[28]。

C 緩和ケア領域における α₂ 受容体アゴニストの有用性

以上のように α₂ 受容体アゴニストは，特徴的な鎮静と鎮痛効果を有することから，緩和ケア領域でも有用である可能性がある。

1. 緩和ケア領域における α₂ 受容体アゴニストの鎮痛作用

モルヒネを長期投与することにより，その鎮痛効果に耐性が生じることが知られている。直腸がんの転移による神経障害性疼痛に対して脊髄くも膜下腔にモルヒネを持続投与していたが耐性が生じた症例において，クロニジン 300 µg をくも膜下腔に単回投与したところ 18 時間以上疼痛が緩和されたという報告[29]や，デクスメデトミジン 15 µg/日のくも膜下投与を併用したところ，著明な副作用なしに死亡するまで 2 カ月間，疼痛が緩和されたという報告もある[30]。これらよりオピオイドへの耐性が生じた症例において，α₂ 受容体アゴニストの脊髄くも膜下投与が有効であることが示唆される。また，がん性疼痛に対する硬膜外クロニジン 100〜900 µg の単

表2　バージニアコモンウェルス大学緩和ケアユニットデクスメデトミジン投与ガイドライン

- デクスメデトミジン400 μgを100 mlの生理食塩液に溶解する。
- 開始前に心電図で，徐脈，心房細動，そのほかの不整脈の有無をチェックする。
- 投与開始4時間後にも心電図をチェックする。
- 通常0.2 μg/kg/hrで開始する。
- バイタルサインを投与開始前，投与開始，または増量後15分ごとにチェックする。
- 30分後に安定していれば，その後は30分ごとに3時間までチェックする。
- その後は4時間ごとに24時間までチェックする。
- 痛みが緩和されるまで30分ごとに0.1 μg/kgずつ増量する。
- 増量後，心拍数80拍/分以下，収縮期血圧100 mmHg以下，またはどちらかが30%以上減少した場合は元の投与速度に戻す。
- 痛みが緩和された場合，または低血圧，徐脈でこれ以上増量できない場合は，その投与速度を維持する。
- 投与開始3時間後，オピオイド節約効果でオピオイドの必要量が減少しているかもしれないので，オピオイドの投与量を最大30%減少させることを考慮することにより，鎮静や呼吸抑制を防ぐことができる。
- 呼吸抑制が認められた場合は，ナロキソンを少量（0.04〜0.08 mg）投与することで，オピオイド節約効果によるものかどうかを確認する。

(Coyne PJ, Wozencraft CP, Roberts SB, et al. Dexmedetomidine : exploring its potential role and dosing guideline for its use in intractable pain in the palliative care setting. J Pain Palliat Care Pharmacother 2010 ; 24 : 384-6 より引用)

回投与は，用量依存性に鎮痛効果を示したという報告[31]や，神経障害性疼痛を有するがん性疼痛患者において硬膜外クロニジン持続投与（30 μg/hr）が疼痛スコアを低下させ，レスキューのモルヒネ量を減少させたという報告もあり[32]，脊髄くも膜下腔や硬膜外腔へのα_2受容体アゴニストの投与は，がん性疼痛に対しても有用である可能性が高いが，残念ながら本邦では使用できない。

しかし前述のように，α_2受容体アゴニストの全身投与が局所麻酔薬の作用時間を延長させたり，オピオイドの必要量を減少させるという報告があり，がん性疼痛においてもクロニジン経口投与やデクスメデトミジン静脈内投与が，オピオイドや硬膜外ブロックの効果を増強させる可能性はあると考えられる。

最近Robertsら[33]は，デクスメデトミジンの持続静注とクロニジンの脊髄くも膜下投与が難治性のがん性疼痛を緩和した症例を報告している。症例は46歳，女性で，後腹膜腔に伸展する腫瘍（大腰筋，椎体浸潤）による背部・左腹部骨盤部・左下肢痛に対し，静注ハイドロモルフォン（日本では未認可の合成オピオイド），くも膜下モルヒネ＋ブピバカイン投与，くも膜下バクロフェン投与などを行ったが痛みのコントロールができず，デクスメデトミジン持続静注を0.2 μg/kg/hrで開始し徐々に増量した。痛みはverbal rating scale（VRS）8〜9であり"耐えがたい"痛みと感じていたが，デクスメデトミジン開始後VRS 6に低下し，"耐えられる程度"の痛みとなった。患者が帰宅を望んだため硬膜外へのブピバカイン投与により鎮痛を得ながらデクスメデトミジンを漸減し，同時にクロニジンの持続くも膜下投与を開始した。入院から8日目にVRS 3の状態で退院した。著者らは，デクスメデトミジンによる低血圧と徐脈に配慮し，独自のプロトコール（表2）を使用したため，心拍数は若干減少したものの血圧低下は認めなかった。1日平均5〜6回であったレスキューの経口ハイドロモルフォンの使用回数は入院中から徐々に減少した。デクスメデトミジン開始後速やかに"耐えがたい"痛みから"耐えられる"痛みになり，レスキューのオピオイドの使用回数が減少したことから，デクスメデトミジンの全身投与には鎮痛補助効果があると報告している。さらにデクスメデトミジン静注が有効であったこと

から，クロニジンの脊髄くも膜下投与というより有効な治療法につなぐことができたと述べている。

以上のように，残念ながら本邦では認可されていないが，α_2受容体アゴニストの硬膜外および脊髄くも膜下投与の有用性は緩和ケア領域においても高いと思われる。また，デクスメデトミジンの全身投与は，鎮痛補助薬として有用である可能性があるため，今後の研究が待たれるところである。

2. 緩和ケア領域におけるα_2受容体アゴニストの鎮静作用

緩和ケアにおいては，コントロール困難な不穏，せん妄，呼吸困難感，痛みといった症状を緩和するために鎮静が行われることがあり，その頻度は48〜52%である[34)35)]。しかし薬物の選択肢は少なく，オピオイド，ミダゾラム，ハロペリドールなどが用いられることが多い[36)]が，これらによる鎮静では症状緩和のためには深い鎮静状態にせざるをえず，患者とコミュニケーションを取ることは困難になることが多い。

α_2受容体アゴニストによる鎮静は，"conscious sedation"と呼ばれる"呼びかけに応じて容易に目を覚ます"という非常に特徴的なものである。また，呼吸抑制がほとんどないため気管挿管や人工呼吸も不要であり，必要に応じて家族らとコミュニケーションを取りながら鎮静できるという点で，緩和ケア領域では非常に有用な薬物となる可能性がある。

文献的には，終末期の患者の鎮静にデクスメデトミジンを使用した報告はまだ少ないが，主なものを以下に簡単に紹介する。

Soaresら[37)]は，終末期の患者にデクスメデトミジンを使用した3症例の経験を2002年に報告した。1症例目は45歳，男性で，頸部傍神経節腫による痛みが静注モルヒネ180 mg/日以上でもコントロールできなかったため，デクスメデトミジン1 μg/kg静注後，0.5 μg/kg/hrで持続静注を開始した。不安感や痛みは緩和され眠りに就いたが，家族の呼びかけには反応できた。24時間後に投与を中止し，5時間後に苦痛のない状態で亡くなった。2症例目は54歳，女性で，乳がんの肝転移，骨転移による痛みに対し静注モルヒネ60 mg/日が投与されたが，不穏，せん妄が出現し，ハロペリドール10 mg/日でもコントロールできなかった。デクスメデトミジン1 μg/kgを10分間かけて投与後，0.2 μg/kg/hrで持続静注を開始し，0.6 μg/kg/hrまで増量した。患者の不穏は改善しコミュニケーション可能となったが，数日後に亡くなった。3症例目は40歳，女性で，頸部の進行がんでモルヒネ皮下注180 mg/日でも痛みがコントロールできず，せん妄，不穏，不眠を見かねてデクスメデトミジン0.5 μg/kg/hrで持続静注を開始したところ，精神症状は改善した。5時間後，不穏が再発したためミダゾラムに変更され，深い鎮静状態のまま4日後に亡くなった。このようにデクスメデトミジンは，周囲とのコミュニケーションを取りながら不安，不穏，痛みなどを緩和する可能性のある薬物である。

Kentら[38)]は，人工呼吸からの離脱時にデクスメデトミジンを使用した終末期患者を報告している。症例は97歳，女性で，穿孔性腹膜炎で緊急開腹術後，全身状態が悪化し人工呼吸から離脱できなくなった。既往歴として大動脈弁狭窄症，陳旧性心筋梗塞，高血圧，緑内障があった。デクスメデトミジン0.5 μg/kgを10分間かけて投与したのち，0.5 μg/kg/hrで持続投与した。家族が集まったところで気管チューブを抜管した。会話はできなかったが，気道閉塞はなくバイタルサインは安定し，苦痛を感じているようすはなかった。数時間後に家族に看取られて亡くなった。この症例では全身状態が悪化していたため抜管後もコミュニケーションは取れな

かったが，デクスメデトミジンはこのような人工呼吸からの離脱が望まれる終末期患者においても有用な薬物である可能性がある。

　せん妄は，終末期によく見られ対処が難しい症状である。デクスメデトミジンは，集中治療においてハロペリドールやミダゾラムと比べてせん妄の発生を減少させる[39)40)]。さらにオピオイド節約効果と鎮静効果を有することから，オピオイドやベンゾジアゼピンの使用量を減少させ，緩和ケア領域においてもせん妄を減少させることが期待される[41)]。

まとめ

　以上のように，α_2受容体アゴニストは特徴的な鎮静作用とオピオイドや局所麻酔薬の効果を増強するという鎮痛補助作用を有しており，緩和ケア領域においても非常に有用な薬物であると考えられる。まだ緩和ケアにおける使用経験の報告は少ないが，今後の研究の進展が期待される。

参考文献

1）Kamibayashi T, Maze M. Clinical uses of alpha2-adrenergic agonists. Anesthesiology 2000；93：1345-9.
2）佐藤正典，林　行雄．α_2受容体作動薬の薬理．α_2受容体作動薬．西川俊昭編．麻酔・疼痛管理・集中治療領域におけるα_2受容体作動薬．東京：克誠堂出版；2012．p.44-52.
3）Howe JR, Wang JY, Yaksh TL. Selective antagonism of the antinociceptive effect of intrathecally applied alpha adrenergic agonists by intrathecal prazosin and intrathecal yohimbine. J Pharmacol Exp Ther 1983；224：552-8.
4）Kuraishi Y, Hirota N, Sato Y, et al. Noradrenergic inhibition of the release of substance P from the primary afferents in the rabbit spinal dorsal horn. Brain Res 1985；359：177-82.
5）Puke MJ, Wiesenfeld-Hallin Z. The differential effects of morphine and the alpha 2-adrenoceptor agonists clonidine and dexmedetomidine on the prevention and treatment of experimental neuropathic pain. Anesth Analg 1993；77：104-9.
6）Sadhasivam S, Boat A, Mahmoud M. Comparison of patient-controlled analgesia with and without dexmedetomidine following spine surgery in children. J Clin Anesth 2009；21：493-501.
7）Wallace S, Mecklenburg B, Hanling S. Profound reduction in sedation and analgesic requirements using extended dexmedetomidine infusions in patients with an open abdomen. Mil Med 2009；174：1228-30.
8）Barletta JF, Miedema SL, Wiseman D, et al. Impact of dexmedetomidine on analgesic requirements in patients after cardiac surgery in a fast-track recovery room setting. Pharmacotherapy 2009；29：1427-32.
9）Bailey PL, Sperry RJ, Johnson GK, et al. Respiratory effects of clonidine alone and combined with morphine, in humans. Anesthesiology 1991；74：43-8.
10）Abdallah FW, Brull R. Facilitatory effects of perineural dexmedetomidine on neuraxial and peripheral nerve block：a systematic review and meta-analysis. Br J Anaesth 2013；110：915-25.
11）Ota K, Namiki A, Iwasaki H, et al. Dose-related prolongation of tetracaine spinal anesthesia by oral clonidine in humans. Anesth Analg 1994；79：1121-5.
12）Kaya FN, Yavascaoglu B, Turker G, et al. Intravenous dexmedetomidine, but not midazolam, prolongs bupivacaine spinal anesthesia. Can J Anesth 2010；57：39-45.
13）Goyagi T, Tanaka M, Nishikawa T. Oral clonidine premedication enhances postoperative analgesia by epidural morphine. Anesth Analg 1999；89：1487-91.
14）Correa-Sales C, Rabin BC, Maze M. A hypnotic response to dexmedetomidine, an alpha2 agonist, is mediated in the locus coeruleus in rats. Anesthesiology 1992；76：948-52.
15）Hsu YW, Cortinez LI, Robertson KM, et al. Dexmedetomidine pharmacodynamics：part I：Crossover comparison of the respiratory effects of dexmedetomidine and remifentanil in healthy volunteers. Anesthesiology 2004；101：1066-76.
16）Venn RM, Grounds RM. Comparison between dexmedetomidine and propofol for sedation in the intensive care unit：patient and clinician perceptions. Br J Anaesth 2004；87：684-90.

17) Herr DL, Sum-Ping SR, England M. ICU sedation after coronary artery bypass graft surgery：dexmedetomidine-based versus propofol-based sedation regimens. J Cardiothorac Vasc Anesth 2003；17：576-84.
18) Ebert TJ, Hall JE, Barney JA, et al. The effects of increasing plasma concentrations of dexmedetomidine in humans. Anesthesiology 2000；93：382-94.
19) Virtanen R, Savola JM, Saano V, et al. Characterization of the selectivity, specificity and potency of medetomidine as an alpha 2-adrenoceptor agonist. Eur J Pharmacol 1988；150：9-14.
20) Kivistö KT, Kallio A, Neuvonen PJ. Pharmacokinetics and pharmacodynamics of transdermal dexmedetomidine. Eur J Clin Pharmacol 1994；46：345-9.
21) Jaakola ML, Salonen M, Lehtinen R, et al. The analgesic action of dexmedetomidine—a novel alpha 2-adrenoceptor agonist—in healthy volunteers. Pain 1991；46：281-5.
22) Maze M, Scarfini C, Cavaliere F. New agents for sedation in the intensive care unit. Crit Care Clin 2001；17：881-98.
23) Panzer O, Moitra V, Sladen RN. Pharmacology of sedative-analgesic agents：dexmedetomidine, remifentanil, ketamine, volatile anesthetics, and the role of peripheral mu antagonists. Crit Care Clin 2009；25：451-69.
24) De Wolf AM, Fragen RJ, Avram MJ, et al. The pharmacokinetics of dexmedetomidine in volunteers with severe renal impairment. Anesth Analg 2001；93：1205-9.
25) Rodrigues AD, Roberts EM. The *in vitro* interaction of dexmedetomidine with human liver microsomal cytochrome P4502D6（CYP2D6）. Drug Metab Dispos 1997；25：651-5.
26) Gerlach AT, Dasta JF, Steinberg S, et al. A new dosing protocol reduces dexmedetomidine-associated hypotension in critically ill surgical patients. J Crit Care 2009；24：568-74.
27) Jackson KC, Wohlt P, Fine PG. Dexmedetomidine. J Pain Palliat Care Pharmacother 2006；20：23-7.
28) Boyer J. Treating agitation with dexmedetomidine in the ICU. Dimens Crit Care Nurs 2009；28：102-9.
29) Coombs DW, Saunders RL, Lachange D, et al. Intrathecal morphine tolerance：use of intrathecal clonidine, DADLE, and intraventricular morphine. Anesthesiology 1985；62：358-63.
30) Ugur F, Gulcu N, Boyaci A. Intrathecal infusion therapy with dexmedetomidine-supplemented morphine in cancer pain. Acta Anaesthesiol Scand 2007；51：388.
31) Eisenach JC, Rauck RL, Buzzanell C, et al. Epidural clonidine analgesia for intractable cancer pain：phase I . Anesthesiology 1989；71：647-52.
32) Eisenach JC, DuPen S, Dubois M, et al. Epidural clonidine analgesia for intractable cancer pain. Pain 1995；61：391-9.
33) Roberts SB, Wozencraft CP, Coyne PJ, et al. Dexmedetomidine as an adjuvant analgesic for intractable cancer pain. J Palliat Med 2011；14：371-3.
34) Ventafridda V, Ripamonti C, De Conno F. Symptom prevalence and control during cancer patient's last days of life. J Palliat Care 1990；6：7-11.
35) Morita T, Inoue S, Chihara S. Sedation for symptom control in Japan（the Importance of intermittent use and communication with family members）. J Pain Symptom Manage 1996；12：32-8.
36) Morita T, Tsunoda J, Inoue S, et al. Effects of high doses opioids and sedatives on survival in terminally ill. J Pain Symptom Manage 2001；21：282-9.
37) Soares LG, Naylor C, Martins MA, et al. Dexmedetomidine：a new option for intractable distress in the dying. J Pain Symptom Manage 2002；24：6-8.
38) Kent CD, Kaufman BS, Lowy J. Dexmedetomidine facilitates the withdrawal of ventilator support in palliative care. Anesthesiology 2005；103：439-41.
39) Reade MC, O'Sullivan K, Bates S, et al. Dexmedetomidine vs. haloperidol in delirious, agitated, intubated patients：a randomised open-label trial. Crit Care 2009；13：R75.
40) Riker RR, Shehabi Y, Bokesch PM, et al. Dexmedetomidine vs midazolam for sedation of critically ill patients：a randomised trial. JAMA 2009；301：489-99.
41) Prommer E. Dexmedetomidine：does it have potential in palliative care? Am J Hosp Palliat Med 2011；28：276-83.
42) Product information. Precedex（dexmedetomidine）. Lake Forest, IL：Hospira；2004.
43) Antilla M, Penttilä J, Helminen A, et al. Bioavailability of dexmedetomidine after extravascular

doses in healthy subjects. Br J Clin Pharmacol 2003；56：691-3.
44）Scheinin H, Karhuvaara S, Olkkola KT, et al. Pharmacodynamics and pharmacokinetics of intramuscular dexmedetomidine. Clin Pharmacol Therap 1992；52：537-46.
45）Yuen VM, Irwin MG, Hui TW, et al. A double-blind, crossover assessment of the sedative analgesic effects of intranasal dexmedetomidine. Anesth Analg 2007；105：374-80.

〈木村　哲／西川　俊昭〉

E. 鎮痛補助薬

7 末梢神経障害性疼痛治療薬

はじめに

　がん性疼痛の理解のためにトータルペイン（全人的苦痛）という概念が提唱されているが，鎮痛薬による治療では器質的な異常を伴う侵害受容性疼痛と神経障害性疼痛がその対象となる（図1）[1]。さらに，そのステージに応じて，がん性疼痛がa）がん終末期の痛みとb）がん治療期の痛みの総称であると総論的に理解されている。したがって，がん性疼痛の治療ではその病態とステージに応じた鎮痛薬の使い分けが必要である。各種鎮痛薬の中でもプレガバリンとノイロトロピンは神経障害性疼痛に対する鎮痛薬と位置付けられており，各薬物の特徴と使い方について概説する。

A　プレガバリン

　プレガバリンはγアミノ酪酸（gamma-aminobutyric acid：GABA）の誘導体で，中枢および末梢神経系に広く分布する電位依存性 Ca^{2+} チャネルの $\alpha_2\delta$ サブユニットに特異的に結合するリガンドとして Ca^{2+} チャネルの遮断作用を示す。神経系に分布する Ca^{2+} チャネルはシナプスでの神経伝達物質の分泌を制御しており，プレガバリンは特に神経損傷モデルなどで観察される神経過興奮状態でのグルタミン酸やサブスタンスP，カルシトニン遺伝子関連ペプチド（CGRP）などの分泌を抑制する[2]。さらに，中枢神経系の前帯状回−扁桃体−中脳水道周囲灰白質−延髄を主体とする神経ネットワークは下行性疼痛抑制系として知られるが，プレガバリンは下行性疼

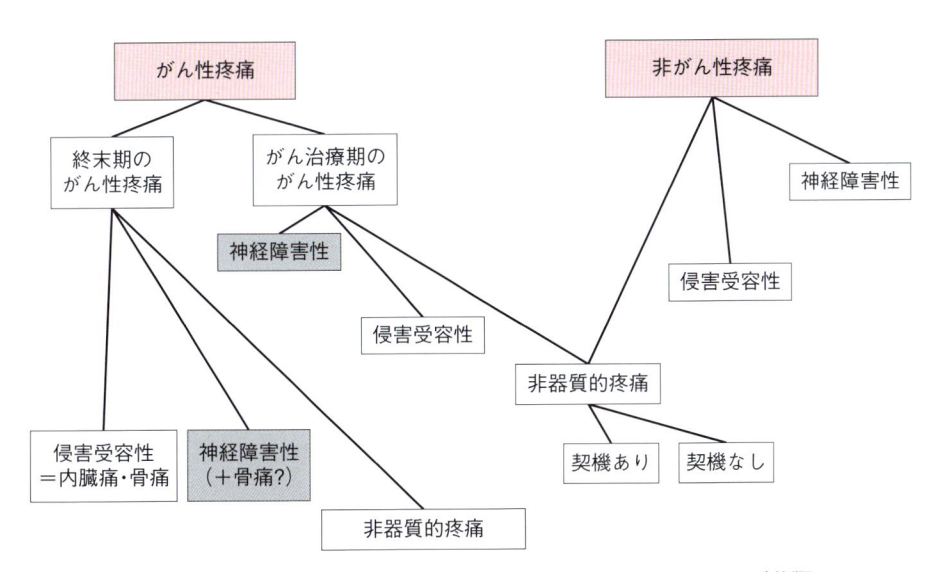

図1　がん性疼痛および非がん性慢性疼痛の病態とそのステージ分類
　疼痛疾患に対する薬物療法では，まずがん性疼痛であるか，非がん性疼痛であるかを判断する。続いて，がん性疼痛であればそのステージを検討し，さらにその病態に合わせた治療計画を検討する。

痛抑制系を賦活し鎮痛効果を発揮する[3]。

B プレガバリンの使用方法

　全がん患者の約30％が中等度以上の痛みを罹患しており，そのうちの33.3％（全がん患者の約10％）が神経障害性疼痛に罹患している[4]。プレガバリンは各国の二重盲検試験で種々の末梢性神経障害性疼痛に加え，脊髄損傷後疼痛を代表例とする中枢性神経障害性疼痛に対する有効性も認められ，すべての神経障害性疼痛薬物療法治療指針で一貫して第一選択薬として取り上げられている（図2）[5]。プレガバリンの導入時は，まずはプレガバリン75 mg錠1錠を就寝時に内服させ，翌朝の眠気・ふらつきの程度に応じて朝食後の服薬（75 mg錠1錠）を判断するように指導している。ただし，仮に初回内服時の翌朝の眠気が問題となっても，ほぼ全症例，3日程度就寝時の内服を継続すれば起床時の眠気が徐々に緩和し朝食後の内服を開始できる。あるいは，起床時および日中の眠気が問題となる症例では，就寝時にプレガバリン75 mg錠2錠を内服させることもある。このように服薬初期に現れる眠気の副作用については初回処方時に十分な説明と教育が必要であるが，認容性はきわめて良好である。プレガバリンは体内でほとんど代謝されず，肝臓でのシトクロムP450の誘導・阻害作用がなく薬物相互作用を起こしにくい利点がある。ただし，プレガバリンは未代謝体として腎から尿中に排泄されるため腎機能障害患者では血中濃度の上昇が危惧され，クレアチニンクリアランスを参考に投与量や投与間隔，また血液透析時の追加用量について注意を要する。
　プレガバリンには眠気・ふらつき以外に体重増加の副作用があるが，食事療法や運動療法などの指導によって臨床上，大きな問題とはならない。末梢性浮腫は約11％の患者で認められ，その多くは下肢に現れる。念のため，心不全などの全身疾患による浮腫との鑑別が必要である。靴が履けないなどの日常生活動作能力（activities of daily living：ADL）上の支障があればプレガバリンの減量および中止が必要となる。

C 緩和医療においてプレガバリンが果たす役割

　痛みの重症化・遷延化を説明するモデルとして，痛みの悪循環モデル（図3）[6]が知られる。プレガバリンは睡眠障害の改善効果が顕著である。神経障害性疼痛に対して用いられる鎮痛薬にはプレガバリンのほか，三環系抗うつ薬や強オピオイド鎮痛薬があるが，プレガバリンはこれらの中でもレム睡眠（rapid eye movement sleep：REM）相とnon-REM睡眠相からなる睡眠相の構築に悪影響を与えず徐波睡眠を誘導する[7]。このことは，プレガバリンの内服によって生理的に深い睡眠が取られていると考えることができ，睡眠障害に対する高い有効性が考えられる。このような作用は，不眠に対して用いられるベンゾジアゼピン系薬物では得られない。睡眠障害は乳がん発症に寄与することや，睡眠障害を伴うがん患者の生命予後が悪いことがすでに報告[8]されており，プレガバリンの睡眠改善作用はがん予防ならびに支持療法として期待される。さらに，プレガバリンは抗不安効果が強く，不安発作に続発する抑うつ症状にも有効[17]なだけでなく，痛みの破局的思考に対する有用性も示唆されている。これらを総合したプレガバリンの効果は，神経障害性疼痛に対する高い鎮痛効果およびADL/QOL（quality of life：生活の質）の向上作用として，われわれが臨床上実感できる。鎮痛薬の有効性を疼痛緩和だけでなく，ADL/QOLの改善作用も加味して薬物を評価した場合にもプレガバリ

第一選択薬（複数の病態に対して有効性が確認されている薬物）

- ◇三環系抗うつ薬（TCA）
  ノルトリプチリン, アミトリプチリン, イミプラミン
- ◇Caチャネルα2δリガンド
  プレガバリン, ガバペンチン

※下記の病態にかぎりTCA, Caチャネルα2δリガンドとともに第一選択薬として考慮する

ノイロトロピン	◇SNRI デュロキセチン	◇抗不整脈薬 メキシレチン	◇アルドース還元酵素阻害薬 エパルレスタット
PHN	有痛性糖尿病性ニューロパチー		

※※三叉神経痛だけは特殊な薬物療法が必要

第一選択薬
カルバマゼピン
三叉神経痛

第二選択薬（1つの病態に対して有効性が確認されている薬物）

- ◇ワクシニアウイルス接種家兎皮膚抽出液含有製剤（ノイロトロピン®）
- ◇デュロキセチン
- ◇メキシレチン

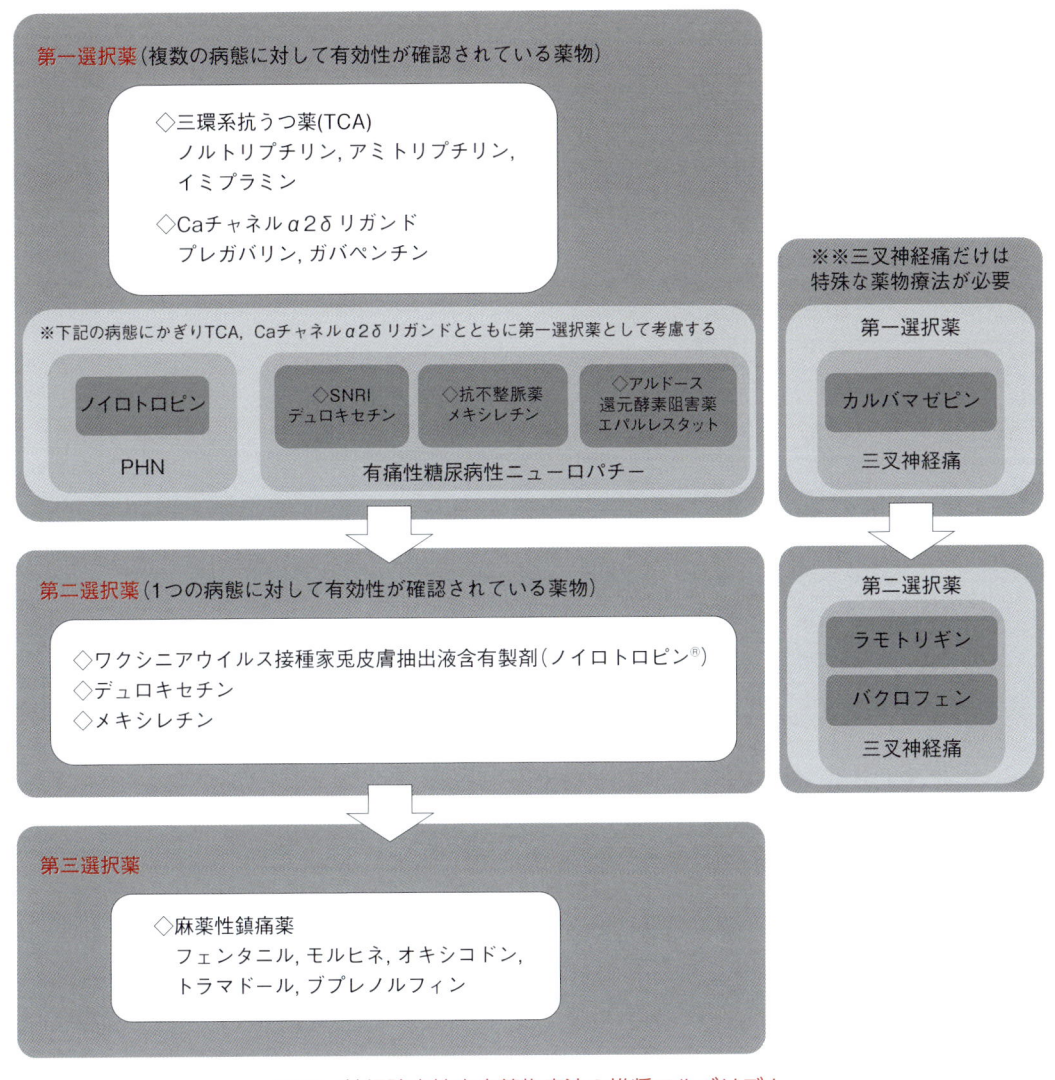

第二選択薬
ラモトリギン
バクロフェン
三叉神経痛

第三選択薬

- ◇麻薬性鎮痛薬
  フェンタニル, モルヒネ, オキシコドン, トラマドール, ブプレノルフィン

図2 神経障害性疼痛薬物療法の推奨アルゴリズム
末梢性神経障害性疼痛全般に対する薬物療法の第一選択薬から第三選択薬までを示す。
（日本ペインクリニック学会神経障害性疼痛薬物療法ガイドライン作成ワーキンググループ編．神経障害性疼痛薬物療法ガイドライン．東京：真興交易医書出版部；2011より改変引用）

ンは第一選択薬として推奨されている[9]。このほか，プレガバリンはオピオイド鎮痛薬との併用によって，鎮痛効果が増強[10]されるだけでなく，オピオイド鎮痛薬による悪心・嘔吐を予防することが知られており，オピオイド鎮痛薬の認容性を高めるためにもプレガバリンの積極的な併用が望まれる[11]。さらに，プレガバリンは神経障害性疼痛に対する鎮痛薬として位置づけられるが，侵害受容性疼痛の中でも神経系の過敏性を獲得したような重度の痛みに対しては，選択的シクロオキシゲナーゼ-2（cyclooxygenase-2：COX-2）阻害薬との併用で非常に強い鎮痛作用を発揮することも報告されている[12]。がん緩和医療における終末期がん性疼痛では，神経障害が明確でなくてもオピオイド鎮痛薬に対して抵抗性を示す症例がある。このような場合には，プレガバリンと選択的COX-2阻害薬を積極的に併用することによって疼痛管理が良好になる症例をしばしば経験する。

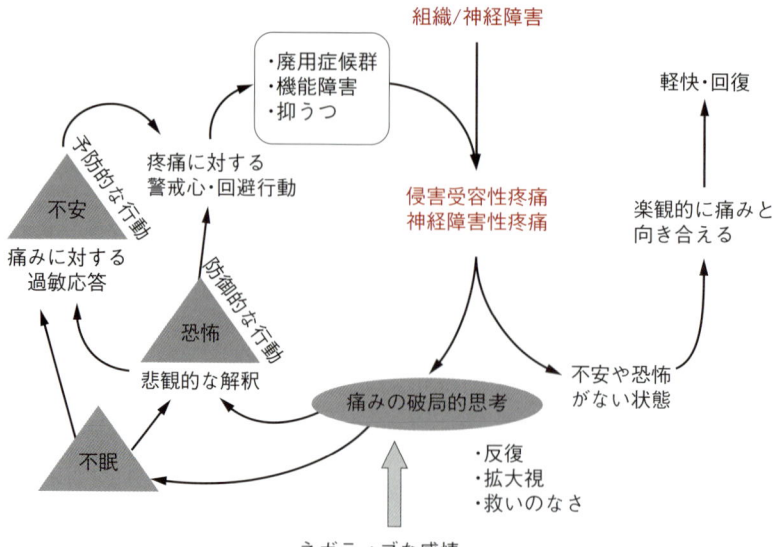

図3 痛みの悪循環モデル

組織障害や神経障害によって知覚される痛み（侵害受容性疼痛/神経障害性疼痛）の認知は，痛みの破局的思考，不眠，不安・恐怖，抑うつなどの陰性因子によって修飾を受ける。これらは痛みの悪循環として疼痛の遷延化を引き起こす。

(Leeuw M, Goossens MEJB, Linton SJ, et al. The fear-avoidance model of musculoskeletal pain : current state of scientific evidence. J Behav Med 2007 ; 30 : 77-94 より改変引用)

D ワクシニアウイルス接種家兎炎症皮膚抽出液含有製剤（ノイロトロピン®）

　ノイロトロピンは神経障害性疼痛の中でも帯状疱疹後神経痛に対する鎮痛効果が示されており，日本ペインクリニック学会神経障害性疼痛薬物療法ガイドラインでは第二選択薬として推奨されている（図2）。鎮痛機序は，疼痛下行性抑制系の賦活作用によると考えられている。これ以外にも，末梢循環改善やブラジキニンの遊離抑制などの作用が鎮痛効果を発揮すると考えられ，神経障害性疼痛以外に主として侵害受容性疼痛が病態と考えられる疾患（腰痛症や変形性関節症，肩関節周囲炎）にも有効性を示す。ノイロトロピンは眠気など中枢神経系の抑制に伴う副作用だけでなく，非ステロイド性抗炎症薬（NSAIDs）で一般的な消化器系の副作用もきわめて稀であるため安全性が高く，高齢者や比較的体力の低下した患者にも安全に使用できる。このため導入量と維持量が同等で漸増の必要がなく，1日4錠を朝夕2回に分割投与することによって滴定期間を設けることなく，速やかな鎮痛効果が期待できる。さらに，ノイロトロピンの剤形には経口薬以外に注射剤もあり，経口摂取不能な患者に対しても投与可能である。このほか，ノイロトロピンはプレガバリンなどの神経障害性疼痛治療薬との併用で鎮痛効果が増強されるため，ほかの神経障害性疼痛治療薬の使用時にノイロトロピンと併用することによって低用量で維持でき，副作用の軽減につながると期待できる[13]。

E 緩和医療においてノイロトロピンが果たす役割

　全がん患者のうち約3.4％が，がん化学療法誘発性ニューロパチーに伴う神経障害性疼痛に罹患している[4]。化学療法誘発性ニューロパチーの病理所見は末梢神経の脱髄と有髄線維および無髄線維の減少であるが，この病理所見はノイロトロピンが適用承認されている亜急性脊髄視束神経症（subacute myelo-optic neuropathy：SMON）と類似しており，化学療法誘発性ニューロパチーに対してもノイロトロピンは鎮痛効果を発揮し，さらに化学療法誘発性ニューロパチーの発症予防や重症化防止にも寄与する[14]～[16]。このように，ノイロトロピンにはその機序が不明ながら神経保護作用があり，がん化学療法の抗腫瘍効果を阻害しないため支持療法として期待できる。そのほか，乳がんや前立腺がんを対象にホルモン療法（アロマターゼ阻害薬）が用いられるが，ホルモン療法を受けている患者の47％が関節痛を発症し，そのうちの67％は中等度～重度の痛みであり，5～10％が関節痛を理由にホルモン療法を中止あるいは中断せざるをえない[17]。ホルモン療法誘発性関節痛の機序の詳細は解明されていないが，変形性関節症に対して抗炎症効果ではない鎮痛効果を発揮するノイロトロピンは，ホルモン療法誘発性関節痛に対しても有用性が期待できるかもしれない。睡眠障害を伴うがん患者の生命予後が悪いことは上述したが，ノイロトロピンもプレガバリンと同様に神経障害性疼痛患者の睡眠障害を改善することが示されており，がん治療自体に対する支持的な作用を期待できるかもしれない。

参考文献

1) 住谷昌彦, 小暮孝道, 東　賢志ほか. がん性疼痛と非がん性慢性疼痛に対するオピオイド鎮痛薬についての考え方の違い. ペインクリニック 2012；33：s261-9.
2) Bauer CS, Nieto-Rostro M, Rahman W, et al. The increased trafficking of the calcium channel subunit α2δ-1 to presynaptic terminals in neuropathic pain is inhibited by the α2δ ligand pregabalin. J Neurosci 2009；29：4076-88.
3) Tanabe M, Takasu K, Takeuchi Y, et al. Pain relief by gabapentin and pregabalin via supraspinal mechanisms after peripheral nerve injury. J Neurosci Res 2008；86：3258-64.
4) Garcia de Paredes ML, del Moral Gonzalez F, Marinez del Prado P, et al. First evidence of oncologic neuropathic pain prevalence after screening 8615 cancer patients. Results of the on study. Ann Oncol 2011；22：924-30.
5) 日本ペインクリニック学会神経障害性疼痛薬物療法ガイドライン作成ワーキンググループ（編）. 神経障害性疼痛薬物療法ガイドライン. 東京：真興交易医書出版部；2011.
6) Leeuw M, Goossens MEJB, Linton SJ, et al. The fear-avoidance model of musculoskeletal pain：current state of scientific evidence. J Behav Med 2007；30：77-94.
7) Hindmarch I, Dawson J, Stanley N. A double-blind study in healthy volunteers to assess the effects on sleep of pregabalin compared with alprazolam and placebo. Sleep 2005；28：187-93.
8) Coleman RE. Clinical features of metastatic bone disease and risk of skeletal morbidity. Clin Cancer Res 2000；6：3038-45.
9) Finnerup NB, Otto M, McQuay HJ, et al. Algorithm for neuropathic pain treatment：an evidence based proposal. Pain 2005；118：289-305.
10) Gatti A, Longo G, Sabato E, et al. Long-term controlled-release oxycodone and pregabalin in the treatment of non-cancer pain；an observational study. Eur Neurol 2009；61：129-37.
11) Tiippana E, Hamunen K, Kontinen VK, et al. Do surgical patients benefit from perioperative gabapentin/pregabalin? A systemic review of efficacy and safety. Anesth Analg 2007；104：1545-56.
12) Romano CL, Romano D, Bonora C, et al. Pregabalin, celecoxib, and their combination for treatment of chronic low-back pain. J Orthop Traumatol 2009；10：185-91.
13) Okazaki R, Namba H, Yoshida H, et al. Combined

antiallodynic effect of neurotropin and pregabalin in rats with L5-spinal nerve ligation. Life Sci 2013；92：259-65.
14) Zhang RX, Lu ZH, Wan DS, et al. Neuroprotective effect of neurotropin on chronic oxaliplatin-induced neurotoxicity in stage 2 and 3 colorectal cancer patients：results from a prospective, randomized, single-center, pilot clinical trial. Int J Colorectal Dis 2012；27：1645-50.
15) Kawashiri T, Egashira N, Watanabe H, et al. Prevention of oxaliplatin-induced mechanical allodynia and neurodegeneration by neurotropin in the rat model. Eur J Pain 2011；15：344-50.
16) Kawashiri T, Egashira N, Itoh Y, et al. Neurotropin reverses paclitaxel-induced neuropathy without affecting anti-tumor efficacy. Eur J Cancer 2009；45：154-63.
17) Paice A. Chronic treatment-related pain in cancer survivors. Pain 2011；152：s84-9.

〈住谷　昌彦／山内　照夫〉

臨床編

II
WHO方式がん性疼痛治療法

はじめに

がん患者の多くは強い痛みを経験し，その痛みの治療は患者の生活の質（quality of life：QOL）向上において非常に重要な役割を果たす。

1986年，世界保健機関（World Health Organization：WHO）よりモルヒネを中心とした，がん性疼痛の治療法であるWHOがん性疼痛治療指針が発表され[1]，それがきっかけとなりWHO方式が日本にも普及し始めた。その普及の意図は，医療者であれば誰でもどこでも施行可能な比較的簡単なプライマリケアとしての鎮痛法を広めることであった。そのコンセプトは，それから約30年が経過した現在でも，がん性疼痛治療の基本となっている。WHO方式は，シンプルであるが強力な鎮痛法であり，副作用対策，非薬物療法も含めた全人的な痛みの治療法の象徴であると考えられるが，副作用の少ない新しいオピオイド製剤の出現，新しい投与経路が可能な剤形の出現によって，現場で施行されている実態は時代とともに変化している部分もある。ここではWHO方式の基本に立ち返り，現状でのがん性疼痛治療における役割を再検討する。

A　WHO方式がん性疼痛治療法の歴史・社会的背景

1．全人的苦痛の理解

がん患者の苦痛と向き合うためには，その苦痛は単に身体的な側面だけでなく，精神的，社会的，霊的な側面から構成されているという全人的な見方が必要である（図1）。それぞれの側面から統合的に緩和医療は提供されるべきである。

a）身体的苦痛

痛みのみならず，悪心・嘔吐，便秘，呼吸困難，全身倦怠感などの身体症状として感じる苦痛のこと。身体的苦痛は人間としての尊厳を大きく損なわせる。すなわち，痛みのために患者を我慢させるようなことがあってはならない。

b）精神的苦痛

不安，孤独感，恐怖，苛立ち，怒り，うつ状態，焦りなど。十分な時間をかけて患者の言葉に傾聴し，患者の感情に対し理解的な態度を取る姿勢が基本となる。

c）社会的苦痛

仕事上の問題，経済上の問題，家庭内の問題，人間関係，遺産相続など。患者自身のみならず周囲の人々が関係していることが多いが，時として援助を考慮する。

d）霊的苦痛

スピリチュアルペインともいう。自分の死を悟り，その中で自分が生きてきた意味や自分の存在価値などに悩まされること。人間の生き方の根源に対する適切な援助が提供されるべきである。

2．がんの痛みの成因

WHO方式では痛みの原因を，がん自体の痛み，リンパ浮腫・褥瘡・筋の攣縮などのがんに関連した痛み，手術・化学療法・放射線療法などの治療に関連した痛み，関節炎・非特異的腰痛などのがん以外の併発疾患による痛み，に分けて分類しているが，これらは痛みの病態を知るうえで重要である。あらかじめ痛みの原因と病態についての知識を得ておくことは必須であり，そのうえで，実際の臨床では鎮痛薬の反応も見ながら痛みの原因を

図1 全人的苦痛

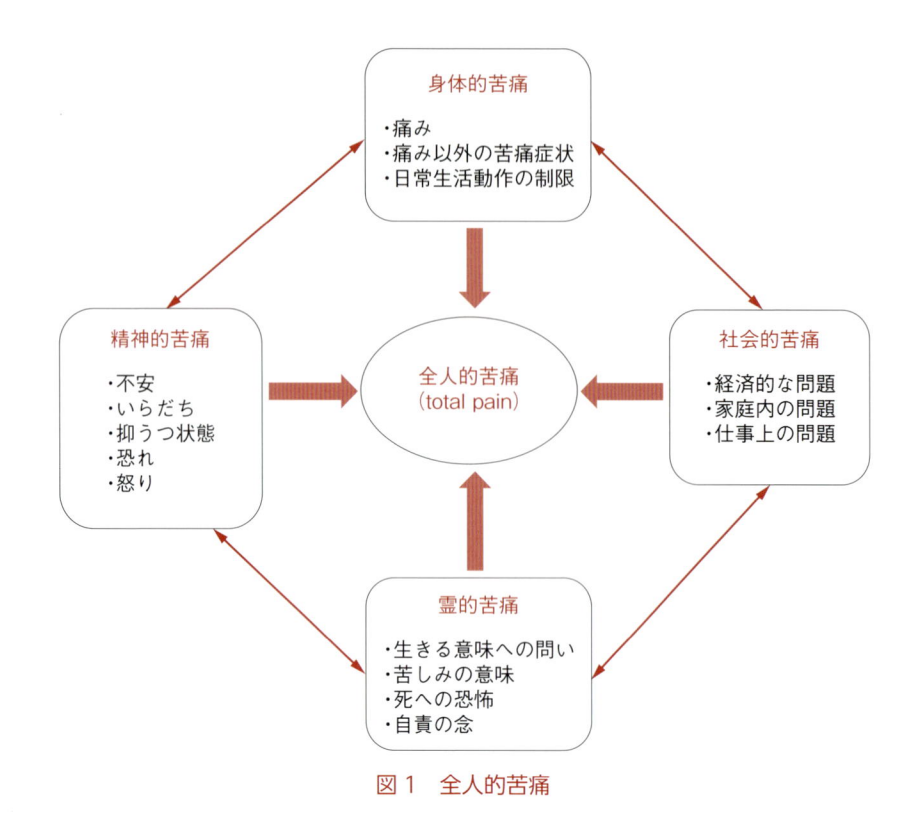

身体的苦痛
・痛み
・痛み以外の苦痛症状
・日常生活動作の制限

精神的苦痛
・不安
・いらだち
・抑うつ状態
・恐れ
・怒り

全人的苦痛 (total pain)

社会的苦痛
・経済的な問題
・家庭内の問題
・仕事上の問題

霊的苦痛
・生きる意味への問い
・苦しみの意味
・死への恐怖
・自責の念

探ることが推奨される。

3. がんの痛み治療とWHOの対応

WHOは，先進国のがん患者の50〜80%は適切な鎮痛薬の投与を受けていないという問題を重視し，がんの一次予防，早期発見，治癒的治療の3項目で構成されていたWHOがん征圧に，進行再発がんに対する政策を新たに加え，その第一の目標として，がん性疼痛治療法の確立と普及と推進を挙げた。そこで，①患者には痛みのマネジメントのための十分な鎮痛薬を要求する権利がある，②医師にはそれを投与する義務がある，③痛みから解放されることは，すべての患者の権利と見なすべきである，④がん患者の診療に携わる医師は鎮痛薬の投与法に精通していなければならない，との勧告を出すと同時に，鎮痛薬投与法の基本方針をまとめ，WHO方式がん疼痛治療法のガイドラインを盛り込んだ"がんの痛みからの解放（Cancer Pain Relief）"第1版を1986年，第2版を1996年に発刊し，がん性疼痛治療法の普及を行っている[1]。

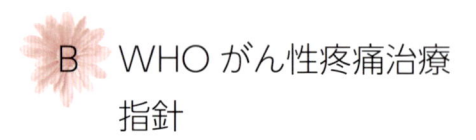

B WHOがん性疼痛治療指針

オピオイド鎮痛薬を基本としたWHOがん性疼痛治療指針は，がんの痛みに対して合理的な方法で適正量を決定し投与することによって痛みが取れる，単純で効果的な方法である。この方針に沿った治療法を行うことで，70〜90%近いがん患者を痛みから解放できるということがすでに多くの臨床試験から実証されている。その基本的なコンセプトは，除痛ラダー（図2 後述）に基づいたものであるが，それを含め，がん性疼痛に対してWHO方式は5つの重要なコンセプト（原則）からなっている。①経口的に（by the

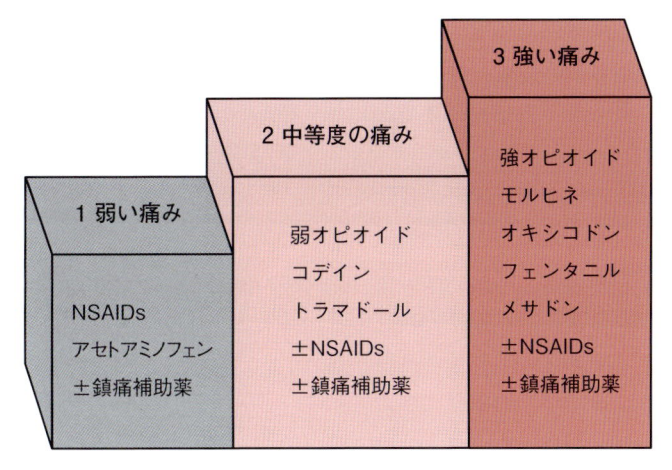

図2 WHO 3段階ラダー（誰でもできる痛みの治療）

mouth），②時刻を決めて規則正しく（by the clock），③除痛ラダーに沿って効力の順に（by the ladder），④患者ごとの個別な量で（for the individual），⑤そのうえで細かい配慮を（with attention to detail）である。それぞれについて基本的なコンセプトを再確認する。

1．WHOの3段階除痛ラダー（図2）

前述のWHOがん疼痛治療法の基本となっている，痛みの強さに応じて鎮痛薬を選択する際の方法である（図1）。

第1段階〔弱い痛み：numerical rating scale（NRS）1〜3/10程度〕：非オピオイド鎮痛薬，第2段階（中等度の痛み：NRS 4〜6/10程度）：弱オピオイド鎮痛薬，第3段階（強い痛み：NRS 7〜10/10程度）：強オピオイド鎮痛薬に分類されている。

以下に各段階で使用されている鎮痛薬を提示し，その使用法を示す。

a）第1段階：非オピオイド鎮痛薬

軽度の痛みに対する非オピオイド鎮痛薬には，アセトアミノフェンと非ステロイド性抗炎症薬（nonsteroidal anti-inflammatory drugs：NSAIDs）がある。

b）第2段階：弱オピオイド鎮痛薬

軽度から中等度の痛み治療におけるオピオイド鎮痛薬として，わが国ではリン酸コデインとして使用されるコデイン，トラマドールがある。コデインは1日に4〜6回（1回量20〜60 mg），トラマドールは1日に4回（1回量25〜75 mg）の定時投与を行う必要がある。レスキューとしてはそれぞれの1回量を，疼痛時に投与することでタイトレーションを行う。痛みが強くなってきた場合，弱オピオイド間のオピオイド・ローテーションを考えるより，強オピオイドへのローテーションを検討すべきである。

c）第3段階：強オピオイド鎮痛薬

中等度から強度のがんの痛みに対して使用される薬物は，モルヒネ，オキシコドン，フェンタニル，メサドンがある。

速放性製剤によるレスキューの回数をもとにして徐放性製剤を増量することが一般的である。オピオイド速放性製剤が効きにくい痛みは，神経障害性疼痛である可能性を考え，鎮痛補助薬の適用を検討する必要がある。

WHOラダーに沿ってがんの痛みを治療する場合に注意しなければならない点は，患者の痛みの強さに応じた薬物を最初から使用す

ることである。強度の痛みに対して，軽度の鎮痛薬から順番に開始したのでは，患者につらい思いをさせてしまうことを知るべきである。

がんの痛みは，経時的に増強していくことも多いが，強度の痛みを訴える患者が突然，痛みの外来に紹介されることもある。その場合には，初めから強オピオイド鎮痛薬の投与も躊躇せずに行うべきである。即効性が期待できる可能性があり，またその鎮痛薬の痛みに対する反応を見ることができる。

日本でのメサドンの位置づけは，モルヒネ，オキシコドン，フェンタニル製剤によっても調節できない痛みに対するオピオイド鎮痛薬である。N-メチル-D-アスパラギン酸（NMDA）受容体拮抗薬の作用を併せ持っているため[2]，難治性がん性神経障害性疼痛に対しての対策として期待されているが，QT延長症候群など致死的な合併症もあるため，e-learningなどの教育のもとに全症例調査の形で使用されている[3]。

2. WHO方式について（5原則）

a）経口的に（by the mouth）

経口投与は，鎮痛薬の投与経路としては患者にとって侵襲が少なく最適であるといわれており，コスト面においても優れている。経口製剤としては，速く鎮痛効果が発現する速放性製剤，効果発現は遅いが効果が長く持続する徐放性製剤に分けられる。基本的にそれぞれの役割を認識して併用する。がんの持続的な痛みを取るために可能なかぎり安定した血中濃度を保つことが基本にあり，そのうえで突出痛に対しては速放性製剤によって可及的に早く痛みを和らげることで対応する。

このように，経口投与は第一に考えるべき投与経路ではあるが，がん患者の状態は一定ではなく，経口摂取が不可能となることも往々にして起こりうる。そのため，患者の状況に応じて最適な投与経路を使うことが重要であり，経口投与，持続静脈内投与，持続皮下投与などのそれぞれの投与経路の利点・欠点を理解しておく必要がある。現在では，その時点での適切な投与経路を選択する（by the appropriate route）というスタンスに変化してきている。

b）時刻を決めて規則正しく（by the clock）

鎮痛薬の投与は時刻を決めた一定の時間間隔で規則正しく使用すべきであり，その投与量は，患者の痛みの強さに応じた量とすべきである。この量は患者が楽になったと感じる量であり，この量を目指して鎮痛薬を少しずつ増量していくこととする。また，次回分の投与は，薬の効果が切れる前に行う。このように鎮痛効果の切れ目がない投与によって痛みが継続的に減弱した状態を維持すべきである。痛みの初回治療にあたって（すなわちオピオイドナイーブな患者に対して）は，徐放性製剤は最低量の規格製剤の投与から開始し，速放性製剤のレスキューによって微調整し，適正な投与量を探していくことが推奨されている（オピオイドタイトレーション）。

c）除痛ラダーに沿って効力の順に（by the ladder）

弱い痛み，中等度の痛み，強い痛み，という痛みの程度に見合う鎮痛薬を規定した前述のWHO 3段階除痛ラダーに従って，鎮痛薬を選択する。第一段階に示される非オピオイド鎮痛薬が痛みに対して有効でなかった場合には，この処方に中等度の痛みに用いる弱オピオイド鎮痛薬を加える。それによっても鎮痛効果が不十分の場合には強い痛みに用いる強オピオイド鎮痛薬を代わりに用いる。適用があれば最初から鎮痛補助薬を併用することが示されている。わが国において，弱オピオ

イドはコデインだけであるため，その天井効果（ceiling effect）を考えると，鎮痛が不十分である場合には早めに強オピオイドに変更することが望ましい．強オピオイドに関しては，天井効果が見られないため，オピオイドに反応する痛みに対しては，強オピオイドを増量することで対応が可能である．わが国では，モルヒネ，オキシコドン，フェンタニル，メサドンの4種類が使用でき，そのすべてがμ受容体作動薬である．しかし，それぞれの副作用の程度は患者にそれぞれによっても異なるため，十分な副作用対策を取っているにもかかわらず，症状がコントロールできない場合には，オピオイド・ローテーションによって，それを解決することが示されている．

除痛ラダー中で，軽度から中等度のがんの痛みを持つ患者を診察したときの最初のステップとして使用する鎮痛薬は，アセトアミノフェン，アスピリン，またはそのほかのNSAIDsとされている．鎮痛効果を増強させたり，痛みを悪化させたりする症状緩和に対する鎮痛補助薬は，痛みのタイプによらず，どの段階においても併用すべきことも示されている．NSAIDsが投与されたあとにも痛みが継続するか増強する場合には，コデインやトラマドールを使用する．この場合に注意する点は，NSAIDsの代わりに投与するのではなく，それに追加する形で投与するということである．

また，中等度から強度の痛みに対しては，経口オピオイドをNSAIDsまたはアセトアミノフェンとともに開始すべきである．痛みを取るための適量とは，最低限の副作用（鎮静，嘔気，便秘など）のもとに痛みが調節されることを意味していることを銘記する必要がある．

d）患者ごとの個別な量で（for the individual）

オピオイド鎮痛薬には，標準投与量というものはないと考えるべきである．適切な投与量とは，その量でその患者の痛みがほぼ消える量である．基本的に強オピオイドには天井効果はなく，投与量の限界は増量による鎮痛効果が認められるかぎり上限はないと考えてもよい．NSAIDsとオピオイド鎮痛薬の併用投与は相加・相乗効果が得られるため，可能なかぎり行う．また，オピオイドが効きにくい神経障害性疼痛に対して鎮痛補助薬を同時に投与することは，鎮痛効果を増強させるという意味でも重要なポイントである．しかし，複数の鎮痛薬の併用は，それぞれが持っている副作用を増強しあう可能性があることも念頭に置く．オピオイド・ローテーションを行うにあたっては，等鎮痛量をもとにした換算比が用いられるが，その際には交差耐性，患者ごとの反応性の違いなどに注意し，適正な投与量を決定すべきである．

e）そのうえで細かい配慮を（with attention to detail）

鎮痛薬の使用にあたっては，特にオピオイド鎮痛薬においては，副作用に対する対策が重要であり，事前にその副作用に関しての注意点，対策法についての詳細な説明が治療の成否に関わる場合もある．時刻を決めて規則正しく鎮痛薬を服用することの大切さを，患者によく説明しておくことが重要である．また，オピオイドにかぎらず鎮痛薬の使用に関しては，患者に対して理解できる説明のうえ，了承を得ることが，これからもますます重要になってくると考える．

C　WHO方式と実際

WHOラダーに沿って，がんの痛みを治療する際に注意しなければならない点として，患者の感じる強い痛みに対して，ラダーどおりの弱い鎮痛薬から順番に投与を開始したの

では，効果が不十分になってしまい，患者が苦痛を感じてしまうということである．がんによる痛みが，弱い段階から強い段階に経時的に変化している場合には，痛みの強さに応じてラダーどおり順次対応していけばよいと思われるが，実際の臨床ではそうでない場面にしばしば遭遇する．そのため，以下に示す方法での対応を推奨している．

1. がんの痛みが段階的に増加する場合

がんの痛みの性状は多彩であり，持続的な痛み，間欠的な痛みを基本とし，急性的な痛み，慢性的な痛みなどがあるため，その治療に際しては特徴を経時的，持続的にとらえる必要がある．そうしたなかで，痛みの性状として，弱い痛みから始まり，中等度，強度と段階的に変化していくことが多かったため，WHOラダーも痛みの程度に合わせて段階的にという意味が込められていたものと考えられる．痛みは，腫瘍の進展とともに強くなる場合もあるが，必ずしも進展に伴わない場合もある．また，がんの治療によって進展が抑えられ痛みが減少する場合や，腫瘍の圧迫により痛みよりもむしろしびれが強く存在する場合もある．そういった観点からも，痛みの程度を無視して弱い段階から段階的に鎮痛薬を強めていくことは現実的に無理があり，むしろ強い痛みを訴える患者に対して弱い鎮痛薬から開始することは倫理的な面からも問題がある．そのため，患者の痛みの強さに応じた適切な強さの鎮痛薬から投与を開始することが重要である．そのうえで，段階的に痛みが増強する際には，それに応じた鎮痛薬の投与を行っていけばよい．

2. がんによる強い痛みを持つ患者を初めて診察した場合

強い痛みで受診する患者には，以下の2つのパターンが挙げられる．①痛みの強さが突然強いものに変化した場合，②患者本人が痛みをぎりぎりまで我慢したか，もしくは（医療者の不適切な判断で）痛みの強さに相当する鎮痛薬の処方を受けておらず，とうとう痛みを我慢することができなくなった場合である．いずれの場合においても，緊急事態として対応すべきであり，鎮痛薬として強オピオイドが第一選択となる．ただし，痛みの原因として病的骨折などの新たな病態の発生の有無を必ず再評価したうえでの対応が必要である．

3. 適切な投与経路の選択 (by the appropriate route)

WHO方式の基本は経口投与であるが，婦人科がん，消化器がんの患者などでは，末期になると消化管の閉塞が起こることが多く，経口投与中心の鎮痛薬の投与から，非経口投与に変更しなければならないことも多い．そのような場合は，持続皮下投与，持続静脈内投与が推奨され，在宅医療においてもそれが可能となってきている．また，本年よりイーフェンバッカル錠®，アブストラル舌下錠®などのフェンタニル速放性製剤（粘膜吸収性フェンタニル製剤）が発売され[4,5]，フェンタニル貼付剤によるフェンタニル持続皮下投与に加え，突発痛時のレスキューとしての薬物が使用できる時代となっている．つまりフェンタニル貼付製剤＋フェンタニル速放性製剤の組み合わせにより，消化管からの鎮痛薬の吸収を当てにしないでも患者の鎮痛が図れるようになっている．

4．WHO 小児がん疼痛治療指針

2013年に，武田ら[6]による新しい小児WHO疼痛治療ガイドラインが日本語に翻訳され出版された。成人と異なり，コデインとトラマドールの役割が外され，2段階方式除痛ラダーとなっている。小児においては，コデインが代謝されモルヒネに変換される過程で関わるCYP2D6の活性が未熟であり，十分なモルヒネ濃度が期待できないためである。また，トラマドールは小児に対する安全性，有効性に関しての報告がなく，採用されていない国も多いためである。

参考文献

1) 武田文和訳．WHO方式がん疼痛治療法（がんの痛みからの解放）．東京：金原出版；1987. p.45
2) Shimoyama N, Shimoyama M, Inturrisi CE, Elliott K.(1997), D-methadone is anti-nociceptive in the rat formalin test. J Pharmacol Exp Ther 1997；283（2）：648-52.
3) メサペイン錠® 医薬品インタビューフォーム（http://www.info.pmda.go.jp/）
4) 武田文和, 鈴木　勉監訳．メサドン．トワイクロス先生のがん緩和ケア処方薬．東京：医学書院；2012．p.393-7.
5) 武田文和, 鈴木　勉監訳．経粘膜吸収性フェンタニル製剤．トワイクロス先生のがん緩和ケア処方薬．東京：医学書院；2012．p.374-88.
6) 武田文和監訳．第3章　薬による痛み治療の基本戦略．世界保健機関編．病態に起因した小児の持続性の痛みの薬による治療　東京：金原出版；2013．p.41-58.

篠原　　仁／下山　恵美／下山　直人

臨床編

III

オピオイドの使い方の基本的概念

はじめに

世界保健機関（WHO）がん性疼痛治療法において，オピオイドは第2・第3段階に用いられる中枢性鎮痛薬であり，がん性疼痛治療にはなくてはならない薬物である。一方，この範疇に入る薬物においては，その使用法，副作用，薬物の変更など，基本的な使用法を熟知することが，より良好な鎮痛を得ることができる条件となる。各オピオイド製剤については前項において詳述されているので，本項ではオピオイドの使い方における基本的概念について述べる。

A オピオイドについて "知る" 必要性

NSAIDsで痛みが緩和されない場合にオピオイド製剤の使用が推奨されているが，わが国におけるオピオイドを中心とする医療用麻薬の消費量は，乱用が問題となっている米国を除いた欧米各国と比べても，いまだに非常に少ないことが知られている[1]。この事実は，がん性疼痛治療が不十分であることが推察されるものであるが，そのような報告も見ることができる。片岡[2]の報告によると，がんの痛みを経験した患者の内，64％には痛み治療が行われなかったという驚くべき事実が報告されている。その理由を見ると，医師に痛みを訴えなかったという患者側の理由もあるが，医師に痛みを訴えても痛み治療が行われなかったとする割合が調査した全症例のなんと35％に見られたとしている。

これらの事実から現在必要とされることは，医療者側のみならず患者・家族の側に対するWHOがん性疼痛治療法の普及と，オピオイドを中心とした医療用麻薬に対する抵抗感，さまざまな誤解の除去であろうと考えられる。そこで本項では，オピオイド使用にあたっての基本的概念を挙げて解説した。

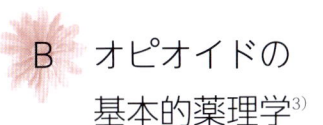

B オピオイドの基本的薬理学[3]

1. オピオイドとは何か

オピオイドとは，アヘン（ケシより抽出）より精製分離されるアルカロイドおよびモルヒネ様活性を有する内因性および合成ペプチド類の総称である。天然のものとしてモルヒネ，コデイン，天然のものの化学構造を一部変えて作られた半合成剤としてジヒドロコデイン，オキシコドン，塩酸エチルモルヒネがあり，化学的に合成されたものには塩酸ペチジン，フェンタニルがある。

2. オピオイド受容体を介した薬理作用（表1）[3]

オピオイドが作用するオピオイド受容体には，μ，δ，およびκが知られている。オピオイド受容体を介する薬理作用には，鎮痛，鎮静，消化管運動抑制，呼吸抑制，咳嗽反射抑制，情動性，徐脈および利尿作用などがある。それぞれが介する薬理作用とその強さは表1に示したが，鎮痛作用は主にμ受容体を介して起こる。

そのほか，オピオイドの作用と作用部位の関係については以下のとおりである。延髄呼吸中枢へ作用して呼吸抑制を，孤束核咳中枢へ作用して鎮咳作用を，延髄化学受容器引き金帯へ作用して催吐作用を引き起こす。便秘は腸間膜神経叢におけるアセチルコリン遊離抑制によって起こる。

表1 オピオイド受容体サブタイプの特徴とリガンド

受容体タイプ	μオピオイド受容体	δオピオイド受容体	κオピオイド受容体
薬理作用			
鎮痛作用	++	+	++
鎮静作用	++	+	++
消化管運動抑制	++	+	+
呼吸抑制	+	−	−
咳嗽反射抑制	+	−（悪化）	+
情動性	+	+	−（嫌悪感）
徐脈	+	−（頻脈）	+
利尿作用	−（抗利尿）	−	+
細胞内情報伝達	cAMP産生↓・Ca^{2+}チャネル↓・K$^+$チャネル↑（Gi/o α依存的）PLC活性化・PKC活性化（Gβγ依存的）	cAMP産生↓・Ca^{2+}チャネル↓・K$^+$チャネル↑（Gi/o α依存的）PLC活性化・PKC活性化（Gβγ依存的）	cAMP産生↓・Ca^{2+}チャネル↓・K$^+$チャネル↑（Gi/o α依存的）
主な発現部位	大脳皮質，線条体，視床，視床下部，中脳，橋-延髄（青斑核，孤束核），脊髄，一次感覚神経など	大脳皮質，線条体，側坐核，中脳など	線条体，側坐核，視床，視床下部，中脳，橋-延髄（青斑核，孤束核），脊髄など

（大澤匡弘，中川貴之，成田 年．薬理学的知識．日本緩和医療学会・緩和医療ガイドライン作成委員会編．がん疼痛の薬物療法にかんするガイドライン2010年版．東京：金原出版；2010．p.35-7 より引用）

3. 依存と耐性[4]

a）精神依存（いわゆる麻薬中毒）

薬の特定の薬理作用を体験するために，薬を摂取することに強い欲求を持った状態，あるいは欲求のために薬を探し求め，入手しては使用し，効果を体験することを特徴とした状態をいう．適切な評価のもとに，がん性疼痛患者に用いる場合には問題となることは非常に少ないとされているが，薬物依存の既往がある患者では注意が必要である．

b）身体依存（禁断症状）

薬が長期間使用されることにより，生体が薬の存在に適応して身体機能を営むようになった結果，突然の中断によって，機能のバランスが崩れて退薬症状（禁断症状）が出現する状態をいう．臨床的にはオピオイドの継続投与がなされている状態であれば問題とならないが，経口摂取ができなくなったためにオピオイドの服薬が突然中止されてしまったなどの場合には注意が必要である．

c）耐性

反復投与を続けるうちに薬の効果が弱まり，効果を維持するのに増量が必要になる状態をいう．がん性疼痛患者においては，適切な評価のもとに，適切な量のオピオイドが与えられていれば問題となることは少ないが，オピオイド製剤の増量に見合った鎮痛効果が認められない場合には，ほかのオピオイド製剤に変更（オピオイド・ローテーション）したり，オピオイド薬物療法以外の鎮痛手段，神経ブロック，鎮痛補助薬などの手段を検討する．

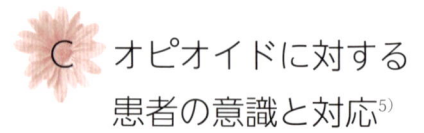

C オピオイドに対する患者の意識と対応[5]

オピオイド，医療用麻薬に対しては，"麻薬

中毒になる""寿命を縮める""最後に用いる薬である"などの誤った認識がされていることがあるほか，副作用への恐怖・不安から，必要な状況にあるにもかかわらずオピオイドを避けることがまれではなく起こっている。がん性疼痛にかぎらず非がん性疼痛においても，痛みの強さによっては適切な評価のもとに用いることによって，むしろ患者の状態を向上させ，生活の質（QOL）を高めることをよく説明する。

がんと診断されたら早期からの緩和ケアを行うことで，痛みのためにできなかったことができるようになり，精神面で前向きな状態となって，その後の経過が良くなることを説明し，副作用に対しても適切に対応可能であることを納得してもらうよう努めることが重要である。

D　オピオイドによる治療の開始時期[6]

オピオイドの開始にあたってのガイドとして，図1に日本緩和医療学会による"がん疼痛に対する薬物療法ガイドライン"を挙げた（図1）。

1．オピオイドの開始時期

① 非オピオイド製剤では十分な鎮痛が得られないとき。
② 中等度以上の痛みがあるとき。

2．どのようなオピオイド製剤から開始するか？

① まず速放性の製剤から開始する。
② 速放性製剤によって，その患者における適切な鎮痛量を決め，その後に徐放性製剤に切り替える。

3．頻度が高い副作用への対策はどうするか？

① オピオイド製剤を開始した後，十分な観察を行い，いつでも制吐薬を使えるようにしておくこと。
② 嘔吐を起こしやすい全身状態にあるなど，患者の状態によっては，オピオイド製剤の開始と同時に制吐薬を同時に用いてもよい。
③ 便秘についても十分な観察を行い，食事内容の把握・検討，水分補給，下剤の投与などを行う。

4．開始量の決定[7]

（1）コデインを開始する場合：コデイン（リン酸コデイン，ジヒドロコデイン）は，1回量20 mgから鎮痛効果を示すとされている。その量を基準として，全身状態により増減する。通常1日4回の服用から始める。コデインは1日量600 mgが有効限界とされているが，これまでの本邦における使用経験からは300 mg程度と報告されている[8]。

そのほかの弱オピオイドの使用法については各項目を参照されたい。

（2）初めて強いオピオイドを用いる場合：少量から開始することが原則である。例えばモルヒネの場合，1回量を5 mg程度から始める。高齢者，全身状態が不良な患者では，さらに少量から開始してよいであろう。モルヒネ速放性製剤の作用持続時間は4時間とされているので，開始当初は6時間ごとの投与とし，鎮痛効果や副作用を観察しながら徐々に増量する。各製剤の作用発現時間，作用持続時間を十分に考慮した処方は必要である（表2）。

Ⅲ．オピオイドの使い方の基本的概念

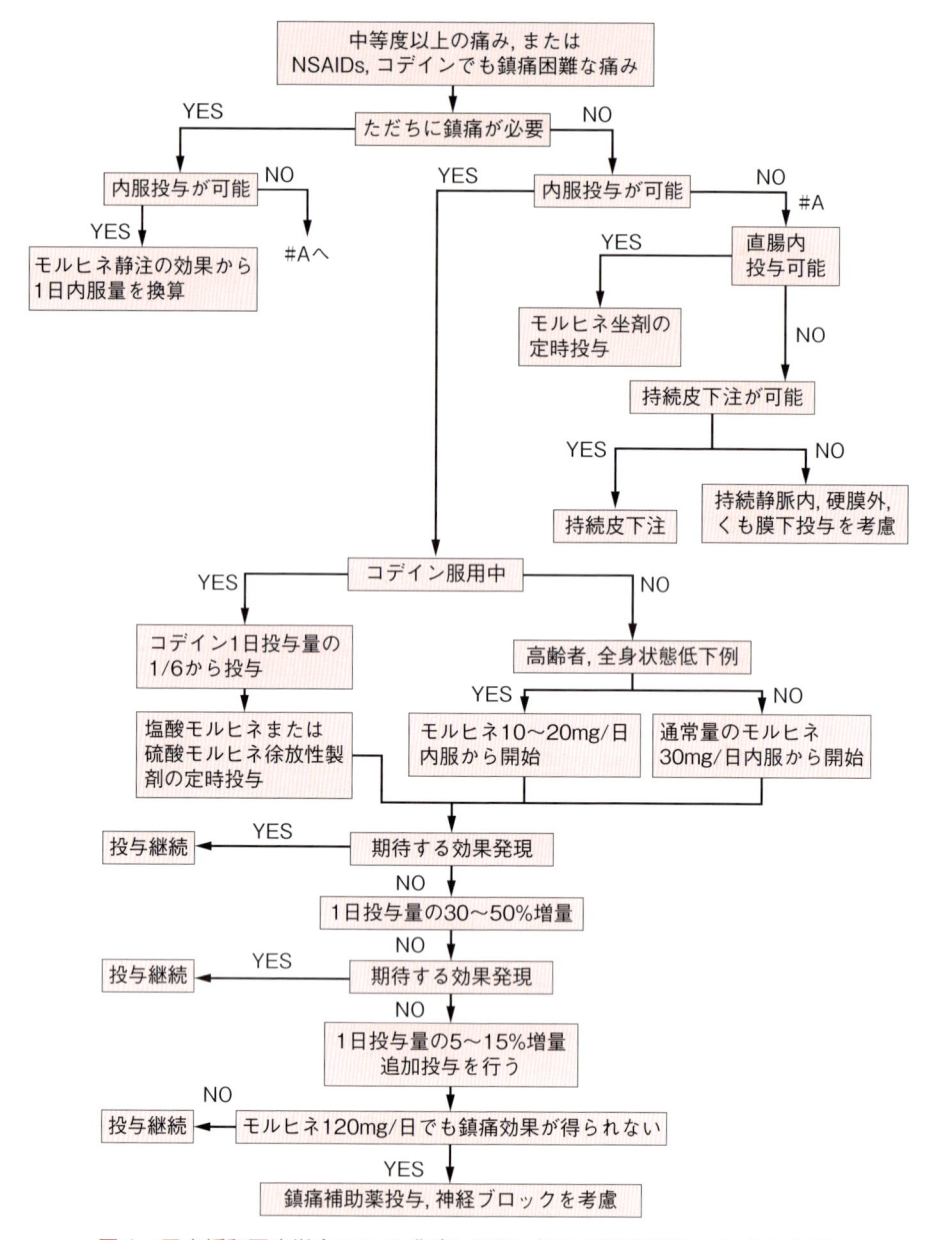

```
          ┌─────────────────────────┐
          │ 中等度以上の痛み，または    │
          │ NSAIDs，コデインでも鎮痛困難な痛み │
          └─────────────────────────┘
                       │
          YES  ┌───────┴───────┐  NO
    ┌─────────┤ ただちに鎮痛が必要 ├─────────┐
    │         └───────────────┘         │
    │                     YES           │
┌─────────┐                 ┌─────────┐ NO
│内服投与が可能│ NO          │内服投与が可能├─────┐ #A
└────┬────┘                 └────┬────┘     │
    YES    #Aへ                 YES        ┌──┴──┐
     │                           │          │直腸内│
┌─────────┐                      │          │投与可能│
│モルヒネ静注の効果から│           │          └──┬──┘
│1日内服量を換算      │           │             NO
└─────────┘                      │          ┌──┴──┐
                                │          │持続皮下注が可能│
                                │          └──┬──┘
                                │     YES      NO
                                │   ┌──┐  ┌───────┐
                                │   │持続皮下注│ │持続静脈内,硬膜外,│
                                │   └──┘  │くも膜下投与を考慮│
                                │          └───────┘
                                │
                   ┌────────────┴──┐
          YES      │ コデイン服用中   │   NO
      ┌───────────┤                ├───────────┐
      │           └───────────────┘           │
┌─────────┐                          ┌─────────────┐
│コデイン1日投与量の│                   │高齢者，全身状態低下例│
│1/6から投与      │                   └──────┬──────┘
└────┬────┘                              YES │ NO
      │                        ┌─────────┐  ┌─────────┐
┌─────────┐                   │モルヒネ10〜20mg/日│ │通常量のモルヒネ│
│塩酸モルヒネまたは│              │内服から開始     │ │30mg/日内服から開始│
│硫酸モルヒネ徐放性製│              └────┬────┘  └────┬────┘
│剤の定時投与    │────────────────────┤               │
└─────────┘                         │               │
                                    └───────┬───────┘
         YES        ┌─────────┐              │
  ┌───────────────┤ 期待する効果発現 ├──────────┘
  │                └─────────┘
┌───┐             NO │
│投与継続│        ┌─────────┐
└───┘         │1日投与量の30〜50%増量│
              └────┬────┘
                  NO│
         YES    ┌─────────┐
  ┌───────────┤ 期待する効果発現 │
  │            └─────────┘
┌───┐            NO │
│投与継続│       ┌─────────────┐
└───┘        │1日投与量の5〜15%増量 │
             │追加投与を行う      │
             └────┬────┘
      NO         │
  ┌───────────┌─────────────┐
  │            │モルヒネ120mg/日でも鎮痛効果が得られない│
┌───┐        └────┬────┘
│投与継続│         YES│
└───┘        ┌─────────────┐
             │鎮痛補助薬投与，神経ブロックを考慮│
             └─────────────┘
```

図1　日本緩和医療学会による"がん疼痛に対する薬物療法アルゴリズム"
(日本緩和医療学会・がん疼痛治療ガイドライン作成委員会編．Evidence-Based Medicineに則ったがん疼痛治療ガイドライン．東京：真興交易医書出版部；2000．p.54-67より改変引用)

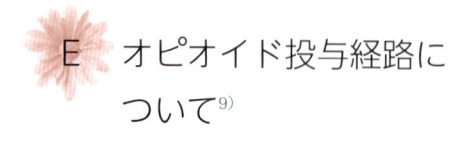

E　オピオイド投与経路について[9]

個々の患者の状態によってオピオイドの投与経路を選択する。

1．経　口

もっとも行いやすい投与法である。内服された薬物は腸管で代謝されたり，肝臓での初回通過効果の影響を受けるので，1回の投与量は多くなる。

臨床編

表2 各種オピオイドのプロファイル（薬物速度論）

薬物	剤形	レスキューとして	投与経路	ラグタイム	最高血中濃度	効果判定	半減期	作用持続	定期投与間隔
塩酸モルヒネ散	原末								
塩酸モルヒネ水（院内製剤）	水	◎	経口	10〜15分	30〜60分	1時間	2〜3時間	3〜5時間	4時間
塩酸モルヒネ内服液 オプソ®	液								
塩酸モルヒネ錠	錠								
塩酸モルヒネ徐放製剤 パシーフ®	カプセル	×	経口	15〜30分	40〜60分	1時間	11〜13時間	24時間	24時間
硫酸モルヒネ徐放製剤									
MSコンチン®	錠			70〜90分	2〜4時間	2〜4時間	2.6時間	8〜12時間	12時間（8時間）
カディアン®	カプセル			40〜60分	6〜8時間	6〜8時間	5時間	24時間	24時間（12時間）
ピーガード®	錠	×	経口	40〜60分	4〜6時間	4〜6時間	22時間	24時間	24時間
モルペス®	細粒			30分	2〜4時間	2〜4時間	7〜9時間	8〜12時間	12時間（8時間）
MSツワイスロン®	カプセル			60分未満	2〜4時間	2〜4時間	2時間	8〜12時間	12時間（8時間）
塩酸モルヒネ坐剤 アンペック®	坐剤	○	直腸内	20分	1〜2時間	1〜2時間	4〜6時間	6〜10時間	8時間
塩酸モルヒネ注射液	アンプル	○	持続静注 持続皮下注	ただちに	12時間	8〜12時間	1〜3時間		
塩酸オキシコドン徐放錠 オキシコンチン®	錠	×	経口	1時間	2〜3時間	2〜4時間	6〜9時間	12時間	12時間（8時間）
塩酸オキシコドン速放製剤 オキノーム®	散	◎	経口	12分	100〜120分	1時間	4.5〜6時間	4〜6時間	4〜6時間
塩酸オキシコドン注射液 パビナール®	アンプル	○	持続静注 持続皮下注	ただちに	12時間	8〜12時間	2.6時間		
フェンタニルパッチ デュロテップ®	貼付剤	×	経皮	2時間	24〜48時間	24時間	17時間	72時間	72時間
クエン酸フェンタニル注射液	アンプル	○	持続静注 持続皮下注	ただちに	12時間	8〜12時間	1.6時間		

〔的場元弘．がん疼痛治療のレシピ（2007年版）．東京：春秋社；2007. p.40-1 より引用〕

2. 経直腸

簡便な方法であるが，投与行為に不快感を伴う場合には長期間の使用には適しない。人工肛門からの投与は血中濃度が一定しないことがあり，安定した効果が期待できない。

3. 経皮

薬物の吸収が遅いため，オピオイド開始時や即時的な効果を期待する場合には用いないが，すでに経口投与，直腸投与などで疼痛コントロールが安定しているときには有用である。1日1回製剤，3日に1回製剤，7日に1回製剤が用いられている。

4. 持続皮下

迅速な投与量調節が可能である。皮膚からの吸収速度は一般に1 ml/hrとされているので，大量の薬物投与には不向きである。

5. 持続静注

企画した投与量を正確に，迅速に，そして大量でも投与可能な方法である。中心静脈ルートが確保されている場合などでは，それを用いて施行できる。

6. 筋肉内

がん性疼痛管理には用いない場合が多い。吸収が不確実で効果持続時間が不安定であり，投与直後の急速な血中濃度上昇による副作用が心配される。さらに投与後の急激な血中濃度低下による短時間内での痛みの再燃は，がん性疼痛管理には適しない。

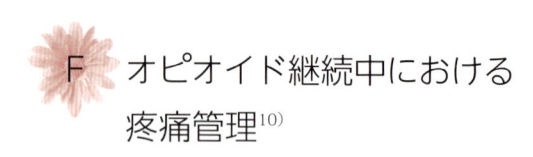

F オピオイド継続中における疼痛管理[10]

1. 疼痛が緩和されない場合

（1）疼痛の再評価を行う：疼痛ががん自体によるものか，外科治療，化学療法，あるいは放射線療法などの治療に関連して起こっているのか，ほかの病態，例えば帯状疱疹発症，長期臥床による腰痛・筋肉痛・褥瘡，浮腫による神経圧迫などの有無を評価する。

（2）非オピオイド製剤の併用はされているか：オピオイドのみの投与で鎮痛効果不良である場合には，非ステロイド性抗炎症薬，鎮痛補助薬などを併用する。

（3）オピオイドは良好に吸収されているか：消化管閉塞による吸収不良，持続皮下投与時の皮膚変化やカテーテル閉塞など，オピオイドの吸収が不良な場合がある。オピオイド投与経路の変更を試みる。

（4）オピオイド・ローテーションを試みる：増量に見合った鎮痛効果が認められない場合，副作用のほうが強く前面に出てきてしまった場合などは，後述するオピオイド・ローテーションを試みる。

2. 突出痛のコントロールが不良な場合[11]

（1）レスキュードーズを考慮する。

（2）定時投与の間に痛みが出る（end-of-dose failure）：定時投与の間隔を短縮する。製剤の効果持続時間を考慮して製剤を変更する。

（3）疼痛の発現が予測できる場合（検査時，体位変換時，移動時など）：事前にレスキュードーズを投与する。一時的にほかの鎮痛法を適用する。

G 特殊な病態における　オピオイドの使用[12)13)]

1. 肝機能障害

モルヒネ，オキシコドン，フェンタニル，メサドン，コデイン，トラマドール，ブプレノルフィンなど，ほとんどのオピオイドは肝臓で代謝されるので，肝機能障害患者では投与量の減量，あるいは投与間隔の延長を考慮する。

2. 腎機能障害

モルヒネは代謝されて morphine-3-glucuronide（M-3-G）と morphine-6-glucuronide（M-6-G）となり，腎臓から排泄されるので，腎機能障害時には蓄積が起こる。

オキシコドンの活性代謝産物のオキシモルホンは，肝臓でグルクロン酸抱合により不活性化するため，腎機能低下による蓄積の心配はほとんどないとされている。

フェンタニルは肝臓で CYP3A4（cytochrome P450, family 3, subfamily A, polypeptide 4）により代謝されて薬理活性のないノルフェンタニルに変換され，その大部分は腎から排泄される。腎機能低下時においても活性代謝物はないので，蓄積による効果増強は考慮しないでよい。

メサドンも代謝産物に活性物質は存在しないので安全である。

コデインは体内で 10％がモルヒネに変換され，それが代謝されて M-3-G，M-6-G となるので，モルヒネと同様，蓄積が起こる。

ブプレノルフィンの未変化体の尿中排泄率は剤形にかかわらず 27％であるので，蓄積の可能性を考慮した処方が必要である。

3. 透析中の患者

モルヒネ，コデインの透析患者への使用は避けるべきとされている。透析によるモルヒネやその代謝産物の一時的な低下（透析によって除去される）により，鎮痛効果が減弱したり，それに対してレスキューが必要になることがあるなど，血中濃度が不安定になるためである。

オキシコドンは透析により一時的な血中濃度の低下が起こり，鎮痛効果に悪影響を与える。

フェンタニルは上記二者と比べ安全に用いられるとされている。

そのほかのオピオイドについては明確な指針は現在のところ不明であるので，注意深い観察のもとで用いる必要がある。

H オピオイド・ローテーション

1. オピオイド・ローテーションとは[14)15)]

がん性疼痛の治療にオピオイドは欠くことのできない鎮痛薬であるが，その副作用や鎮痛効果の個人差などにより，その使用が困難となることがある。これについては，薬理学的には同じオピオイドに分類されるものの，薬物の種類によっては患者に現れる鎮痛作用や副作用の程度が異なることが基礎的[16)]・臨床的研究[14)]によって明らかにされてきた。すなわち，オピオイドの種類を変更することにより鎮痛作用がよりよく現れたり，副作用が軽減されることが知られてきたのである。このことから，オピオイドによる疼痛治療の方法の中にオピオイド・ローテーションという方法の必要性が叫ばれている。

オピオイド・ローテーションとは，"オピオ

イドによる鎮痛効果と有害作用とのバランスの維持が困難なとき，使用中のオピオイドをほかのオピオイドに交替することによって，そのバランスを回復すること"[15]とされている。現在，本邦においては種々のモルヒネ製剤のほか，フェンタニル，オキシコドンなどの強オピオイドが使用可能である。最近ではこれらにメサドンが加わり，薬物選択に幅が広がっている。これらの薬物を用いたオピオイド・ローテーションについて，その理論的裏づけ，適用，患者の評価，実際の方法について概説する。

なお，オピオイド・ローテーションは1993年，de Stoutzら[17]，MacDonaldら[18]によって提唱されたが，米国ではopioid switchingあるいはopioid substitutionともいわれている。

2. オピオイド・ローテーションの理論的裏づけ[15]

前述したように，あるオピオイドの受容体への感受性が個体によって異なることが挙げられる[14)16)]。それらは個体の遺伝子によって決定づけられている。近い将来，遺伝子学を基盤としたオーダーメード医療の発達により，ある個体（患者）におけるオピオイド受容体の性質が判明することにより，その個体にとってもっとも副作用の少ないオピオイドの選択が可能になろう。

あるオピオイドへの耐性発現が起こったとき，ほかのオピオイドに変更すると，予想より低用量で前者の最終量での鎮痛効果と同等の鎮痛効果が認められることがある。すなわち異なるオピオイド間では交差耐性の発現が不完全であることを意味している[19)～21)]。この現象により，オピオイド・ローテーションが可能となる。

モルヒネの投与経路を経口投与から肝臓の初回通過効果を受けない経路（経静脈，経直腸，経皮，硬膜外あるいはくも膜下）に変更すると，モルヒネ長期投与による神経興奮作用（モルヒネ代謝産物のM-3-Gによる副作用とされている）が軽減することが知られている[22)23)]。すなわち，肝臓におけるモルヒネやほかのオピオイドの代謝物質の量を減らすこと，また肝臓での代謝産物に活性がないオピオイド（例えばメサドン）の使用がオピオイド・ローテーションに理論的裏づけを与える。

3. オピオイド・ローテーションの適用[15)24)]

オピオイド・ローテーションの適用は以下のとおりである。

① あるオピオイドを使用し疼痛のコントロールはなされているものの，治療困難な副作用が出現して，それ以上そのオピオイドを続行することができない場合。

② 疼痛も副作用もコントロールできない場合。

③ そのオピオイドをいくら増量しても疼痛をコントロールできない場合。

④ オピオイドの反復・長期使用によって発現した耐性を回復したい場合。

⑤ M-3-Gによると思われる不穏状態，精神症状を回復したい場合。

⑥ 患者の状態により投与経路の変更が必要になった場合。

⑦ 医療経済的な問題が発生した場合。

モルヒネによる副作用と不十分な鎮痛により，10～30％の症例で疼痛コントロールが不成功に終わっていると報告されている[25)]。

4. オピオイド・ローテーションを考慮したときに必要な患者アセスメント[15)26)]

ある薬物を使用して副作用が出現したからといって，ただちに薬物の変更を考慮するこ

表3 オピオイド・ローテーション時の等鎮痛用量換算表

オキシコンチン®	硫酸モルヒネ徐放剤	デュロテップ® パッチ
20〜60 mg/day	30〜90 mg/day	25 μg/hr（2.5 mg パッチ）
60〜100 mg/day	90〜150 mg/day	50 μg/hr（5.0 mg パッチ）
100〜140 mg/day	150〜210 mg/day	75 μg/hr（7.5 mg パッチ）
等鎮痛に必要な用量比（モルヒネを1としたとき）2/3	1	等鎮痛に必要な用量比（モルヒネを1としたとき）1/100

（服部政治．オピオイド・ローテーション．ペインクリニシャンのためのオピオイドの基礎と臨床．小川節郎編．東京：真興交易医書出版部；2004. p.194-208 より引用）

表4 硫酸モルヒネ徐放錠，オキシコドン徐放錠，フェンタニル・パッチ貼付時の概算レスキュー開始量

徐放製剤	レスキュー製剤 モルヒネ速放剤（塩酸モルヒネ錠，末，内服液）	レスキュー製剤 ivモルヒネ[3]（塩酸モルヒネ注射剤）	レスキュー製剤 ivフェンタニル[4]（フェンタニル注射剤）
硫酸モルヒネ徐放剤1日量	1回：1日量の1/6　q2hr	｛徐放剤1日量÷2｝÷24	―
オキシコドン徐放剤1日量	1回：モルヒネ換算[1] 1日量の1/6	｛モルヒネ換算1日量÷2｝÷24	―
フェンタニル貼付剤の用量			
2.5 mg パッチ（600 μg/day）	10 mg/回[2]　q2hr	1.25 mg/回　q10min	25 μg/回　q10min
5.0 mg パッチ（1,200 μg/day）	20 mg/回　q2hr	2.5 mg/回　q10min	50 μg/回　q10min
7.5 mg パッチ（1,800 μg/day）	30 mg/回　q2hr	5.0 mg/回　q10min	75 μg/回　q10min
10.0 mg パッチ（2,400 μg/day）	40 mg/回　q2hr	7.5 mg/回　q10min	100 μg/回　q10min

(1) モルヒネ換算量＝オキシコンチン® 1日投与量×1.5倍
(2) 経口レスキューはデュロテップ® パッチの経口モルヒネ換算量の中央値を参考にその1/6量を1回量とする。
(3) ivモルヒネレスキュー量は，経口モルヒネ換算量の中央値の1/2量をivモルヒネ1日量と考え，その1時間量をレスキュー1回量に設定する。
(4) ivフェンタニルレスキューは，デュロテップ® パッチの1時間投与量をレスキュー1回量とする。
q2hr：2時間間隔を空けて，q10min＝10分間間隔を空けて

（服部政治．オピオイド・ローテーション．ペインクリニシャンのためのオピオイドの基礎と臨床．小川節郎編．東京：真興交易医書出版部；2004. p.194-208 より引用）

とは"邪道"である。まず，患者の置かれた状況を正しく評価しなくてはならない。以下のような評価・鑑別診断が必要である。

（1）本当にそのオピオイドの副作用であるのか？：例えば悪心・嘔吐はオピオイドの代表的な副作用であるが，イレウスなど消化管通過障害，抗がん薬の副作用など多くの要因で出現する。

（2）疼痛の性状とオピオイドの鎮痛効果：神経因性疼痛，筋筋膜性疼痛などオピオイドが効きにくい疼痛ではないか。これらの疼痛ではオピオイドを変更しても鎮痛効果は低い。ほかの鎮痛手段を考慮すべきである。

（3）興奮・譫妄・精神症状の原因探求：オピオイドの長期使用による副作用として重要視されているが，がんの脳転移・脳感染症，電解質異常，抗がん薬の使用，発熱，抗コリン薬の使用，脱水症，肝・腎障害などさまざ

Ⅲ. オピオイドの使い方の基本的概念

図2 オピオイド・ローテーション時の薬物変更タイミング
(国分秀也, 矢後和夫. 薬物動態からみたオピオイド・ローテーション. ペインクリニック 2008；29：910-21 より引用)

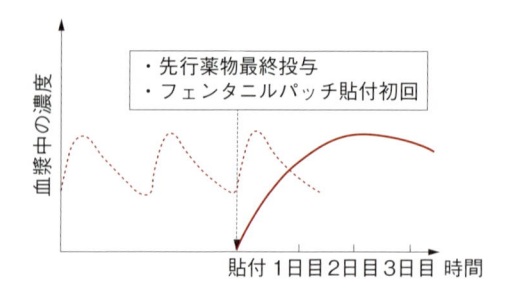

(a) 1日2回オピオイド徐放性製剤 ⇒フェンタニルパッチ

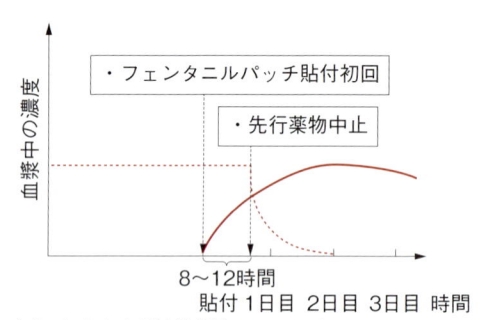

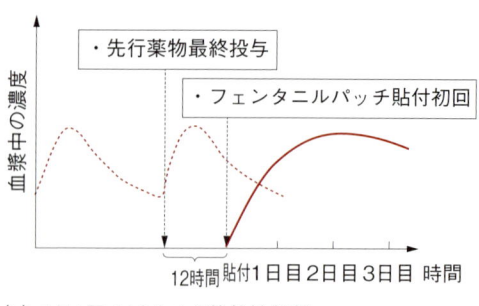

(b) 1日1回オピオイド徐放性製剤 ⇒フェンタニルパッチ

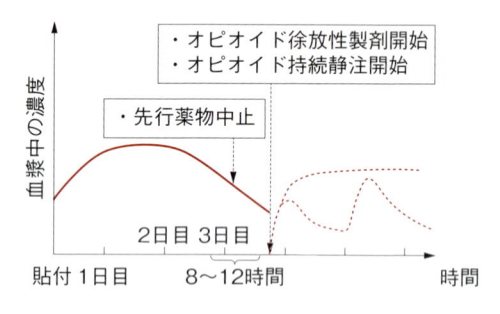

(c) オピオイド持続静注⇒フェンタニルパッチ

(d) フェンタニルパッチ⇒オピオイド徐放性製剤, オピオイド持続静注

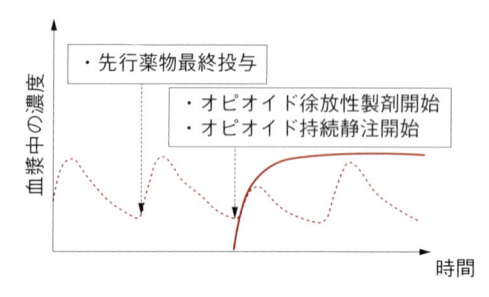

(e) オピオイド徐放性製剤⇒オピオイド持続静注, オピオイド徐放性製剤

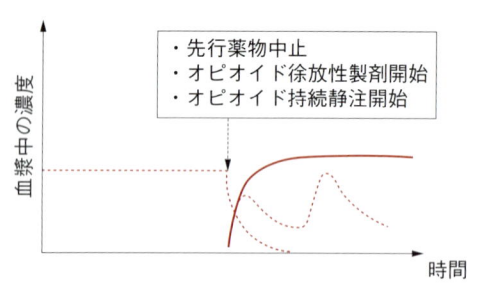

(f) オピオイド持続静注⇒オピオイド持続静注, オピオイド徐放性製剤

まな病態で発現する。

(4) オピオイドの不足：患者の痛みに相応したオピオイドが処方されているか，あるいはきちんと服用されているか。要するにWHOがん疼痛治療法の5つの基本方式がきちんと守られているか。

(5) 社会・心理的問題の評価，そのほか：薬物の値段（経済的問題），患者本人，家族・関係者のオピオイド服用への抵抗，医療従事者の不適当な言動など，十分な評価が必要である。

5. オピオイド・ローテーションの実際[24]

本邦で実際に行われるオピオイド・ロー

テーションのほとんどは硫酸モルヒネ徐放錠，フェンタニル・パッチ，およびオキシコドン徐放錠の間である。この3薬間のオピオイド・ローテーションの実際は服部によるオピオイド・ローテーション時の等鎮痛用量換算表（表3）とレスキュー開始量の指標（表4）が実用的と思われる。また，オピオイドローテーション施行時には薬物変更のタイミングを考慮する必要がある[27]。その実際として図2に示した。

いくつかの例を次に挙げる。

（1）硫酸モルヒネ徐放錠120 mg/日（分2）からオキシコンチンへ変更：120÷1.5＝80なので，オキシコンチン1回40 mgを1日2回とする。

レスキューとしては塩酸モルヒネを用いる。1日量の1/6なので120÷6＝20なので1回20 mgを用いる。

（2）硫酸モルヒネ徐放錠120 mg/日（MSコンチン®あるいはカディアン®）からフェンタニル・パッチへの変更：換算表からフェンタニル5 mg含有パッチを選択する。

レスキューは（1）と同様である。

（3）オキシコドン徐放錠80 mg/日（分2）からフェンタニル・パッチへ変更：まずオキシコドンをモルヒネに換算する。すなわち80×1.5＝120，換算表からモルヒネ120 mgに相当するフェンタニル・パッチ5 mgを選択する。この場合はフェンタニル・パッチ開始時にオキシコドンの1回分を同時に投与する。

（4）フェンタニル・パッチ5 mgから硫酸モルヒネあるいはオキシコドンへの変更：換算表から硫酸モルヒネ120 mg（オキシコドンでは120÷1.5＝80 mg）を選択する。フェンタニル・パッチを剥がし，痛みが再現するのを待ち，痛みが出現したらただちにレスキューの塩酸モルヒネ20 mgと硫酸モルヒネの1回分を同時に投与する。

参考文献

1) がん緩和ケアガイドブック．日本医師会監修．2008年度版．
2) 片岡理恵．患者に我慢をさせない診療を―癌患者の疼痛緩和ケア．MMJ 2008；4：533-6．
3) 大澤匡弘，中川貴之，成田 年．薬理学的知識．日本緩和医療学会・緩和医療ガイドライン作成委員会編．がん疼痛の薬物療法にかんするガイドライン2010年版．東京：金原出版；2010. p.35-7．
4) 鈴木 勉．4. 依存性・体制（精神・身体）．日本緩和医療薬学会編．東京：真興交易医書出版部；2008. p.167-74．
5) 新貝夫弥子．患者のオピオイドにつての認識．日本緩和医療学会・緩和医療ガイドライン作成委員会編．がん疼痛の薬物療法にかんするガイドライン2010年版．東京：金原出版；2010. p.76-9．
6) 温泉川真由，村上敏史．非オピオイド鎮痛薬で十分な鎮痛効果がえられない，または，中等度以上の痛みのある患者．日本緩和医療学会・緩和医療ガイドライン作成委員会編．がん疼痛の薬物療法にかんするガイドライン2010年版．東京：金原出版；2010. p.112-27．
7) 小川節郎．オピオイドの使い方．花岡一雄編．For Professional Anesthesiologists 癌性疼痛．東京：克誠堂出版；2010. p.97-109．
8) 水野 薫，小川節郎，斉藤英夫ほか．癌疼痛に対するリン酸コデインの鎮痛効果の検討．ペインクリニック1992；13：191-4．
9) 工藤尚子，的場元弘．投与経路の変更．日本緩和医療学会・緩和医療ガイドライン作成委員会編．がん疼痛の薬物療法にかんするガイドライン2010年版．東京：金原出版；2010. p.40-2．
10) 須賀昭彦．オピオイドが投与されている患者．日本緩和医療学会・緩和医療ガイドライン作成委員会編．がん疼痛の薬物療法にかんするガイドライン2010年版．東京：金原出版；2010. p.128-37．
11) 山口 崇．オピオイドが投与されている患者で，突出痛が緩和されていない場合，有効な治療は何か？ 日本緩和医療学会・緩和医療ガイドライン作成委員会編．がん疼痛の薬物療法にかんするガイドライン2010年版．東京：金原出版；2010. p.140-9．
12) 国分秀也．特殊な病態でのオピオイドの選択．日本緩和医療学会・緩和医療ガイドライン作成委員会編．がん疼痛の薬物療法にかんするガイドライン2010年版．東京：金原出版；2010. p.46-7．

13) オピオイド鎮痛薬．日本緩和医療薬学会編．東京：南江堂；2013. p.34-63.
14) Mercadante S, Casuccio A, Fulfaro F, et al. Switching from morphine to methadone to improve analgesia and tolerability in cancer patients：a prospective study. L Clin Oncol 2001；19：2829-904.
15) 樽見葉子．オピオイド・ローテーションの臨床的意義．痛み臨床における鎮痛薬・オピオイドの選択，鎮痛薬・オピオイドペプチド研究会編．東京：メディカル・パブリケーションズ；2003. p.75-84.
16) Vaught JL, Mathiasen JR, Raffa RB. Examination of the involvement of supraspinal and spinal μ and δ opioid receptors in analgesia using the mu receptor deficient CXBT mouse. J Pharmacol Exp Ther 1988；566：295-8.
17) de Stoutz ND, Bruera E, Suarez-Almazor M. Opiate rotation (OR) for toxicity reduction in terminal cancer patients (abstract). Abstracts of the 7th World Congress on Pain. Seattle：IASP Press；1993. p.331
18) MacDonald N, Der L, Allen S, et al. Opioid hyperexitability：the application of alternate opioid therapy. Pain 1993；53：353-5.
19) Sosnowski M, Yaksh TL. Differential coss-tolerance between intrathecal morphine and sufentanil in the rat. Anesthesiology 1990；73：1141-7.
20) Twycross R：Opioid rotation：does it have a role? Palliat Med 1998；12：60-3.
21) Bruera E, Pereira J, Watanabe S, et al. Opioid rotation in patients with cancer pain. A retrospective comparison of dose ratios between methadone, hydromorphone, and morphine. Cancer 1996；78：852-7.
22) Faura CC, Collins SL, Moore RA, et al. Systemic review of factors affecting the ratios of morphine and its major metabolites. Pain 1998；74：43-53.
23) Tarumi Y, Ota K, Maeno H, et al. Measuring plasma concentration of morphine and its metabolites is useful for pain control in cancer patient with renal impairment. J Japan Society of Pain Clinicians 1999；6：110-3.
24) 服部政治．オピオイド・ローテーション．ペインクリニシャンのためのオピオイドの基礎と臨床．小川節郎編．東京：真興交易医書出版部；2004. p.194-208.
25) Cherny N, Ripamonti C, Pereira J, et al. Strategies to manage the adverse effect of oral morphine：an evidence-baced report. J Clin Oncol 2001；19：2542-54.
26) 有田英子，花岡一雄．オピオイド・ローテーション．ペインクリニック 2002；23：919-27.
27) 国分秀也，矢後和夫．薬物動態からみたオピオイド・ローテーション．ペインクリニック 2008；29：910-21.

小川　節郎

臨床編

IV
オピオイドの副作用への対処法

はじめに

がん患者の増加や化学療法の長期化とともに，がん性疼痛を抱えながら日常生活を過ごす患者の増加に伴い，オピオイド，医療用麻薬という言葉を目にすること，耳にすることが多くなっている。しかし，一方で"強い薬""副作用の多い薬"というネガティブなイメージもつきまとっている。効果が副作用を上回り，"オピオイドを服用してよかった"という体験があって初めて服用が継続される。そのためには，痛みの軽減とともに，患者に副作用を経験させないように対処を怠らないことが重要である。

そこで，オピオイド開始時・投与中，オピオイドの増量・過量投与時，および継続投与中の対処について述べる。

A　オピオイドの薬理作用

副作用に対処するためにはオピオイドの薬理作用を理解する必要があるので，簡単に触れておく。

オピオイド受容体には表1に示すようにμ，κ，δがあるが，オピオイドが作用する受容体と代謝産物の活性がそのオピオイドの特性を示すことになる。モルヒネ，オキシコドン，フェンタニルの特性を表2に示す。

B　投与開始からの副作用

1．便　秘

便秘はオピオイド，特にオキシコドン，モルヒネ製剤を投与された患者では高頻度，あるいはほぼ100％に起こり，耐性がほとんど形成されない。そのため緩下剤をオピオイド開始と同時に予防的に，かつ場合によっては継続的に投与するなどの対処が必要である。

a）原因

オピオイドによる便秘は3つの原因が考えられている。一つは，オピオイドは各臓器からの消化酵素の分泌を抑制し，消化管の蠕動運動も抑制する。そのため，食物の消化が延長し，小腸での通過時間も延長する。そして二つ目は，大腸では食物が長時間とどまるなかで，水分の再吸収がさらに進み，便が固くなる。その結果，排便しにくくなる。最後に，ダメ押しともなる三つ目は，肛門括約筋の緊張が高まるため，硬便がさらに排便しにくくなる。もう一つ付け加えるならば，疼痛や呼吸困難などの症状を訴える患者は，排便時に息をこらえて力むことができず，下腹部に腹圧を十分かけることができない。

b）対処法

●オピオイドが投与され便秘が出現した場合には下剤を投与するが，オピオイド服用時に便秘が高頻度に見られることを想定したうえで，処方の際に浸透圧性下剤を予防的に投与することが望ましい。

●下剤の選択においては，排便はあるが硬便である場合は浸透圧性下剤，腸の蠕動運動が低下し排便回数が少ない場合は大腸刺激性下剤を使用する。効果が不十分であれば，両者を併用することも検討する。主な治療薬を表3に示す[1]。

●Twycross[2]によると，硫酸モルヒネ60 mg/日以上を投与され，治療を要する便秘を来した23症例を対象にした研究では，ピコスルファートナトリウム（ラキソベロン®）の投与中央値は15 mgで，浣腸などが必要なく満足のいく排便が得られた。

●次に，排便状態をチェックする。排便回数，便の形状，食事の状態などであるが，軟便であればいいというわけではない。肛門括

表1 オピオイド受容体と生理作用

受容体		生理作用
μ	μ₁	鎮痛，嘔気・嘔吐，多幸感，瘙痒感，尿閉，縮瞳
	μ₂	鎮痛，鎮静，呼吸抑制，依存性，消化管蠕動抑制，鎮咳
κ		鎮痛，鎮静，不快感，興奮，幻覚，鎮咳，呼吸抑制，縮瞳
δ		鎮痛，依存性，呼吸抑制

表2 モルヒネ，オキシコドン，フェンタニルの比較

	モルヒネ	オキシコドン	フェンタニル
作用部位	μ, κ, δ	μ	μ
代謝産物	M-6-G, M-3-G に薬理活性あり	薬理活性なし	薬理活性なし
排泄	M-6-G, M-3-G として腎排泄	主に腎排泄	一部が未変化体として腎排泄
長所	呼吸困難に有効	せん妄の発現は少ない 腎障害時にも使用可能 神経障害性疼痛にも効果あり	副作用が少ない 消化管運動への抑制が少ない 腎障害でも使用可能
短所	副作用がほかの二薬に比して比較的多い	貼付剤，坐剤がない	低用量からの使用が困難 調整性にやや難がある

表3 便秘の主な治療薬

分類	薬品名 一般名	薬品名 商品名	投与量
浸透圧性			
塩類下剤	・酸化マグネシウム	マグラックス，マグミット	1〜5 g 分 3〜4
糖類下剤	・ラクツロース	モニラック	10〜20 ml/回 1〜4 回/日
大腸刺激性	・センナ	ヨーデルS	80〜240 mg 眠前
	・センノシド	プルゼニド	1〜2 錠 眠前
	・ピコスルファート	ラキソベロン	5〜15 滴 眠前
副交感神経刺激性	・パンテチン	パントシン	200 mg/回 1〜3 回/日
	・ベタネコール	ベサコリン	30〜50 mg/日 分 3〜4
抗コリン性	・メペンゾラート	トランコロン	45 mg 分 3
	・チキジウム	チアトン	15〜30 mg 分 3
消化管運動機能調整	・トリメブチン	セレキノン	300 mg 分 3
	・モサプリド	ガスモチン	15〜30 mg 分 3
漢方薬	大建中湯		15 g 食間
坐剤	ビサコリン	テレミンソフト	1〜2 個/日
	炭酸水素ナトリウム	レシカルボン	1〜2 個/日
浣腸薬	グリセリン		60〜120 ml/回

(Twycross RG, McNamara P, Schuijt C, et al. Sodium picosulfate in opioid-induced constipation: results of an open-label, prospective, dose-ranging study. Palliat Med 2006;20:419-23 より改変引用)

約筋が弱い場合には便失禁を来すこともある。

●症状改善には，水分摂取，運動，食物繊維の摂取などを薬物療法に並行して行うことが望ましい。運動により腸管の運動も促進されるが，ウォーキングが最適である。また，消化管運動は約24時間周期で変動する生理現象を有しており，覚醒時は運動が亢進し，睡眠時は低下している。つまり，十分な睡眠が腸管に休息を与え，起床後の朝食摂取が腸管に刺激を与え，その運動を促進する。食物繊維の摂取量は20～35 g/日が望ましいが，具体的には野菜，海藻，豆類，イモ類，果物が推奨される。また，日常生活では緊張やストレスも一過性便秘の原因となりうるので，この点においても除痛は排便に促進的に作用すると考えられる。

●薬物療法による便秘の改善を期待するが，もしオピオイド製剤の変更，すなわちオキシコドン，モルヒネ製剤からフェンタニル製剤へ変更が可能であれば，便秘の改善が期待できることもある。

●便秘の原因がオピオイドの副作用とはかぎらないことも想定して，イレウスや宿便の有無を評価する必要がある。腹部の診察では，腸蠕動の亢進・減弱，鼓音，金属音の有無，圧痛の有無，便塊触知の有無を確認し，直腸指診では便塊を触知するかどうか，硬さはどうかを評価する。また，イレウスが疑われる場合は腹部単純X線写真を撮り，便塊の有無，ニボーの有無などを確認する。

●薬物性の便秘は，オピオイド以外にも，抗コリン薬，カルシウム拮抗薬，ビンカアルカロイドなどでも見られることがあるので，患者の服薬状況を確認する。

●直腸指診で便塊を触知した場合は浣腸のみ，あるいは浣腸＋摘便も検討すべきであるが，便塊を触知しない場合は浣腸の効果は乏しい。

●著者の処方例
（1）予防投与

酸化マグネシウム（マグラックス®）330 mg 3錠分3

（2）予防的投与によっても便秘を生じる場合は，以下の大腸刺激薬を追加することもある。

ピスコルファートナトリウム（ラキソベロン液®）10滴：眠前/効果がなければ10→15→20→25→30滴の順で増量

または，センノシド（プルゼニド®）2錠：眠前/効果がなければ2→3→4→5錠の順で増量

（3）経口摂取不可もしくは予防的投与で不十分な場合

ビサコシド（テレミンソフト坐薬®）10 mg 1個：便秘時（※比較的早く効果が現れるので，食事前後や就寝前は避ける）

（4）以上の対応でも効果がないとき

グリセリン浣腸　60 ml　1個：便秘時

●酸化マグネシウム剤は，腎機能低下時には排泄遅延によるマグネシウムの蓄積に注意が必要である。また，血小板減少や出血傾向のある患者への浣腸は出血のリスクとなる。

●排便回数が少ない場合に多量の下剤を投与すると，蠕動亢進による腹痛や腹満感を増強させることがある。

2．嘔気・嘔吐

嘔気・嘔吐はモルヒネの経口投与の30～50％に見られるが，オピオイド服用初期や服用中の患者の服薬コンプライアンスをもっとも低下させる要因であり，その克服がオピオイド使用と普及の鍵と考えている。

a）原因

原因としては，以下の3つが考えられている[3]）。

①延髄第4脳室にある化学受容器引き金帯（chemoreceptor trigger zone：CTZ）にあるドパミン受容体に直接作用し，延髄にある嘔

吐中枢を刺激する。オピオイド開始時，オピオイドの血中濃度が上昇するとともに生じる嘔気・嘔吐は，この機序がもっとも大きく関与していると考えられる。②前庭器にある μ 受容体を刺激して，これにより遊離したヒスタミンが CTZ を間接的に刺激し嘔吐中枢に伝達する。③胃前庭部を緊張させ，運動が低下し胃内容物の停滞を生じる。その結果，胃内圧が上昇し求心性迷走神経を介して CTZ を刺激する。

b）対処法

●原因①が考えられる場合は，抗ドパミン薬を使用する。プロクロルペラジン（ノバミン®），ハロペリドール（セレネース®），クロルプロマジン（ウインタミン®）などが一般的であるが，開始直前からの予防的投与により副作用の発現も投与量も少なくすることが可能と考える。長期投与ではアカシジア（静座不能症，落ち着きがない状態）などの錐体外路症状が出現することがあるので注意が必要である。セロトニン・ドパミン拮抗薬であるペロスピロン（ルーラン®）はプロクロルペラジンに比して錐体外路症状は少ないとされている。オピオイドが惹起する嘔気・嘔吐は耐性を生じやすく，投与後 1～2 週間で制吐薬の減量や中止を検討し，漫然と継続しないように心がける。

●原因②が考えられる場合は，抗ヒスタミン薬であるヒドロキシジン（アタラックス®），ジフェンヒドラミド（トラベルミン®）が有効である。また抗ドパミン薬によるアカシジアが見られる際に抗ヒスタミン薬に変更することも検討する。

●原因③が疑われる場合は，5-HT$_4$ 受容体作動薬モサプリド（ガスモチン®），メトクロプラミド（プリンペラン®），ドパミン受容体拮抗薬ドンペリドン（ナウゼリン®）が推奨される。

●また，ノルアドレナリン作動性特異的セロトニン作動性抗うつ薬（noradrenergic and specific serotonergic antidepressant：NaSSA）であるミルタザピン（リフレックス®）の就寝前服用も有効である。

●ステロイドも嘔気の抑制に有効であるが，せん妄や易感染性などの副作用に留意して処方する。

●モルヒネからフェンタニルへのオピオイド・ローテーションも検討する。

モルヒネの場合，肝代謝を受けることで生じる代謝活性産物 morphine-6-glucuronide（M-6-G）が嘔気・嘔吐の原因となるので，モルヒネの経口投与から静注・皮下注に変更することで，M-6-G の産生が少なくなり，嘔気・嘔吐が少なくなることが期待できる。

●がん患者の嘔気・嘔吐の原因として，オピオイド以外にも便秘，イレウスなどの消化器系，脳転移や髄膜炎などの神経系，高カルシウム血症などの代謝系の病態もあるので，鑑別診断を常に心がける必要がある。

C 投与中に見られる副作用

1. 瘙痒感

a）原因

オピオイド，特にモルヒネ製剤が皮下の肥満細胞を刺激し，ヒスタミンを遊離する作用や神経終末を刺激する作用が原因と考えられている。発疹を認めないこともある。また，室温や湿度，心理的要因にも影響されることがある。

b）対処法

●ジフェンヒドラミン（レスタミン®），クロルフェニラミントリプロリジン（ポララミン®），ジメンヒドリナート（ドラマミン®）などの抗ヒスタミン薬が一般的に投与されてい

るが，効果はあまり期待できない。
- 5-HT$_3$受容体拮抗薬が有効なことがある。
- 外用薬としては亜鉛華軟膏，サリチル酸軟膏が有効なことがある。
- 症状の改善が見られない場合はオピオイド・ローテーションを検討する。

2. 口　渇

a）原因

オピオイドは外分泌腺における分泌を抑制する作用を有している。しかし，終末期や治療中のがん患者の場合，頭頸部への放射線治療，抗コリン薬や抗うつ薬による唾液分泌の減少，治療に伴う口内炎や口腔カンジダ症などの口腔粘膜障害，脱水などが，口渇症状の背景にあることが多い。

b）対処法

- オピオイド投与量の減量を図ってみる。
- 頻回に氷片を含めた水分摂取やうがいを促す。
- 人工唾液や口腔内保湿剤を使用する。
- 口腔内を清潔にする。
- キシリトールガムを噛む。
- 室内の湿度を保つ。

3. 排尿障害

a）原因

オピオイドの持つ抗コリン作用により平滑筋の緊張が高まることがある。そのため尿管の収縮や膀胱の攣縮を引き起こし，さらに外尿道括約筋の収縮を惹起するため排尿障害を招くことになる。特に，高齢の男性に多く見られ，前立腺肥大の患者では尿閉に至ることもある。

また，経口投与よりも硬膜外投与時に多く見られる[4]。

b）対処法

- 抗コリン作用に対してコリン作動薬やα$_1$受容体遮断薬を投与する。
- 尿閉を来した場合は，導尿や尿道バルーンカテーテルの留置を検討する。

D　増量・過量による副作用

1. 眠　気

オピオイドによる眠気は投与初期や増量時に見られることがあるが，耐性を生じやすく，数日で症状が軽減したり消失することが多い。病状の悪化や疼痛で不眠が続いたあとに除痛され生じた眠気は，いわゆる良眠であるので治療の必要はない。また，不快でない眠気は，患者の周囲の家族にも説明して経過を見ることもあることを伝える。

a）原因

オピオイドが全般的に有する鎮静作用によると考えられる。しかし，進行がん患者の病態では，オピオイド投与以外の原因も検索する必要がある。

鑑別すべき病態としては，①腎・肝障害，電解質異常，②薬物性（抗精神薬，抗不安薬，抗うつ薬，睡眠剤，H$_2$遮断薬，オピオイド），③感染症，④低酸素血症，高二酸化炭素血症，貧血，脱水，⑤栄養不良，などがある。よく遭遇するものの一つとして，高カルシウム血症がある。骨転移の有無にかかわらず出現するので注意を要する。

b）対処法

- オピオイドが原因と考えられる場合は，初回投与や増量時であれば数日間で耐性形成が期待できるので，可能であれば経過を観察

する。

- 除痛も得られているがオピオイドの過量投与になっていないか，あるいはオピオイドの効きにくい痛みであるにもかかわらず増量され過量投与になっていないかを検討する。ただ単なる過量投与であれば20〜30％減量する。
- オピオイドの効きにくい痛みであった場合は，非ステロイド性抗炎症薬（nonsteroidal anti-inflammatory drugs：NSAIDs）や鎮痛補助薬の併用，さらには神経ブロックや放射線治療を検討する。
- NSAIDs が使用できるのであれば，投与し疼痛の再評価を行う。オピオイドが減量できれば，眠気の軽減も期待できる。
- 神経障害性疼痛の存在を考えた場合には，抗うつ薬，抗痙攣薬などの鎮痛補助薬を併用し疼痛の再評価を行う。ただし，抗うつ薬，抗痙攣薬による眠気を生じることがあるので，眠前あるいは少量から徐々に漸増していく。
- NSAIDs や鎮痛補助薬の併用においても眠気を生じている場合は，オピオイド・ローテーションを試みる。代表的なオピオイド3製剤のうちフェンタニルはモルヒネに比して眠気が軽微であるので，モルヒネ，オキシコドンからフェンタニルへローテーションすることによって，眠気が軽減する可能性がある[5]。
- オピオイドによる眠気が出現した場合は，オピオイドの投与経路の変更，オピオイド・ローテーションは眠気を改善する可能性があるので，患者と相談して投与経路を変更する必要がある。
- 薬物療法としては，メチルフェニデートによりオピオイドによる眠気が改善することが示唆されている。
- ただし，カフェインによる眠気の改善効果は十分なエビデンスはない。
- オピオイドに関連する眠気でない場合は，眠気を惹起する原因に対してそれぞれ対処していく。例えば，薬物性であればその薬物の中止・変更，高カルシウム血症であればビスホスホネートの投与を検討する必要がある。

2．呼吸抑制

a）原因

呼吸抑制はオピオイドの延髄の呼吸中枢への直接的作用によるものと考えられている。二酸化炭素に対する呼吸中枢の反応が低下し，呼吸回数が減少する。用量依存性である。

オピオイドが適切に投与されているかぎりは呼吸数の低下を来したり，または呼吸数が減少しても1回換気量が増加するため低酸素血症に陥ることはまれである。しかし，急速静注法によりオピオイドの血中濃度が急速に上昇した場合や過量投与になった場合には，呼吸抑制を来す可能性がある。

b）対処法

- 呼吸抑制を生じる前にまず眠気を生じるので，眠気の有無を観察し，まず酸素を投与し患者の覚醒と呼吸を促す。
- オピオイドを中止しても呼吸回数が改善しない場合は，オピオイドの拮抗薬であるナロキソンを使用する。ナロキソンの作用持続時間は約30分なので，呼吸抑制が再燃するため複数回投与する必要がある。また，ナロキソンによる痛みの悪化などの退薬症状を生じるので，ナロキソンを希釈して少量ずつ緩徐に投与することが望ましい。

3．錯乱・せん妄

a）原因

オピオイド投与中のがん患者では，せん妄

を発症すると医療者もオピオイドが原因と思いがちになるが，オピオイド以外にもさまざまな要因でせん妄や錯乱が出現するので原因を鑑別する必要がある。その原因の多くは，眠気を来す病態と重複する。オピオイドによる場合は，投与開始時や増量時に出現することが多い。なお，せん妄には過活動性せん妄と低活動性せん妄がある。

オピオイド以外に原因となる薬物は，ベンゾジアゼピン系抗不安薬，抗コリン薬である。非薬物性の要因には，電解質異常，中枢神経系の病変，感染症，肝・腎障害，低酸素血症などが挙げられる。

b）対処法

- オピオイド以外の薬物性の原因が考えられる場合は，その薬物を中止することにより数日から1週間で症状は改善する。
- オピオイドが疑われる場合は，非オピオイド系鎮痛薬を併用し，オピオイドの減量を試みる。それでも改善が見られなければ，ローテーションを検討する。
- モルヒネからオキシコドンまたはフェンタニル，あるいはオキシコドンからフェンタニルに変更することで，せん妄の改善が期待できる[6,7]。
- オピオイドが経口投与され，せん妄が出現した患者に対して，経口投与から持続皮下注や持続静注に変更することで，せん妄の改善が期待できる。
- 本症状の薬物療法は，ドパミンD_2受容体拮抗薬であるハロペリドール（1回0.5〜1 mg，3〜4回/日）などのブチロフェノン系抗精神薬を投与する。
- セロトニン・ドパミン遮断薬であるリスペリドン（リスパダール®）1 mg×2/日やオランザピン（ジプレキサ®）5 mg/日も，ハロペリドールと同等の効果が期待できる[8]。

4．ミオクローヌス

ミオクローヌスは不随意運動の一種で，1つあるいは複数の筋肉が同時に急速に収縮するため痙攣様の反復する速い動きとなり，患者は"ピクッとする"と訴えることが多い。

a）原因

モルヒネの場合，①神経毒性のある代謝産物の一つのM-3-Gの蓄積による神経興奮，②セロトニン代謝の抑制による血中セロトニン濃度の上昇，③モルヒネやその代謝産物が脊髄後角におけるグリシンによる抑制系伝達を抑制する，などが要因と考えられている。

b）対処法

- オピオイドの減量やローテーションを行う。
- 薬物療法としては，クロナゼパム（ランドセン®）0.25〜1.5 mg/日やガバペンチン（ガバペン®）200 mg 1×h.s., ミダゾラム（ドルミカム®）1 mg/hrからの開始を検討する。

5．知覚過敏

通常は痛みを感じないような刺激に対しても，痛みを感じる状態をいう。

a）原因

モルヒネでは代謝産物であるM-3-Gが関与すると考えられている。オピオイドの増量により急激に痛みが増悪する場合には，本病態を疑う。

b）対処法

- オピオイドを20〜30％減量，あるいは中止する。
- オピオイド・ローテーションを検討する。
- オピオイド以外の鎮痛薬，NSAIDsやNMDA受容体拮抗薬（例えば，ケタミン）を

検討する。

E　そのほか

1. 発　汗

原因はよく分かっていない。

対処法としては，根本的な解決策はないが，患者に十分に説明し不必要な不安を取り除くような姿勢を医療者が心がける。ただし，オピオイドの副作用にとらわれず，感染症や腫瘍熱を併発していないかを鑑別することが重要である。

2. 気分高揚

オピオイドによるμ受容体刺激によると考えられる（表1 参照）。しかし，がん性疼痛のある患者にモルヒネを投与しても，異常な気分高揚は出現しない[9]。

3. うつ状態

モルヒネの長期投与により，うつ状態に陥ることがある。対処法は抗うつ薬の投与やオピオイド・ローテーションを検討する。

参考文献

1) 神谷　武，鹿野美千子，城　卓志．便秘に対する薬物療法．Medicina 2012；49：279-81.
2) Twycross RG, McNamara P, Schuijt C, et al. Sodium picosulfate in opioid-induced constipation：results of an open-label, prospective, dose-ranging study. Palliat Med 2006；20：419-23.
3) 原　聡．各種オピオイドの適応・投与上の注意点　1．モルヒネ　1）塩酸モルヒネ（細粒・徐放剤）．ペインクリニック 2012；33：S389-94.
4) Carr DB, Cousins MJ. Spinal route of analgesia. In：Cousins MJ, Bridenbauch PD, editors. Neural blockade in clinical anesthesia and management of pain. 3rd ed. Philadelphia：Lippincott-Raven；1998. p.915-83.
5) Enting RH, Oldenmenger WH, van der Rijt CC, et al. A prospective study evaluating the response of patients with unrelieved cancer pain to parenteral opioids. Cancer 2002；94：3049-56.
6) Ashby MA, Martin P, Jackson KA. Opioid substitution to reduce adverse effects in cancer pain management. Med J Aust 1999；170：68-71.
7) McNamara P. Opioid switching from morphine to transdermal fentanyl for toxicity reduction in palliative care. Palliat Med 2002；16：425-34.
8) Rruera E, Schoeller T, Montejo G. Organic hallucinosis in patients receiving high dose of opiates for cancer pain. Pain 1992；48：397-9.
9) 恒藤　暁．身体的苦痛の緩和．恒藤　暁編．最新緩和医療学．大阪：最新医学社；2003. p.47-74.

原　　聡

臨床編

V
神経ブロック療法

A. 交感神経ブロック

はじめに

膵がん，胃がんなど上腹部がんの痛みに対しては，内臓神経ブロックが有効である．内臓神経は交感神経幹を経由することから交感神経節ブロックの一つとして考えられ，こうした観点から緩和ケアで実施される交感神経ブロックについて述べる．

A 交感神経ブロックで痛みが和らぐ機序

交感神経ブロックの鎮痛機序については，さまざまな機序が考えられているが，交感神経のブロックにより血流改善効果と交感神経系でも求心性の痛みを伝達する作用があることが2大要因と考えられる．がん性疼痛の場合も，以下に述べる交感神経ブロックで除痛効果が得られる．

B 身体各部位における交感神経ブロック

交感神経は，表1に示すような各種神経節に線維を送っている．こうした部位では，純粋に交感神経だけではなく，運動枝，感覚枝も混在しているものがあるが，この神経をブロックすることにより除痛効果が得られる．

表1 身体各所の交感神経支配
1．翼口蓋神経節
2．星状神経節
3．胸部交感神経節
4．腹腔神経叢
5．上腸間膜動脈神経節
6．下腸間膜動脈神経節
7．腰部交感神経節
8．上下腹神経叢
9．不対神経節

表1の交感神経支配神経節において，翼口蓋神経節と星状神経節，胸部交感神経節のブロック手技は，それぞれアプローチ法が異なっている．しかし，ほかの神経節（叢）ブロックは，近年のX線透視下，CTガイド下などで共通する方法が取られている．また，悪性腫瘍による痛み治療では，上腸間膜動脈神経節，下腸間膜動脈神経節，腰部交感神経節の神経ブロックは，単独では行われないことが多い．

以下に，悪性腫瘍に起因する痛みに対して，実際に施行されている交感神経ブロックについて，各交感神経ブロックの特徴，適用，手技，合併症を解説する．

1．翼口蓋神経節ブロック[1]

a）特徴

翼口蓋神経節は，三叉神経2枝（上顎神経）

の枝で運動根（副交感神経），交感根（交感神経）と知覚根の3つから成り立っており，痛みは，流涙，鼻閉塞感，耳鳴り，鼻汁分泌，眼球結膜充血，悪心，眩暈などの自律神経症状を伴う片側の顔，鼻，眼，耳，頭の発作的な痛みで，しばしば後頭部，肩に放散する特徴がある。

b）適用疾患

この翼口蓋神経節ブロックの適用症例としては，痛みが耳の高さを越えない翼口蓋神経痛（スルダー神経痛），Vail's syndrome（vidian neuralgia），三叉神経痛，群発疼痛，片頭痛，血管運動性鼻炎などが挙げられているが，舌がん，上顎洞がんなどのがん性疼痛に効果がある。

c）手技

ブロック針を刺入し，局所麻酔薬を注入する方法は的確に操作できれば有効性が高いが，石神ら[2]の報告では成功率は50％あまりであり，このことから苦痛の少ない，2から4％のリドカインを綿棒2，3本に含ませ中鼻甲介上縁に沿って翼口蓋神経節を覆う粘膜に当たるまでゆっくりと進めて，20分ほど維持する方法が有用である。この方法は，患者の体位を仰臥位とし，下顎を挙上させ頸部伸展位で行う。また，綿棒を挿入する際に挿入痛と出血を抑えるため，アドレナリン添加リドカインを操作の初めに鼻粘膜に作用させると患者にとって苦痛が少ない。

d）合併症

リドカイン点鼻方法では，問題となる合併症はないと考えられる。

2．星状神経節ブロック（stellate ganglion block：SGB）[3]

a）特徴

頸部交感神経は，一側に3から4個の上頸交感神経節，中頸交感神経節，椎骨動脈神経節，星状神経節からなっている。このうち星状神経節は，下頸神経節が第1胸神経節，まれに第2胸神経節と癒合したもので，頸部交感神経節に入る交感神経節前線維のすべてが星状神経節を通過する。星状神経節は，解剖学的には第7頸椎よりも第1胸椎の高さで肋骨頸に接するように位置すると考えられている。したがって，SGBの際のブロック針の先端は星状神経節付近ではなく，その上位の椎骨動脈神経節あるいは中頸神経節付近にある。すなわち，SGBは上位で注入された局所麻酔薬が下方にある星状神経節に広がり，交感神経幹，神経節および節前・節後線維までブロックされるコンパートメントブロックとなる。近年ではエコーガイド下に頸長筋にブロック針を刺入し，局所麻酔薬を注入することでコンパートメントブロックが形成されていることが明らかとなっている。

b）適用疾患

星状神経節の支配領域の疼痛疾患と末梢循環障害が適用である。頭頸部の原発性あるいは転移したがん性疼痛も対象疾患になる。頭頸部痛のがん性疼痛患者では頸部の浮腫や腫脹が見られることが多く，この場合は，交感神経とともに感覚神経もブロックできる持続頸部硬膜外ブロックに変更していくのが実際的な治療法と考えている。

c）手技

（1）体位：患者は仰臥位として，枕を外した状態で頭部をやや後屈伸展し，下顎をやや突き出した状態にする。頸部筋肉の緊張を取

るために，患者の口を軽く開けてもらう。軽く"アー"と発声してもらうのもよい。

（2）頸部の消毒：エタノールが禁忌でない患者は，0.5％クロルヘキシジン添加80％エタノールで消毒に使用した綿球の汚れがなくなるまで念入りに消毒する。

（3）甲状軟骨レベルより1横指尾側，胸鎖関節から2横指頭側で人差し指と中指を胸鎖乳突筋内縁に当て，指先を軽く曲げながら胸鎖乳突筋と総頸動脈を外側に圧排して軟部組織を押し分けて指先を深く潜り込ませる。

（4）この位置で，針を横突起前面に当たるまで進める。針が骨に当たらないときは，皮下まで針を戻し，方向を変えて骨に当たる位置を確認する。骨に当てることが合併症防止にも必須である。

（5）針先が動かないように固定して血液の逆流がないことを確認し，1％メピバカインないし1％リドカイン5 mlの局所麻酔薬を，患者の表情をよく観察しながら注入する。

（6）薬液を注入し終えたら，抜針とともに，3〜4 cmくらいの大きさに丸めたガーゼで刺入部を圧迫し，そのガーゼを患者のブロックした側と反対の指で5分間圧迫してもらう。自分で圧迫ができない患者では，スタッフに圧迫させる。

（7）ブロック後は，最低20分間安静臥床とする。患者の呼吸・循環モニター，適宜の声掛けで異常の有無を確認する。嗄声の有無，縮瞳，眼裂狭小，眼球結膜の充血などを確認し，ゆっくりとベッドから降りてふらつきのないことを確認してから帰宅させる。

d）合併症

わが国と比較して，他国でSGBがあまり施行されていない理由は，合併症が起こりやすいことが最大の理由である。SGB施行前には，患者にSGBの効果，期待できる改善効果とともに軽度の合併症，危険な合併症について説明し，同意を得る必要がある。適切なブロックが施行できた場合の症状として，ブロック側の縮瞳や眼裂狭小，眼球陥凹，眼球結膜の血管拡張が出現すること，こうした症状は局所麻酔薬の作用時間内には消失するが，それまでは左右の眼に光の入り方の較差ができて，少し見えにくく感じることも説明する。

（1）嗄声：星状神経節よりも内側にある反回神経に局所麻酔薬が作用すると，嗄声出現の可能性が20から30％ある。この場合には嗄声が治まるまで，飲食を控える必要がある。

（2）上肢筋麻痺：星状神経節よりも外側に局所麻酔薬が作用すると，1％以下の確率で上肢の筋力低下が現れる可能性がある。

（3）全身痙攣，意識消失発作：SGB施行中に，1％以下の確率で局所麻酔薬が動脈内に注入されると，急に意識を失い，てんかんのような全身痙攣が発生することがある。

（4）血腫形成：抗凝固薬の使用患者では圧迫止血が不十分な場合，致命的な合併症として発現する。

（5）頸部骨膜炎などの感染症：アトピー性皮膚炎などで頸部に皮疹が認められる患者の場合には，感染のおそれがある。

3．胸部交感神経節遮断術

a）特徴

胸部交感神経節は，椎間孔から脊柱の両側を縦走する神経の束として認められ，上下に並ぶ交感神経節が節間枝によって連結している。頭側では第1・第2胸部交感神経節は，下顎神経節と癒合して星状神経節となり，尾側では腰部交感神経幹と連結している。胸部交感神経節は11から12対存在し，各神経節から対応する分節の高さの脊髄神経と，灰白交通枝と白交通枝で連絡している。胸腔鏡では，肋骨頭内側から肋骨頸部外側に白い神経線維束として容易に視認できる。神経ブロッ

クで直接ブロック針を，この神経束に刺入することは困難と思われる。

b）適用疾患

上腹部内臓がんに対して，胸腔鏡下での神経遮断術が適用であるが，胸腔内に癒着形成がないこと，全身麻酔に耐えられる体力があるかなど，施行にあたっては十分な術前の検査を要する。実際には施行が限られている[4]。

c）手技

（1）体位は側臥位で，全身麻酔下で分離肺換気を行い肺を虚脱させる。肺が視野の妨げになる場合には頭低位とする。
（2）観血的に開胸し，トロカールを挿入する。胸腔鏡は中腋窩線第5ないし第6肋間とし，処置用トロカールは第6ないし第7肋間で前・後腋窩線に挿入する。
（3）左大内臓神経の場合，下行大動脈と椎体の間に大内臓神経が走っているので，大動脈裂孔直上の胸膜を切開して脂肪組織を注意深くよけると，大内臓神経が露出される。
（4）半奇静脈を損傷しないように注意し，大内臓神経を裂孔に向かって可及的に追跡剥離し，横隔膜裂孔の脚部に穿通する近くで超音波凝固・切開装置により切開・切離する。
（5）切離した神経は組織学的検索に提出する。
（6）肺損傷がなければ，肺を十分に拡張させて皮膚を閉鎖する。

d）合併症

施行症例がほとんどないため，具体的な合併症は報告されていない。しかし，半側の胸部交感神経切離術で上腹部内臓の痛みが除去されるとは考えられないので，適用には限りがあると思われる。

4．腹腔神経叢ブロック[5]

a）特徴

上腹部の各種内臓（胃，肝臓，胆囊，膵臓，脾臓，腎臓）からの求心性線維は腹腔神経叢内にある腹腔神経節に入り，内臓神経（大・小・最下内臓神経），交感神経幹，白交通枝を通って脊髄神経後根に入り，脊髄後角に至り，次いで脊髄前側索を上行する。交感神経は，基本的には遠心性の神経線維であるが，内臓痛は前述した交感神経の走行に沿って脊髄に求心性線維として痛みを伝えている。このうち腹腔神経叢は腹腔動脈を取り巻くように存在し，椎体との位置関係では，日本人ではほとんどが第1腰椎の上2/3に位置していると報告されている[6]。このことは，ブロック針の刺入部位を第1腰椎上縁に持っていけばよいことを示している。

b）適用

上腹部の各種内臓（胃，肝臓，胆囊，膵臓，脾臓，腎臓）による痛み疾患が適用となり，がん性疼痛患者では劇的な効果が期待できる。

c）手技

ブロック施行前に腫瘍増大に伴う腹部大動脈，腹腔動脈の蛇行の有無や近隣臓器の偏移の有無，骨転移の有無を確認しておく。X線透視下での方法と，CTガイド下での方法が一般的に行われている。また，腹腔神経叢にブロック針を刺入する方法として，経椎間板法と椎体外側アプローチ法がある。椎体の変形が高度でない場合には，経椎間板法は容易であり，1本のブロック針で後腹膜内の造影剤の広がりを確保することができる利点がある。筆者は初めに経椎間板法を試みて，高度に椎体が変形していたり，椎間板が固く変性してブロック針の刺入が困難な場合には，椎体外側アプローチ法を選択している。上下・

左右の2方向を同時に透視できるX線透視装置を使用すると，15分程度の短時間で確実なブロックが可能となる。

≪経椎間板法≫

（1）上腹部に枕を置いて腹臥位とする。

（2）CアームX線透視装置で第1腰椎上縁の前後面が一線に重なるように調整する。

（3）ブロック針は21Gないし22G，12 cmを使用し，第1腰椎と第2腰椎あるいは第12胸椎と第1腰椎間の椎間板外側に刺入するが，正中から5 cmほど離れた部位を刺入点とし，ブロック針を神経根に当てないように刺入する。もし，神経根に当たった場合には，刺入点を少し外側にとって再度試みる。

（4）椎間板に達したら，抵抗消失法でブロック針を正中，椎体前面に向けて進める。抵抗が消失した時点で，Cアーム透視装置で側面像を確認する。

（5）抵抗消失法で針が刺入できたら血液の逆流がないことを確認しながら，針をさらに0.5 cmほど刺入し，造影剤を5～10 ml注入する。造影剤が正面像で椎体内の外縁を大きく越えず，後腹膜腔の組織内に造影剤が淡い粒子のように両側に広がっていること，造影剤が大動脈周囲に広がって，拍動する大動脈自身が淡く認められること，造影剤側面像で腰椎前面に上下に広がっていることが確認できたら，針は適切な部位に刺入できている。

（6）2％リドカインないし2％メピバカインを5～8 ml注入し，10分間あまり様子を見る。痛みの消失効果と下肢の知覚異常，運動神経麻痺のないことを確認して，無水エタノールを5～8 ml注入する。エタノールを使用した場合には，ブロック針を抜去する際に，ブロック針の内腔を空にして，エタノールによる椎間板炎を避けるように0.5 mlの空気をフラッシュして抜針する。

（7）神経破壊薬使用後，30分間腹臥位とし，その後1時間安静仰臥位とする。

≪椎体外側アプローチ法≫

（1）体位は経椎間板法と同様の腹臥位とする。

（2）ブロック針の刺入点を第1腰椎棘突起レベルで，第12肋骨下縁を刺入点として第12胸椎棘突起を目標にブロック針を刺入する。刺入点は，普通の体格では第1腰椎棘突起から6～7 cm前後の位置となる。

（3）ブロック針は21Gないし22G，12 cmを使用し，針のベベルを内側に向けて第12胸椎棘突起の方向に刺入する。第1腰椎椎体側面に針先が当たったら，局所麻酔薬を1ないし2 ml注入して骨膜を麻酔し，その後の針先の痛みを除去する。

（4）ブロック針をいったん，皮下まで引き抜き，皮膚面との角度45度以上になるように針を立て，針先が第1腰椎側面を擦りながら通過するように刺入する。X線透視下の正面像で椎体外側縁の1 cmほど内側で，側面像で椎体前面より0.5 cmほど腹側にあれば針先は適正な位置にあると判断できる。

（5）この部位で造影剤を5 mlほど注入し，造影剤が椎体外縁から椎体内側に，側面像で椎体前面に沿って広がることを確認する。次いで，反対側からも同様にブロック針を刺入する。造影剤が重なって確認が困難であれば，初めに刺入したブロック針から生理食塩液を5 mlずつ注入して良い視野を確保する。刺入したブロック針の位置が適正であれば，椎体前面にコンパートメント造影所見が形成される。

（6）このあと，2％メピバカインか2％リドカインをそれぞれのブロック針より5から8 ml注入し，10分以上様子を見て，痛みの消失効果，下肢の知覚異常，運動神経麻痺がないことを確認して，無水エタノールを5～8 mlずつ注入する。

（7）安静時間，体位は経椎間板法と同様である。

表2 腹腔神経叢ブロック禁忌患者

1. 全身状態不良
2. 腹水貯留
3. 造影剤アレルギー
4. エタノール過敏症
5. 動脈走行異常
6. 血液凝固能異常

d）合併症

脈管損傷，神経損傷，腹腔内誤注入，全身倦怠感，下痢，低血圧，急性アルコール中毒，低血糖が報告されている．筆者も全身倦怠感，低血圧，急性アルコール中毒，低血糖を経験している．食欲がなく栄養状態があまり良くない症例では，ブドウ糖入りの点滴を行って低血糖を避ける必要がある．2％局麻薬を使用するのは，予想外の下肢などの運動神経麻痺を予防するためである．

ちなみに，腹腔神経叢ブロックの禁忌と考えられるものを表2に示す．

交感神経ブロックに伴い血管拡張作用の結果，血圧低下が認められるので，循環動態が不安定な全身状態不良患者は適用ではない．腹水が認められる患者では，特に椎体外面を沿わせて刺入する方法では，ブロック針の腹腔内誤刺入の場合，薬液の腹腔内注入による腸管麻痺発生の可能性があり，適用から除外される．ただし，経椎間板法では，腹水がある場合でも注入した神経破壊薬が腹腔内に漏れることなくブロックが可能である．また，造影剤アレルギー，神経破壊薬として通常使用するエタノールに過敏症を示す患者も一般的には適用から除外される．しかし，造影剤アレルギー患者に対して，筆者は空気を造影剤として注入して針先を確認する方法，あるいはエタノール過敏症患者に，7.5％フェノール生食液で神経破壊ブロックに成功した経験がある．肝機能低下症例では血液凝固能が低下していることがあり，ブロック前の凝固能検査は必須である．凝固能異常者にはブロックの施行は禁忌である．

5. 上下腹神経叢ブロック[7]

a）特徴

第2・第3腰椎レベルの交感神経幹神経節からなる左右の第2・第3内臓神経が，大動脈分岐部付近で一緒になって，上下腹神経叢が形成される．この神経叢は，幅5 mm，長さ4 cmで第5腰椎から仙骨前面に存在する．第1仙椎上縁付近で50％ほどの確率で左右の下腹神経叢に分岐し，骨盤神経叢を形成する．

b）適用

骨盤内臓器由来の痛みに有用である．特に悪性腫瘍に起因する痛みには，神経破壊薬を使用したブロックが適用となる．

c）手技

腹腔神経叢ブロックと同様，経椎間板法と椎体外側アプローチ法がある．いずれの場合も，ブロック施行前に腫瘍増大に伴う腸骨動脈や近隣臓器の偏移の有無，骨転移の有無を確認しておく．

≪経椎間板法≫

（1）第5腰椎と仙骨間が広くなるように鼠蹊部と下腹部に枕を置いて腹臥位とする．

（2）CアームX線透視装置で仙骨上縁の前後面が一直線に重なるように調整する．

（3）第5腰椎横突起と腸骨稜の間で，正中から5 cmほど離れた部位を刺入点とし，ブロック針を神経根に当てないように刺入する．もし，神経根に当たった場合には，刺入点を外側にとって再度試みる．椎間板に達したら，抵抗消失法でブロック針を正中，椎体前面に向けて進める．抵抗が消失した時点で，Cアーム透視装置で側面像を確認する．X線透視装置が上下・左右同時に確認できる装置であれば，短時間で確実にブロック針を

刺入することができる。

（4）抵抗消失法で針が刺入できたら血液の逆流がないことを確認しながら，針をさらに0.5 cmほど刺入し，造影剤を5〜10 ml注入する。造影所見で，造影剤が正面像では椎体内の外縁を越えず両側に広がっていること，側面像で第5腰椎と仙骨前面をヨットの帆のような形に広がっていることが確認できたら，針は適切な部位に刺入できている。

（5）2％リドカインないし2％メピバカインを5〜8 ml注入し，10分間あまり様子を見る。

（6）痛みの消失効果と下肢の知覚異常，運動神経麻痺のないことを確認して，無水エタノールを5〜8 ml注入する。

（7）エタノールを使用した場合には，ブロック針を抜去する際に，ブロック針の内腔を空にして，エタノールによる椎間板炎を避けるように0.5 mlの空気をフラッシュして抜針する。

（8）ブロック後30分間腹臥位とし，その後1時間安静仰臥位とする。

≪椎体外側アプローチ法≫

（1）体位は経椎間板法と同様とする。

（2）ブロック針の刺入点を第4腰椎と第5腰椎の間で経椎間板法より，正中からさらに外側にする。

（3）針は21Gないし22G，12〜15 cmのブロック針を使用し，針のベベルを内側に向けて第5腰椎椎体側面を目標にして刺入する。

（4）第5腰椎椎体の前面に針先が出そうになったところで，抵抗消失法で針を進める。

（5）X線透視正面像で針先が椎体外縁より内側にあり，側面像で椎体より1 cmほど前面にあれば針先の位置は的確と判断される。

（6）この部位で造影剤を5 mlほど注入し，造影剤が椎体外縁から椎体内側に，側面像で椎体前面に沿って広がることを確認する。

（7）反対側からも同様にブロック針を刺入する。造影剤が重なって確認が困難な場合には，初めに刺入したブロック針から生理食塩液を5 mlずつ注入して良い視野を確保する。

（8）あとで刺入したブロック針の位置が適正であれば，椎体前面に造影所見が形成される。

（9）この後，2％メピバカインか2％リドカインをそれぞれのブロック針より5〜8 ml注入し，10分以上様子を見て，痛みの消失効果，下肢の知覚異常，運動神経麻痺がないことを確認する。

（10）無水エタノールを5 mlずつ注入する。安静時間，体位は経椎間板法と同様である。

d）合併症

合併症として可能性があるのは，下肢の知覚，運動神経麻痺である。腹腔神経叢ブロックの場合と同様，2％の局所麻酔薬を使用して効果を確認するのは，この運動神経麻痺の発現を予防するためである。

6．下腸間膜動脈神経叢ブロック

a）特徴

下腸間膜動脈神経叢は，第3腰椎の高さで腹大動脈前面，下腸間膜動脈起始部に位置する神経叢で，第12胸神経から第2腰神経に由来する交感神経で形成される腹大動脈神経叢が，第1から第4腰椎の椎体側方にある交感神経節節後神経線維と合わさって形成される。この神経叢は，主に交感神経線維よりなるが，侵害受容性線維を含む。

b）適用疾患

横行結腸左半分，下行結腸，S状結腸，直腸，大動脈リンパ節への転移・浸潤による下腹部痛，腰痛

c）手技

（1）腹腔神経叢ブロックと同様腹臥位とする。

（2）第3・第4腰椎間の経椎間板法で行う。

（3）棘突起から5cmほど外側を刺入点として椎間板の側面に刺入する。

（4）針先を椎体正面像の正中に向けて刺入し，側面像で確認しながら抵抗消失法で針を進める。

（5）下腸間膜動脈神経叢は腹部大動脈前方にあるため，動脈前面にも広がる造影所見が理想的である。

（6）的確な部位に針が刺入できた場合には，腹腔神経叢ブロックや上下腹神経叢ブロックと同様，局所麻酔薬による異常な下肢の運動，知覚麻痺発生がないことを確認して神経破壊薬を使用する。

（7）多くの症例では，腹腔神経叢ブロックや上下腹神経叢ブロックと併用し，単独で施行することはまれであるので，ブロック併用の際には，局所麻酔薬中毒，エタノール過量に伴う症状の発生に注意する必要がある。

d）合併症

局所麻酔薬中毒，急性エタノール中毒に注意する。

7．不対神経節ブロック[8]

a）特徴

不対神経節ブロックは，人体の交感神経叢，または交感神経節の中で，もっとも尾側に存在する交感神経節を遮断する治療法である。会陰・肛門部の交感神経由来の痛みに対して有用と考えられている。会陰・肛門部痛に対する治療法としては坐位による，くも膜下フェノールグリセリンブロック（サドルブロック）があるが，不対神経節ブロックは知覚神経や運動神経の障害が発生せず，比較的手技も容易であることが特徴である。坐位を保てない肛門部痛や，がんの直接浸潤による会陰部痛などは，サドルブロックの前に施行するとよいと思われる。また，サドルブロックでは下肢の運動神経麻痺や，尿閉を起こす危険性があるので，このサドルブロックに先立って施行する治療法とも考えられる。

不対神経節は仙骨前面正中で後腹膜腔に存在する。仙骨部で前仙骨孔の内側に位置している交感神経幹が，尾骨部において左右両側が結合して1つになり不対神経節となっている。

b）適用

出血傾向，刺入部付近の皮膚炎などがなければ，会陰部・肛門部のがん性疼痛が適用となる。低侵襲であり，短時間で施行できるので，重篤な全身状態不良でなければ適用となる。

c）手技

X線透視下，CTガイド下ないしエコーガイド下でのブロックが報告されている。

（1）体位は腹臥位とし，透視下に正面像で仙尾関節を確認する。

（2）仙尾関節の正中部の皮膚を刺入点として，22G，5cmのブロック針を接合部に垂直に刺入する。

（3）X線透視下に抵抗消失法でブロック針を進め，前仙尾靭帯を貫く。

（4）造影剤を2ml注入し，側面像で椎体前面に三日月状の像が，また正面像では左右に広がる丸い造影所見が得られることを確認する。

（5）2％メピバカイン，あるいは2％リドカインを3ml注入する。

（6）特に異常な反応が見られないことを確認して，無水エタノール3mlないし7.5％フェノール水3mlを注入する。

（7）ブロック後は1時間安静臥床とする。

なお，高周波熱凝固法を施行する場合には，専用の針を使用して前述した方法で針先を確認し，局所麻酔薬を使用した後，90℃で60秒間2回，熱凝固を施行する。

d）合併症

ブロック針の先が後腹膜腔内に留置されていれば問題となる合併症は起こらないと考えられる。誤って深く刺入すると，直腸損傷から感染症が起こりうる。

おわりに

X線透視やCT，あるいはエコー検査機器は，近年ますます進歩・発展しており，これらの画像ガイド下の交感神経ブロックは，安全確実な手技として確立されてきている。しかし，造影剤やアルコールによる薬物中毒や，予測しない合併症が発生する可能性がある。特に悪性腫瘍患者では，解剖学的に臓器の位置関係が変化してることがあり，ブロック施行前から運動神経麻痺が見られていたり，感覚神経の異常が発生していることもある。こうした点に十分留意して，ブロック前の身体所見の検査の徹底，患者に対する漏れのない説明の重要性を指摘したい。

参考文献

1) 佐伯 茂．交感神経ブロック 1，翼口蓋神経節ブロック．ペインクリニック 2006；27：S510-7.
2) 石神敏子，佐伯 茂，斉藤英夫ほか．翼口蓋神経節ブロックの適応症例と効果．ペインクリニック 1994；15：557-560.
3) 山口重樹，北島敏光．交感神経ブロック 2．星状神経節ブロック．ペインクリニック 2006；27：S519-28.
4) 松本純夫，河西 稔．交感神経切離術．外科 1997；59：1659-66.
5) 平川奈緒美．腹腔神経叢（内臓神経）ブロック：がん性痛に対するインターベンショナル治療ガイドライン．日本ペインクリニック学会編．東京：真興交易医書出版部；2013．p.60-8.
6) 小川節郎．内臓神経ブロック：1．解剖．ペインクリニック 1993；13：418-23.
7) 山口敬介，井関雅子．上下腹神経叢ブロック：がん性痛に対するインターベンショナル治療ガイドライン．東京：真興交易医書出版部；2013．p.69-72.
8) 井関雅子．不対神経ブロック：がん性痛に対するインターベンショナル治療ガイドライン．日本ペインクリニック学会編．東京：真興交易医書出版部；2013．p.80-3.

河西　稔

B. 知覚神経ブロック

はじめに

　神経ブロックは"脳脊髄神経や脳脊髄神経節またはそれらの形成する神経叢に向かってブロック針を刺入し，直接またはその近傍に局所麻酔薬または神経破壊薬を注入して，神経の伝達機能を一時的または永久的に遮断する方法"と定義される．厳密には，局所麻酔薬や神経破壊薬などを用いて，化学的に神経機能を遮断することをいうが，特殊な装置を有するブロック針の使用による熱凝固や冷凍による物理的な方法も神経ブロックとして取り扱う場合もある．

A　がん性疼痛における知覚神経ブロックの意義

　がん患者の痛みには，①がん直接による痛み，②がんの治療により生じた痛み，③がんと関連する痛み，④がんと無関係な疾患による痛みなどがあるため，限局した知覚神経支配に一致した痛みであれば，すべての痛みに神経ブロックは対応可能である．がん性疼痛を伴う患者の10〜30％がオピオイドの全身投与によっても十分な鎮痛効果を得られず，激しい疼痛に苦しんでいるとされる[1]．このような患者には大量のオピオイド，複数の鎮痛補助薬や鎮静薬が投与されることになり，その副作用により生活の質（quality of life：QOL）が著しく低下することもある．

　知覚神経ブロックが生体にもたらす効果は，痛覚伝導路の遮断，痛みの悪循環の遮断，疼痛発生の予防などいくつか考えられ，それらの効果は疾病の治本的な治療とはなりえないものとして看過されやすいが，患者のQOLの改善に大きく寄与することが期待される．QOLを保ちつつ，がんによる疼痛を取り除くために行われる神経ブロックの意義は大きいと考える．

B　対象疾患

　神経ブロックは，全身の各部位に対して局所的に効果を発揮できるという特徴があるため，その適用となる疾患，部位は多岐にわたる．がん性疼痛に対して，一般的には局所麻酔薬による知覚神経ブロックを行い，これらが有効な場合は神経破壊薬あるいは高周波熱凝固法を用いた神経ブロックを選択する(表)．

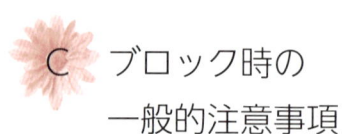

C　ブロック時の一般的注意事項

　一般的な禁忌は，施行部位の感染，出血・凝固機能障害などである．特にがん患者では，がんの浸潤，転移による特有な合併症や，

表 主な神経ブロック

知覚神経ブロック		交感・知覚・運動神経ブロック	
脳神経	脊髄神経	硬膜外ブロック	脊髄くも膜下ブロック
三叉神経ブロック	後頭神経ブロック	頸部	くも膜下フェノールブロック
三叉神経節ブロック	浅・深頸神経叢ブロック	胸部	
上顎神経ブロック	腕神経叢ブロック	腰部	
下顎神経ブロック	肋間神経ブロック	仙骨部	
三叉神経末梢枝ブロック	神経根ブロック		
眼窩上神経ブロック	大腰筋筋溝ブロック		
眼窩下神経ブロック	トリガーポイントブロック		
頤神経ブロック			

臓器障害を有していることへの注意が必要であるため，ブロックを施行することの利益と不利益を考慮して，患者ごとに適用を慎重に検討する必要がある．施行の際には本人だけでなく，家族にも十分に神経ブロックの利点と欠点を説明し，同意を得る必要がある[2)3)]．

いずれにしても，適用を判断し，技術的に施行可能であれば，適切な時期に行うことで非常に有効な鎮痛方法となりうる[2)3)]．担当医を通じて，麻酔科（ペインクリニック科）の医師と相談のうえ，適用を決める．

D 知覚神経ブロックの実際

1. 三叉神経ブロック[4)]

a）概要

悪性腫瘍により三叉神経支配領域の痛みが出現した場合に，X線透視下，超音波下，または（ブロックの種類によっては）盲目的に施行可能である．三叉神経節ブロック，各種末梢神経ブロックがあり，三叉神経痛に対して施行されるように，顔面の激しい痛みの治療法として確立されている．三叉神経領域の腫瘍による痛みでは，刺入部位の腫瘍の存在，ブロックのメルクマールとなる骨の破壊などにより，神経ブロックの施行が困難な場合もある．

b）適用

上顎・下顎がん，咽頭・喉頭がん，口腔底がん，舌がんなどによる顔面や口腔内の三叉神経領域の疾患，および薬物療法による疼痛コントロールが困難な症例に適用される．

c）合併症

角膜潰瘍，角膜炎，髄膜炎，脳神経障害，ghost pain などが挙げられる．

d）手技の実際

神経の支配領域と痛みの部位を考慮し，それぞれ適用となる神経ブロック法を選択する．

●三叉神経節ブロック

三叉神経節は，卵円孔後内側に位置し，脳神経の中でもっとも大きな神経節である．上眼窩裂を通過する眼神経および正円孔を通過する上顎神経に知覚枝を，卵円孔を通過する下顎神経には知覚枝と運動枝を送っている．患者を仰臥位とし，X線透視化にブロック針を卵円孔内に進め，2％リドカイン，またはメピバカイン 0.2 ml を注入する．針先が正しい位置にあれば，顔面の痛覚が消失する．

●眼窩上神経ブロック

仰臥位とし，眼窩上切痕の上部で眉毛の上縁から皮膚面に対して垂直に 23 G 針を刺入する．0.75％ロピバカインあるいは 0.5％ブ

(a) 眼窩上神経ブロック

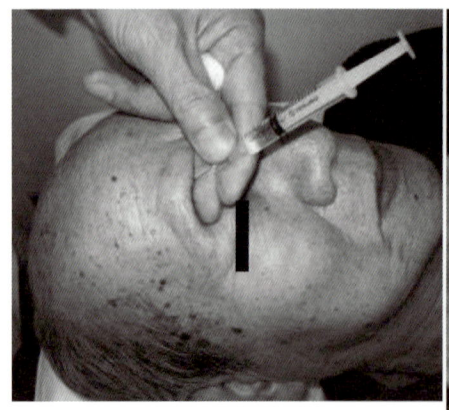

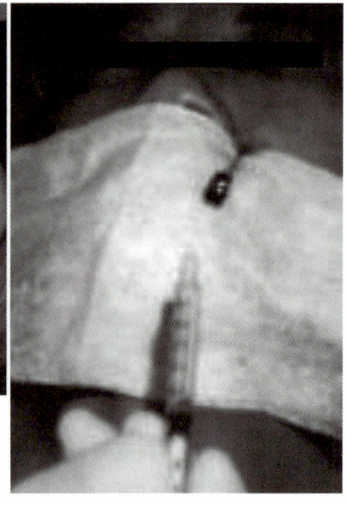

(b) 眼窩下神経ブロック

図1 三叉神経節ブロックの実際

ピバカインを2 ml注入する。

永久ブロックには高周波熱凝固法と神経破壊薬を用いる方法がある（図1-a）。

●眼窩下神経ブロック

眼窩下神経は三叉神経第Ⅱ枝，上顎神経の枝で，下眼瞼，鼻翼，上唇，鼻腔粘膜，上顎歯肉に分布する。眼窩下孔（眼窩下壁約1 cm下，顔面正中2.5 cm）を触れ，鼻翼の高さで正中から約2.5 cm外側で鼻唇溝上から刺入し，骨の上を滑らせるようにして針先を眼窩下孔に向け進める。0.75％ロピバカインあるいは0.5％ブピバカインを2 ml注入する。無理に孔を探さず，周囲に薬液を浸潤させる。

永久ブロックには高周波熱凝固法と神経破壊薬を用いる方法がある（図1-b）。

●下顎神経ブロック

下顎神経は卵円孔を出て，後枝は耳介側頭神経，舌神経，下歯槽神経，頬神経，前枝は咬筋神経，深側頭神経，翼突筋神経，鼓膜張筋神経，口蓋帆張筋神経となり各部を支配する。

X線透視下に卵円孔を描出し，頬骨弓下で耳珠軟骨基部2 cmを刺入点とし，下口唇または下顎に放散痛を得られたら，2％リドカインあるいは2％メピバカインを0.5 ml注入する。永久ブロックには高周波熱凝固法を用いる。

2．腕神経叢ブロック[5)]

a）概要

腕神経叢ブロックは，腕神経叢に局所麻酔薬を注入し，頸部，肩，上肢の痛みを緩和する治療法である。薬物療法のみではコントロール困難な体動時の突出痛などに適用となるが，肩から上肢の感覚低下，運動障害を来し日常生活動作能力（ADL）の低下を起こす可能性があるので，施行前の十分な説明と同意が必要である。硬膜外ブロック，くも膜下ブロックに比べ血圧低下や尿閉などの合併症がなく，感染時の症状の重篤度が低い点が有利である。がん性疼痛の場合は，カテーテルを留置する持続ブロック法を必要とすることもある。近年，超音波機器の性能向上により，超音波ガイド下に単回ブロック，カテーテル留置がより安全かつ確実に施行できるようになってきた（図2）。

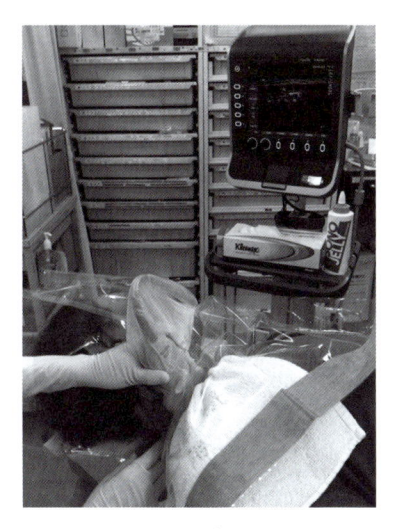

図2 腕神経叢ブロックの実際
超音波ガイド下腕神経叢ブロック。

b）適用

パンコースト腫瘍，肩から上肢のがんの転移・浸潤，特に骨に由来する頸部，肩，上肢の痛みなどが適用となる。

c）合併症

神経損傷，血管穿刺，気胸，横隔神経ブロック，ホルネル徴候，局所麻酔薬中毒などが挙げられる。

d）手技の実際

盲目的ランドマーク法：腋窩法
　仰臥位で肘を軽く屈曲させ肩関節を90度外転する。23〜25G針を拍動する血管に向けて緩徐に進め，放散痛が得られたところで薬液（0.5〜1％リドカイン5〜10 ml）を注入する。
　●透視下鎖骨上窩法
　仰臥位とし，X線透視下で第1肋骨と第2肋骨が交差する外縁を刺入点として第1肋骨中央部に向けて23〜25Gカテラン針を進め，中斜角筋の造影像を確認して，0.5％リドカイン5〜10 mlを注入する。
　●超音波ガイド下腕神経叢ブロック（斜角筋間アプローチ）

仰臥位とし，輪状軟骨のレベルで胸鎖乳突筋の外側領域を中心に描出できるようにプローブを当てることにより，前斜角筋と後斜角筋の間に神経根が並んでいる像が観察される。カラードプラーで血管の有無を確認後，平行法でブロック針を刺入し，針先を描出させながら，中斜角筋の筋膜を貫き目的とする神経の近くまで進めたら，0.5〜1％リドカイン5〜10 mlを注入する。

3．肩甲上神経ブロック[6]

a）概念

肩甲骨や上腕骨頭などへの骨転移や骨腫瘍などによる肩関節周囲の痛みに有効である。肩甲上神経ブロックには，Mooreの方法と簡便法があるが，現在は多くの施設で簡便法が行われている。

b）適用

肩甲骨や上腕骨への腫瘍の浸潤・転移による肩の痛みなどが適用となる。

c）合併症

気胸，肩甲上神経損傷，血管穿刺，血管内注入などが挙げられる。

d）手技の実際

　●簡便法
　肩甲棘と鎖骨の間にできる三角部のくぼみに入れた示指爪の先端中央が刺入点となる（図3）。この位置はMooreの刺入点とほぼ一致する。カテラン針を皮膚面に対し垂直に刺入し，棘上窩骨面に当たるまで進める。ブロック後に皮膚の痛みが消失し，棘上筋，棘下筋の筋力低下が起こり，上腕の外転，外旋ができなくなる。

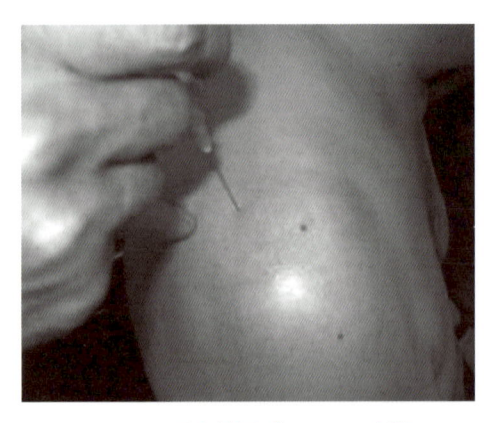

図3 肩甲上神経ブロックの実際
肩甲棘と鎖骨の間にできる三角部のくぼみに入れた示指爪の先端中央が刺入点となる。

4. 神経根ブロック[7]

a）概要

神経根ブロックは，脊椎疾患の診断・治療法として，また帯状疱疹・帯状疱疹後神経痛などの治療法として用いられているが，限局したがん性疼痛の治療にも用いられている。がんの神経根，脊椎への転移・浸潤による神経根性の痛み，肋骨，胸腔・胸壁への転移・浸潤による痛みなどに適用され，痛みを伴う手技ではあるが，機能障害の少ない有用な方法である。

b）適用

限局した領域の痛みに有用である。がんが神経根へ浸潤・転移，脊椎転移による神経根痛，肋骨転移，大腰筋内への腫瘍浸潤・転移による痛みなどに適用される。

c）合併症

神経損傷，血管穿刺，くも膜下ブロック，硬膜外ブロック，椎間板穿刺，気胸，血管内注入などが挙げられる。

d）手技の実際

X線透視下で腹臥位または斜位で施行する。椎体終板が直線になるようにX線管球の位置を調整する。体動を感ずる程度の放散痛が得られた位置で造影剤を注入し，神経根造影であることを確認する。ステロイド添加局所麻酔薬を注入する（図4）。

高周波熱凝固術は，高周波のもたらす熱エネルギーを使用し，神経組織を凝固破壊する方法である。針先端のわずかな部分にのみ効果が限定されるため安全性が高く，目的の神経に対する選択性が高い。温度，時間により凝固強度を調節できるため，応用範囲が広いことも利点である。神経破壊薬を用いた方法に比較して知覚脱出が軽度であり安全性は高いが，神経破壊薬と同様，適用に関しては慎重に検討することが重要である。

非がん性疼痛と同様に胸神経根に対しては，高周波熱凝固術が第一選択と考えるが，他部位の神経根であればパルス療法または他の治療法を検討する。胸神経以外に高周波熱凝固術を施行するか否かは，患者の病期なども含めて総合的な判断が必要となる。ブロック後は下肢筋力低下が認められるため，2〜3時間は安静臥床とし，転倒などに十分注意する。

パルス高周波熱凝固術（pulsed radiofrequency thermocoagulation：PRF）は，電流を42度以下で間欠的に加熱することで，温度が周囲に拡散し凝固が起こらない方法であり，神経の熱変性を伴わないことが特徴である。作用機序に関しては不明なことも多いが，高周波熱凝固術に比し熱による神経損傷が少ないため，筋力低下や知覚異常といった合併症が起きにくいと考えられる。

臨床編

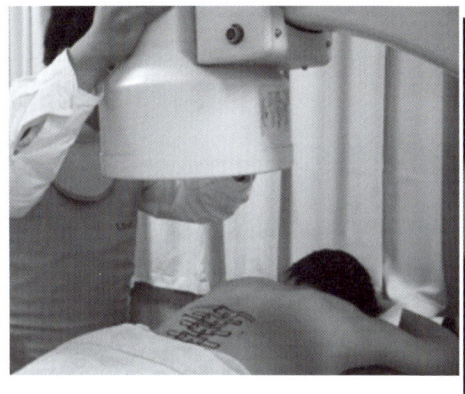

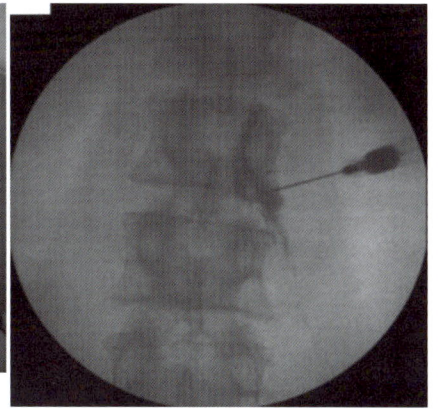

(a) 患者を透視下に腹臥位とする。

(b) 造影剤を注入したときの造影所見。

図4 神経根ブロック

5. 大腰筋筋溝ブロック[8]

a）概要

大腰筋内を走行する腰神経叢の大部分をブロックし，下肢の骨腫瘍，骨転移や病的骨折などによる腰下肢痛，特に片側性の腰痛や大腿部前面の痛みに有効である。このブロックでは下肢筋力低下を来すため，その適用について患者への十分な説明と合意が必要であるが，硬膜外ブロックやくも膜下ブロックに比べると片側であること，膀胱直腸障害がなく血圧低下も軽度であることなどが利点である。近年，超音波機器の性能向上により，超音波ガイド下に単回ブロックやカテーテル留置が施行できるようになり，より安全かつ確実に施行できる。

b）適用

下肢の骨腫瘍，骨転移，病的骨折などによる下肢痛，特に片側性の腰痛や大腿部の疼痛に対して適用となる。

c）合併症

くも膜下穿刺，硬膜外穿刺，神経損傷，血管損傷，腹腔穿刺などが挙げられる。

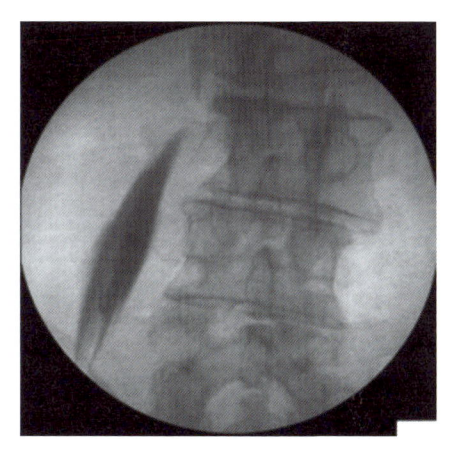

図5 大腰筋筋溝ブロックの実際
造影剤と局所麻酔薬を注入したときの造影所見（正面）

d）手技の実際

腹臥位とし，第4腰椎棘突起を中心とした側方5 cmを刺入点とする。針を皮膚に対して垂直に刺入し，針先が第4または5腰椎横突起に当たれば，針先を頭側にずらして横突起を通過するようにする。腰方形筋を通過して抵抗が消失したところが大腰筋筋溝なので，局所麻酔薬を10〜20 ml注入する（図5）。

6. 肋間神経ブロック[9]

a）概要

　肺がん患者におけるがんの浸潤やしばしば施行される開胸術後，進行した乳がん患者において，胸壁の疼痛を訴えることがある。これらは，肋間神経を含む体性神経に沿った壁側胸膜の損傷に由来する疼痛であり本ブロックが奏効する。

b）適用

　肋骨，胸壁，胸椎などへの腫瘍の転移・浸潤による胸・腹壁および背部の疼痛に適用となる。

c）合併症

　気胸，局所麻酔薬中毒，くも膜下ブロック，血管損傷などが挙げられる。

d）手技の実際

　患者を腹臥位とし，肋骨角または後腋窩線で施行する。23 Gまたは25 Gの針を肋骨下縁に当て，針先を骨に当てながら肋骨下に針先を入れ，血液の逆流や空気の吸引がないことを確認した後，0.75％ロピバカインまたは0.5％ブピバカインを約3 ml注入する。
　神経破壊薬を使用するときは，同様の手技により2％リドカインまたはメピバカイン約1 mlを注入し，合併症なく無痛が得られれば，99.5％エタノールまたは7〜10％フェノール水溶液を同量注入する。

7．大腿神経ブロック[10]

a）概要

　大腿神経は，第2〜4腰神経前枝が集まって形成する腰神経叢の枝であり，大腿神経ブロックは，肢の骨腫瘍，骨転移や病的骨折などによる腰下肢痛，特に片側性の腰痛や大腿部前面の痛みに有効である。本ブロックは，体動時の突出痛のように薬物療法のみではコントロール困難な場合に適用とするが，下肢筋力低下を来すため，その適用にあたっては患者への十分な説明と同意が必要である。硬膜外ブロックやくも膜下ブロックに比べると片側であること，膀胱直腸障害がなく血圧低下も軽度であることが利点である。近年，超音波機器の性能向上により，超音波ガイド下に単回ブロックやカテーテル留置が施行できるようになり，より安全かつ確実に施行できる。坐骨神経ブロックを併用すると，下肢全体の痛みのコントロールが可能となる。

b）適用

　下肢の骨腫瘍，骨転移，病的骨折などによる腰下肢痛，特に片側性の腰痛や大腿部前面の痛みなどに適用となる。

c）合併症

　血管穿刺，血管損傷による血腫形成，血管内局所麻酔注入，神経損傷などが挙げられる。

d）手技の実際

●超音波ガイド下法
　プローブを鼠径溝上で，大腿動脈が触れる部位に当てる。大腿神経は，大腿動脈の外側に高エコー性の陰影の中に小さな斑点状の低エコー性の陰影が集まった長円形の像として確認できる。平行法を用いて，針先が大腿神経周囲に達したら，吸引テストを行った後，薬液（0.5〜1％リドカイン10〜15 ml）を注入する。

8．トリガーポイント注射[11]

a）概要

　トリガーポイントとは，圧迫や針の刺入，

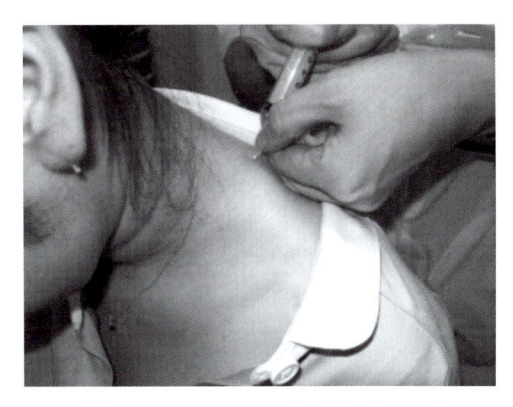

図6　トリガーポイント注射の実際

加熱または冷却などによって関連域に関連痛を引き起こす体表上の部位であり，患者が指摘するもっとも凝りの強い部位，ないしは痛みが存在する部位で，かつ圧迫や針の刺入，加熱または冷却などにより関連域に関連痛を引き起こす部位である．トリガーポイント注射とは，トリガーポイントへ局所麻酔薬などの薬液を注入することにより，疼痛を軽減させる手技であり，比較的容易で，かつ治療効果の高いことが多い．

b）適用

がんによる二次性筋・筋膜性疼痛，および頸部，肩，腰背部，臀部などのトリガーポイントが適用となる．

c）合併症

神経損傷，血管穿刺，感染，局所麻酔薬中毒などが挙げられる．

d）手技の実際

腹臥位や坐位など，いろいろな体位でも施行できる．患者にもっとも痛みの強い部位を示してもらい，施行者がトリガーポイントを2本の指で圧迫して索状硬結として触れるもっとも過敏な点を確認する．痛みの再現性があり，関連痛が発生する部位を刺入部位とする．刺入部位の皮膚消毒後，刺入部位近くを押しながら，針をすばやく皮下まで刺入する．さらに針先を進め，軽い抵抗を感じたのちに筋膜を貫いた感覚が得られた部位で薬液を注入する（図6）．

E　症例呈示

（1）80歳，男性．肝細胞がんの第1胸椎への転移により，肘部を中心とした上肢痛が出現，オピオイドが20 mg以上では傾眠となるため，外来患者として当科に痛みの緩和を依頼された．MRI上では，第1胸椎転移と左上方（C8），下方（T1）の神経根への浸潤・圧迫が認められた．硬膜外ブロックはリスクを伴うと考え，MRI所見から得られた罹患神経と腕神経叢では支配領域的には異なるとも考えられるが，広い範囲での上肢痛もあるため，斜角筋アプローチによるエコーガイド下腕神経叢ブロック（0.5％メピバカイン10 mlとデキサメタゾン4 mg）を施行した．1週間後も痛みは視覚アナログ尺度（visual analogue scale：VAS）70 mmから0 mmへと低下し，良好な鎮痛効果が得られた．

（2）65歳，女性．咳嗽を主訴に呼吸器内科を受診し，肺がんの診断で化学療法施行された．経過中から胸椎転移を認めたため，放射線照射を施行したが，皮膚転移が発生し，強い局所痛が出現した．皮膚転移から生じた局所痛であり，神経根に起因する痛みではないと判断したため，責任神経と考えられる右第8・9肋間神経ブロック高周波熱凝固を施行したところ，良好な鎮痛効果が得られ，VASが100 mmから0 mmに改善した（図7）．

（3）58歳，女性．食道消化管間質腫瘍による食道穿破に対し，胸腔ドレーン，食道ステントを挿入した．胸腔内の持続排液，洗浄の必要性のためドレーンを留置したが，強い創部痛に対し，より中枢側である胸部脊髄神

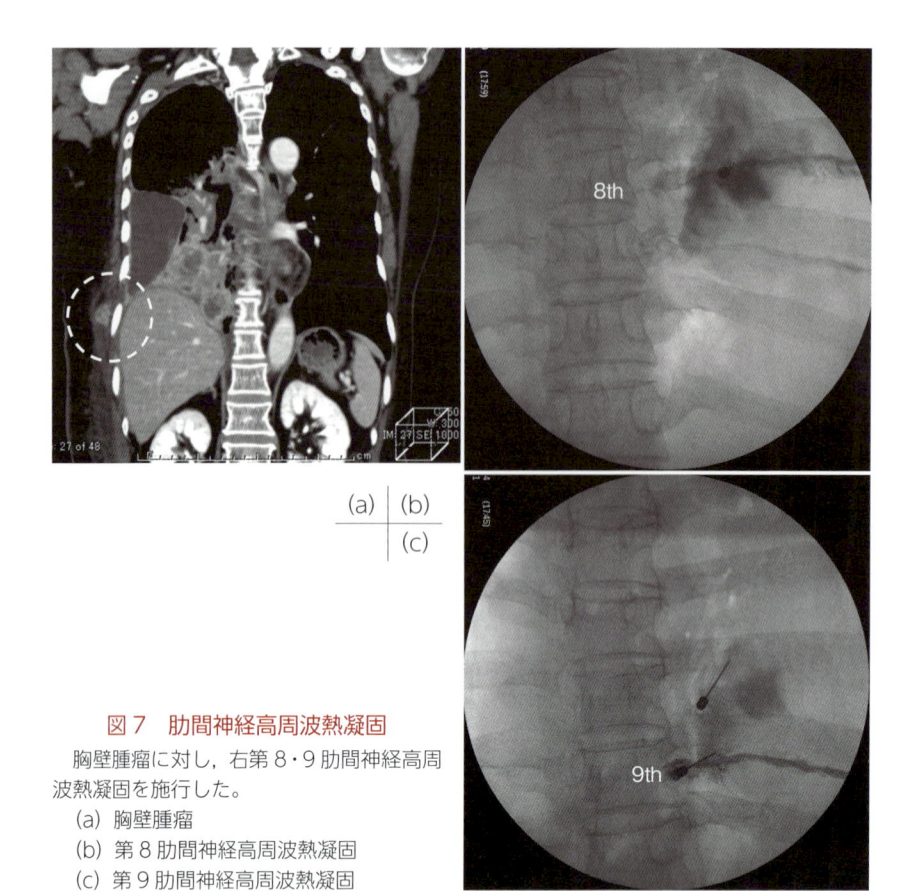

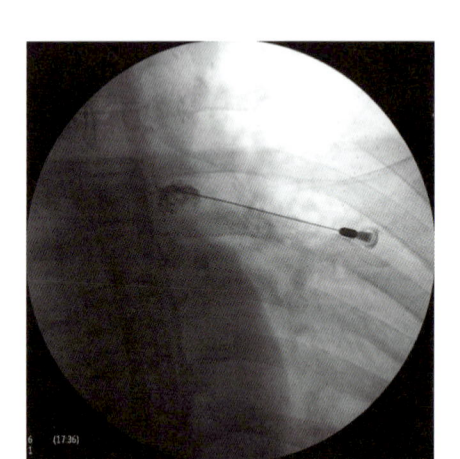

図7　肋間神経高周波熱凝固
　胸壁腫瘍に対し，右第8・9肋間神経高周波熱凝固を施行した．
　(a) 胸壁腫瘍
　(b) 第8肋間神経高周波熱凝固
　(c) 第9肋間神経高周波熱凝固

図8　胸部神経根高周波熱凝固
　ドレーン痛に対し，第6胸髄神経根高周波熱凝固を施行した．

経根で痛みを遮断することを目的に第6胸髄神経根高周波熱凝固を施行したところ，VASが100 mmから40 mmに改善し，抑鬱状態も消失した（図8）．

参考文献

1) Hoskin PJ. Cancer pain：treatment overview. In：McMahon SB, Koltzenburg M, editors. Wall and Melzack's textbook of pain. 5th ed. New York：Elsevier Churchill Livingstone；2006. p.1141-57.
2) Vissers KCP, Besse K, Wagemans M, et al. Evidence-based interventional pain medicine according to clinical diagnoses. Pain Practice 2011；11：453-75.
3) Swarm RA, Karanikolas M, Cousins MJ. Injections, neural blockade, and implant therapies for pain control. In：Geoffrey H, Cherny NI, Christakis NA, et al editors. Oxford textbook of palliative medicine. 4th ed. Oxford：Oxford University Press；2010. p.734-54.
4) 三叉神経ブロック．日本ペインクリニック学会ペインクリニック治療指針検討委員会編．ペインクリニック治療指針．改訂第4版．東京：真交交易医書出版部；2013. p.14-6.
5) 腕神経叢ブロック．日本ペインクリニック学会ペインクリニック治療指針検討委員会編．ペイ

ンクリニック治療指針. 改訂第4版. 東京：真交交易医書出版部；2013. p.19-21.
6）肩甲上神経ブロック. 日本ペインクリニック学会ペインクリニック治療指針検討委員会編. ペインクリニック治療指針. 改訂第4版. 東京：真交交易医書出版部；2013. p.24-5.
7）神経根ブロック. 日本ペインクリニック学会ペインクリニック治療指針検討委員会編. ペインクリニック治療指針. 改訂第4版. 東京：真交交易医書出版部；2013. p.11-4.
8）大腰筋筋溝ブロック. 日本ペインクリニック学会ペインクリニック治療指針検討委員会編. ペインクリニック治療指針. 改訂第4版. 東京：真交交易医書出版部；2013. p.28-9.
9）肋間神経ブロック. 日本ペインクリニック学会ペインクリニック治療指針検討委員会編. ペインクリニック治療指針. 改訂第4版. 東京：真交交易医書出版部；2013. p.22-3.
10）原かおる. 大腿神経ブロック. 佐倉伸一編. 周術期超音波ガイド下神経ブロック. 第1版. 東京：真交交易医書出版部；2011. p.343-59.
11）森本昌宏. トリガーポイント注射. 森本昌宏編著. トリガーポイント―その基礎と応用―. 東京：真交交易医書出版部；2006. p.65-85.

山口　敬介／井関　雅子

C. 脊髄鎮痛法：硬膜外鎮痛法，脊髄くも膜下鎮痛法

はじめに

鎮痛薬の全身投与で対処困難な難治性がん性疼痛に対しては，オピオイド投与経路を脊髄に変更することで劇的な鎮痛を得ることができる場合がある．適切に施術されれば生活の質（quality of life：QOL）を格段に改善し，在宅療養へ導くことができる．

A 脊髄鎮痛とは

がん性疼痛対策としての脊髄鎮痛，すなわち硬膜外鎮痛と脊髄くも膜下鎮痛は，オピオイド投与経路を脊髄領域（硬膜外腔と脊髄くも膜下腔）とする鎮痛をいう．オピオイドの全身投与（経口または消化管投与，貼付剤による経皮投与，静脈内投与，皮下投与）で対処困難な難治性がん性疼痛に対応できる鎮痛経路である．脊髄鎮痛は世界保健機関（World Health Organization：WHO）方式3段階除痛ラダーで解決できない場合に検討される鎮痛法で，他のインターベンション鎮痛治療とともにWHO方式の第4段階鎮痛法として位置づけられている[1)2)]．適切に施術されればQOLを格段に改善し，在宅療養へ導くことができる．

脊髄鎮痛法には2つの大きな利点がある．まず，オピオイド投与経路を全身経路から脊髄領域（硬膜外腔，脊髄くも膜下腔）に変更することで，オピオイド鎮痛効力が格段に増強する．次に，鎮痛補助薬（日本では局所麻酔薬）を添加することで神経障害性疼痛と体動時痛を解消し，鎮痛の質と効力が向上する．脊髄鎮痛法は，投薬のためのカテーテルを脊髄領域に留置する方法であって，ほかの神経ブロックのように神経を破壊することがない．したがって，希望に応じて本投与経路の導入と終了は随時可能である．脊髄鎮痛のうち，硬膜外鎮痛法は試験的に体験することができる．

一方で，脊髄鎮痛法は，薬液の途絶や注入機器の不具合といった管理上の問題だけでなく，カテーテルおよび注入部位の感染，留置時の血腫や神経損傷など，合併症の中には重篤なものもある．適用判定，施術技術，管理体制が適切でなければならない．長期にわたって薬液充填と調整，カテーテルや注入機器の不具合に対応できる支援体制が継続できることが前提となる．

本稿では，脊髄鎮痛に用いられる薬物，適用，硬膜外鎮痛とくも膜下鎮痛の特徴，全身投与経路からの変更法，感染防御のための手技，副作用対策，長期カテーテル留置による脊髄鎮痛法の臨床上の要点について述べる．

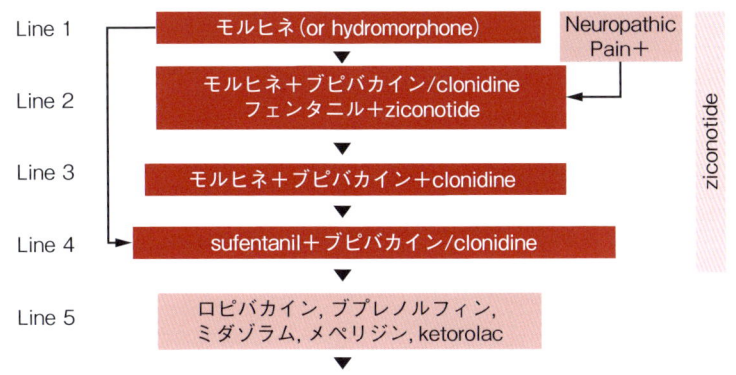

```
Line 1                    モルヒネ(or hydromorphone)              Neuropathic
                                                                  Pain＋
Line 2              モルヒネ＋ブピバカイン/clonidine
                      フェンタニル＋ziconotide                          z
                                                                     i
Line 3              モルヒネ＋ブピバカイン＋clonidine                    c
                                                                     o
                                                                     n
Line 4              sufentanil＋ブピバカイン/clonidine                  o
                                                                     t
                                                                     i
Line 5        ロピバカイン, ブプレノルフィン,                              d
              ミダゾラム, メペリジン, ketorolac                          e

              研究段階の薬物(神経障害のリスクに同意)
Line 6   ガバペンチン, オクトレオチド, conopeptide, ネオスチグミン, アデノシン
```

図1 脊髄くも膜下投与に用いられる薬物：推奨されるアルゴリズム（2007年）

〔Deer TR, Krames EJ, Hassenbusch SJ, et al. Polyanalgesic consensus conference 2007：recommendations for the management of pain by intrathecal (intraspinal) drug delivery：report of an interdisciplinary expert panel. Neuromodulation 2007；10：300-28 より引用改変〕

B 脊髄鎮痛に用いられる薬物

1. 脊髄くも膜下腔，硬膜外腔に用いられる薬物

脊髄領域への投与で鎮痛効果を発揮し，臨床使用されている薬物は，オピオイド（モルヒネ，フェンタニル），局所麻酔薬（ブピバカイン，ロピバカイン，レボブピバカイン），バクロフェン，ziconotideなどがある。脊髄くも膜下鎮痛（intrathecal analgesia：以下ITA）では硬膜外鎮痛（epidural analgesia：以下EPA）に比べて，薬液が直接脊髄神経系と接触するため，特に投与薬液の神経障害性に慎重でなければならない。

a）脊髄くも膜下腔に用いられる薬物

ITAにおける投与薬の神経毒性を最小限にする観点から，薬物選択のアルゴリズムとして2004年[3]，2007年[4]に指針が提示されている。2007年の指針で示されたアルゴリズムを図1に示した（2012年の指針[5]は慢性疼痛用合併症対策が示されている）。日本では，オピオイドとして塩酸モルヒネ（1％），フェンタニル，鎮痛補助薬として脊麻用ブピバカインが脊髄くも膜下腔へ投与できる（日本ではバクロフェンは重症痙縮治療薬として脊髄くも膜下腔に投与されるが，疼痛治療薬としての適用はない）。アルゴリズム上位の薬物はEPAにも安全に使用できる。

b）硬膜外腔に用いられる薬物

EPAにおいても，オピオイドとしてモルヒネ，フェンタニルが用いられる。一方，局所麻酔薬としては，ロピバカインとレボブピバカインがブピバカインより優れている点でITAとは異なる。

2. 脊髄鎮痛に用いられる薬物の一般的用量

緩和医療の現場で脊髄鎮痛に用いられる薬物の一般的用量[6]を表1に示した。進行がん患者に対する疼痛対策が急務である場合に

表1　脊髄に投与される薬物の一般的用量

薬物	硬膜外用量	脊髄くも膜下用量	コメント
オピオイド			
モルヒネ	5〜1000 mg/day	0.5〜50 mg/day	標準的オピオイド 脊髄くも膜下投与では12 mg/day以上で組織炎症
hydromorphone	1〜100 mg/day	0.1〜50 mg/day	
フェンタニル	50〜5000 µg/day	10〜500 µg/day	
局所麻酔薬			
ブピバカイン	0.1〜0.25%, 1〜4 ml/hr	3〜60 mg/day	脊髄くも膜下標準的局所麻酔薬
ロピバカイン	0.05〜0.5%, 1〜5 ml/hr		硬膜外標準的局所麻酔薬
レボブピバカイン	0.05〜0.5%, 1〜5 ml/hr		硬膜外標準的局所麻酔薬
ほかの薬物			
ケタミン	15〜75 mg/day	(50〜500 µg/day)	防腐剤を含む。神経毒性の可能性

(Sloan PA. Neuraxial pain relief for intractable cancer pain. Curr Pain Headache Rep 2007；11：283-9 より改変引用)

表2　オピオイドの力価対照表

オピオイド	等鎮痛力価 (mg) 投与経路				水溶性
	内服	静注 皮下注	硬膜外腔	脊髄くも膜下腔	
モルヒネ	300	100	10	1	高
ペチジン	3000	1000	100	10	中〜低
フェンタニル*	—	1	0.1〜1	0.01〜0.1	低

＊：経静脈フェンタニルと経硬膜外フェンタニルとでは，カテーテルが腰髄レベルであれば鎮痛力価は等しい（カテーテルが胸髄にあれば硬膜外フェンタニルの鎮痛力価のほうが高い）。

(Dougherty PM, Staats PS. Intrathecal drug therapy for chronic pain：from basic science to clinical practice. Anesthesiology 1999；91：1891-918／Mercadante S. Neuraxial techniques for cancer pain：an opinion about unresolved therapeutic dilemmas. Reg Anesth Pain Med 1999；24：74-83／Krames ES. Intrathecal infusion therapies for intractable pain：patient management guidelines. J Pain Symptom Manage 1993；8：36-46 より改変引用)

は，周術期など急性期医療に用いられる薬液用量よりも幅広い量や濃度が許容される。

3．オピオイドの鎮痛力価[7)〜9)]（表2）

　水溶性オピオイド（モルヒネ）は脊髄投与で著しく鎮痛力価が増強するため，がん性疼痛対策における脊髄鎮痛でもっとも重要な薬物である。硬膜外モルヒネは静脈内投与の10倍，脊髄くも膜下モルヒネは静脈内投与の100倍の鎮痛力価を発揮する。

　脂溶性オピオイド（フェンタニル）は，全身投与経路と脊髄投与の鎮痛効力の格差が少なく，日本では貼付剤による高用量投与が容易であることから，脊髄投与に用いる意義はモルヒネに比べて少ない。オピオイドが脊髄に存在する侵害受容器に到達するには脂溶性と投与部位に大きく依存し，また髄液中活性代謝物の比率が鎮痛効果に関与するなど，各種オピオイドごとに鎮痛効力がさまざまである。

表3　脊髄鎮痛の利点と欠点

脊髄鎮痛の利点	脊髄鎮痛の欠点
■幅広く強力なオピオイド鎮痛力価 　　硬膜外モルヒネは全身投与経路の10倍 　　脊髄くも膜下モルヒネは全身投与経路の100倍 　　　→モルヒネ鎮痛力価を拡大できる 　　　→活性代謝物低減（M-3-G, M-6-G↓） 　　　　・傾眠の解消 　　　　・便秘の解消 　　　　・せん妄の解消 ■局麻薬添加による鎮痛の改善 　　突出痛・体動時痛の解消 　　神経障害性疼痛治療	■日常生活制限, 医療者の介入が必要 　　入浴制限, 薬液充填・ポンプチェック 　　定期的消毒ほかシステムの診察 ■一過性副作用 　　・尿閉（オピオイド, 局麻薬） 　　・瘙痒感（オピオイド） 　　・傾眠, 呼吸抑制（オピオイド） 　　・肢脱力（局麻薬） 　　・嘔気・嘔吐（オピオイド） 　　・脊髄くも膜下鎮痛で施術後低髄液圧性頭痛 ■カテーテルに関する合併症・問題 　　・感染（硬膜外膿瘍, 髄膜炎, カテーテル・ポート埋没部感染） 　　・髄液漏（脊髄くも膜下鎮痛） 　　・カテーテルトラブル：屈曲, 閉塞, 脱出 　　・カテーテル周囲の炎症性変化（線維化, 狭窄, 炎症性肉芽）

C　脊髄鎮痛の意義

全身性鎮痛（経口ほか消化管投与, 経皮投与, 経静脈・皮下投与）に比べ脊髄鎮痛が優れる利点として重要なものは次の2点である。

1. 幅広く強力な鎮痛力価が得られる【水溶性オピオイド, 本邦ではモルヒネ】

上述のように水溶性オピオイドの脊髄投与によって, 鎮痛力価を飛躍的に増強できる。その結果, 体内のオピオイド母薬および活性代謝物は大幅に低減し, オピオイドによる眠気や便秘といった副作用の解消につながる。

2. 体動時突出痛, 神経障害性疼痛を解消し良質な鎮痛が得られる【局所麻酔薬】[6)10)11)]

局所麻酔薬は広域ナトリウムチャネル遮断薬[11)]であり, 臨床用量よりはるかに少量で痛みに関連するナトリウムチャネルサブタイプを広く遮断する。EPAでもITAでも局所麻酔薬添加で鎮痛の質が改善する[6)10)]。ITAにおいても, 少量を胸髄レベルに投与することで下肢機能と排泄機能を温存しながら良質な鎮痛を獲得できる[10)]。

D　全身投与経路から脊髄投与経路に変更する場合の利点と欠点（表3）

本経路による鎮痛法を導入する以上は, 有効性と安全性を看取りまで継続して提供できる体制を担保する必要がある。有効性とは, 薬液の途絶を起こさないこと, ポンプ交換を含め, 薬液投与が継続して実施できること, 持続カテーテル, アクセスポート, 注入用機器など薬液投与システムトラブルの予防とトラブル発生時の対応ができることであり, また, 安全性とは持続カテーテル挿入部位の決定, 感染予防または感染時の対応ができること, 脊髄投与システムが機能しなくなった場合の対策が取れること, かつ支援する医療スタッフが本経路の意義, 有事の対策について

表 4 脊髄鎮導入前の適用，チェックリスト

(a) 脊髄鎮痛の適用

■オピオイド不耐性
　　治療困難な　眠気，便秘，嘔気・嘔吐
■オピオイド高用量
　　経口モルヒネ換算で　＞4 g/day
■脊髄レベルへの局麻薬添加で QOL 向上が得られる
　　治療困難な　神経障害性疼痛
　　　　　　　　頻回の体動時突出痛
　　　　　　　　腸管内圧亢進による内臓痛
■患者の強い希望

(b) 脊髄鎮痛導入前のチェックリスト

■現行の全身性鎮痛に改善の余地はないか
　□オピオイドローテーションを試みたか
　□痛みの評価と鎮痛補助薬導入は適切か
　　　ステロイド，NMDA 受容体拮抗薬，抗うつ薬，抗てんかん薬，GABA 作動薬ほか
　□投与経路変更を試みたか
　　　経口投与よりも静脈・皮下経路で鎮痛効力が向上する
■脊髄・脊椎評価，アクセスポート埋没評価
　□最近の画像（MRI，CT）を確認したか
　□進行性の脊髄障害の有無，脊髄病変の有無
　　（脊髄鎮痛の合併症と誤解されやすい病変の評価）
　□痛みの領域とカテーテル留置の部位
　□アクセスポート埋没の場合，ポート設置部位の評価：患者と確認したか
■全身評価
　□予測される生命予後，病状経過
　□凝固系，腎機能，肝機能
　□四肢機能，筋力
　□排泄機能，現状の把握と今後の予測
■インフォームドコンセント
　□意義，内容，起こりうる有害事象：穿刺手技，カテーテルトラブル，薬物の副作用
　□管理方法
　□この方法が実施されない場合に代替可能な方法
■療養場所と支援環境
　□カテーテル管理，薬液内容の調剤と充填，ポンプ交換：いつ，誰が，どこで
　□診察，薬液内容の処方と調剤：どのように継続するか

周知している必要がある。
　特に，対象患者はがん患者であり，脊髄鎮痛法における重篤な合併症である感染，神経系合併症に関しては高リスク患者群である。本経路における利点と欠点を十分吟味したうえで適用が決定されなければならない。

E 脊髄鎮痛の適用，脊髄鎮痛導入前のチェックリスト

1. 緩和医療における脊髄鎮痛経路選択の適用[12)13)]（表 4-a）

（1）全身投与経路で鎮痛不十分（オピオイド不耐性）：治療困難な①眠気，②便秘，③嘔

気・嘔吐

（2）全身投与オピオイドが高用量である場合：経口モルヒネ換算として 4 g/day 以上

（3）脊髄レベルに局所麻酔薬を添加することで QOL が改善する場合：治療困難な①神経障害性疼痛，②頻回の体動時突出痛，③腸管内圧亢進を伴う内臓痛

（4）患者の強い希望（脊髄鎮痛のリスクを十分認識したうえで）

2．脊髄鎮痛法導入時に確認しておくべきチェックリスト[14]（表 4-b）

（1）現行の全身性鎮痛に改善の余地はないか

（2）最近の脊椎・脊髄評価，アクセスポート埋没部の事前確認（後述）

（3）全身評価（凝固系，四肢機能，排泄機能）

（4）インフォームド・コンセント（意義，内容，起こりうる合併症，管理方法，代替鎮痛）

（5）療養場所と支援環境

余命の限られたがん性疼痛患者では，カテーテル挿入に伴うリスクに比べ，除痛によるQOL向上が重視される場合も少なくない。例えば，カテーテル挿入に伴うリスク回避の凝固系基準は周術期基準より血小板数は 5 万/μl 以上で可とし，PT-INR 値は個々の症例で検討することを勧める文献[15]もある。しかし，脊椎・脊髄評価については，事前にしっかり画像診断を行い，施術後に神経学的合併症を招かない領域を選択する[16]。病状拡大による神経系障害が施術後合併症と誤解されると，患者との信頼関係が大きく損なわれ，双方にとって不利益を生じる。

長期脊髄鎮痛の継続が見込まれる場合，アクセスポート埋没のうえ，体外ポンプからの薬液注入が現実的といえる。アクセスポート埋没の部位（後述：H-4 を参照）について事前に患者と相談しておく。

3．脊髄鎮痛法への変更が順調に行われるための成否の鍵

（1）オピオイドや局所麻酔薬による一過性の副作用である尿閉，肢脱力などの可能性を患者側が理解・承諾していること。

（2）投与経路変更に伴うオピオイド必要量が適切に調整されること。

（3）カテーテルトラブル（閉塞，屈曲，脱出，感染）を起こさず安全に管理維持できること。

脊髄鎮痛導入後に患者が経験しやすい不快な症状として，オピオイドや局所麻酔薬による尿閉，局所麻酔薬による脱力（歩行困難）がある。一過性であっても，それまで維持されていた身体機能の一部が損なわれることは患者側には非常な衝撃である。事前に，発生する可能性があることを確認しておかなければならない。通常は一過性で，薬液調整や治療薬で寛解する場合が多いが，病変が骨盤内に拡大している状況ではこれらの症状が改善しないこともあることを念頭に入れておく。下肢機能温存を求める患者では，局所麻酔薬用量を少量から徐々に調整する。

一方，すでに下肢機能や排尿機能が廃絶している患者や，過去に手術後鎮痛などで硬膜外鎮痛経験のある患者では受け入れが容易である。

F　EPA と ITA の特徴[17]：どちらを選ぶか

両者の利点と欠点を表 5 に挙げた。EPA と ITA で大きく異なる点は，鎮痛効力，有効鎮痛期間，薬液必要量である。感染のリスクは両者で大きな差異はないが，EPA では膿瘍を形成すると脊髄圧迫症状を来しうる問題[6]が

表5 硬膜外鎮痛と脊髄くも膜下鎮痛の特徴

	硬膜外鎮痛法 EPA	脊髄くも膜下鎮痛法 ITA
●くも膜下鎮痛法が優れる点		
鎮痛期間	数カ月	数年
使用可能なモルヒネ濃度	狭い	幅広い[*1]
対応可能な脊髄分節	狭い	広い（複数の疼痛分節に対応可）
脊柱管の構造	脊柱管狭窄で鎮痛効力が低下	影響されにくい
使用薬液	必要薬液容量が多い（頻回のポンプ交換が必要，ポート内に高用量持続注入が必要）	必要薬液容量は少ない（ポンプ交換頻度が少なくてよい，ポートへの注入が少ない）
●硬膜外鎮痛法が優れる点		
至適投与量の決定	比較的容易，約半日	1〜2日
鎮痛補助薬の添加	安全域が広い	安全域が狭い，使用薬は限られる
穿刺後低髄液圧性頭痛	なし	施行後（カテーテル抜去後）に発生しやすい
開始と終了，カテーテル挿入部の変更	容易（試験的体験が可能）	難（穿刺後低髄液圧性頭痛，髄液漏出の可能性）
●両者で同じ点		
	感染（髄膜炎発症率）は両者で同じ：硬膜外膿瘍は麻痺の原因になる。	
	カテーテルトラブルはともに起こりうる：閉塞と脱出は硬膜外腔で多い。	
	オピオイドの副作用はともに起こりうる（一過性尿閉，瘙痒感，ミオクローヌス，鎮静と呼吸抑制）。	

[*1]：ITA モルヒネは高用量（>12 mg/day）に及ぶと，カテーテル先端に炎症腫瘤形成と神経系合併症を来しうることが問題となっている[4,5]。

懸念材料として挙げられる。

　余命が3カ月以上見込める場合など，長期的な脊髄鎮痛法としてはEPA（長期間で線維化を来し薬液の広がりが悪くなる）よりもITAが適している[6,10,12]が，EPAはITAの前段階として，また受療者が自ら体験して鎮痛経路を選択できる手法として有用性が高い。特にわが国では，周術期や疼痛治療の現場でEPAが広く普及しており，どの医療施設でも抵抗なく施行可能な鎮痛法であるため，カテーテルトラブルといった鎮痛システム自体に支障が生じた場合でも主治医を含め幅広い層の医療関係者が抵抗なく対応できる利点，開始と終了が容易である利点がある。また，がん性痛患者には術後EPAの経験者が少なからず存在するため，受け入れも良好である。

く，高用量オピオイド使用者にも対応できる。EPAでは，薬液は硬膜外腔の広がりに規定されるため，脊髄分節上で多分節に及ぶ痛みに対処しがたく，脊柱管腔内の構造変化で薬液の広がりが制限されやすい問題がある。しかし疼痛部位が限局していれば（例えば胸髄レベルなど），EPAで十分良好な鎮痛が得られ，オピオイド不耐性症例に対しても局所麻酔薬主体の鎮痛法が可能である。特にモルヒネが使用できない症例では，硬膜外フェンタニル添加局所麻酔薬による鎮痛も有用である。硬膜外オピオイドの場合，全身投与経路との鎮痛力価の格差が脊髄くも膜下経路より小さいため，至適投与量の決定が比較的容易である。呼吸抑制の起こりやすい症例や高齢者では，EPAをまず試みるとよい。

1. 鎮痛効力

　ITAはEPAよりオピオイド鎮痛効力が幅広

2. 有効鎮痛期間

　EPAでは，硬膜外腔の線維化や炎症性変化

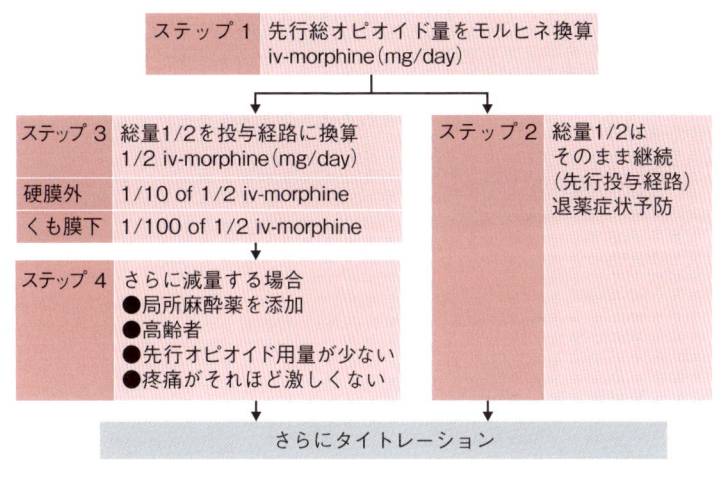

図2　オピオイド全身投与から脊髄投与への経路変更

ステップ1	先行総オピオイド量をモルヒネ換算 iv-morphine (mg/day)			
ステップ3	総量1/2を投与経路に換算 1/2 iv-morphine (mg/day)		ステップ2	総量1/2はそのまま継続（先行投与経路）退薬症状予防
硬膜外	1/10 of 1/2 iv-morphine			
くも膜下	1/100 of 1/2 iv-morphine			
ステップ4	さらに減量する場合 ●局所麻酔薬を添加 ●高齢者 ●先行オピオイド用量が少ない ●疼痛がそれほど激しくない			

さらにタイトレーション

によって薬液の広がりが数カ月で変化するため，鎮痛効力の低下，カテーテル位置のずれと閉塞を来しやすい[6)18)19)]。より長期間の鎮痛には，ITA が優れていると考えられている[6)12)18)19)]。

3．薬液必要量

オピオイド，局所麻酔薬とも高用量が必要となれば，投与薬液濃度と注入用器材の設定条件によって自ずと単位時間あたりの投与量が規定される。局所麻酔薬の比率が高いほど薬液容量と注入用ポンプ重量が増加する。ITA に比べ EPA では，薬液必要量が多量で頻回の薬液充填，ポンプ交換が必要[20)]となる。しかし，頸髄や胸髄領域の限局した痛みであれば，EPA でも薬液必要容量が抑えられる結果，薬液充填，ポンプ交換が週1，2回程度で済むことも多く，在宅での EPA が成功しやすい。

4．そのほか実施上の問題

EPA では髄膜穿刺後の低髄液圧性頭痛（postspinal headache）の問題がないため，受療者が短期的に体験したうえで希望に沿う鎮痛経路を選択することができることが大きな利点である。必要に応じてカテーテル位置の交換，再試行，抜去などを適宜行うことができる。長期間の ITA で用いられるカテーテルは，閉塞を回避する目的で比較的太いサイズ（通常19Gより細径，硬膜外カテーテルと同じ）が用いられるため，カテーテル周囲からの髄液漏出が起こりやすく，若年者では低髄液圧性頭痛対策が必要となる煩雑さがある[10)]。ただし，脊髄くも膜下カテーテル留置前に硬膜外カテーテルが留置されていれば，脊髄くも膜下カテーテル留置後，硬膜外カテーテルを用いて硬膜外自己血充填を行ったのち抜去すれば，若年者でも低髄液圧性頭痛の問題を回避できる[19)]。

G　全身経路から脊髄経路への変更方法の実際

全身投与経路で鎮痛限界を生じ，脊髄投与に変更する場合，オピオイド減量による退薬症状の発現を防止する必要がある。先行オピオイドを塩酸モルヒネ静脈用量に換算のうえ，適切な用量に換算する。図2のような変更が推奨されている[18)]。局所麻酔薬添加を行

表 6　脊髄鎮痛の感染対策と感染時兆候

■カテーテル留置前
・予防的抗菌薬
・清潔野での留置
・マスク着用
・手洗い，外科手袋，ガウンテクニック
・消毒（皮下トンネル作製を視野に入れ広範囲を消毒）

■カテーテル留置時
・皮下トンネル作製
・（アクセスポートとの連結を勧める識者もいる）

■留置後管理
・被包材（抗菌性被包材，高通気性無菌被包材）
・カテーテル出口部の消毒
・細菌フィルタの交換

■感染兆候（軽度なものから重度なものを列挙）
　カテーテル出口部の炎症・圧痛，硬膜外腔刺入部の圧痛
　（アクセスポートポケット部の圧痛，炎症・発赤）
　CRP 上昇，微熱
　白血球増多
　項部硬直
≪注意≫硬膜外膿瘍による症状として：
　背部痛
　硬膜外カテーテルからの注入時痛
　脊髄圧迫症状（硬膜外膿瘍）：神経根症状，運動機能障害（脱力→痙性麻痺），尿閉

う場合は，オピオイド計算量をさらに減量できる。

H　長期カテーテル留置手技と感染対策[21,22]

硬膜外カテーテル挿入も，脊髄くも膜下カテーテル挿入も，基本的な要点は同じで，次の項目が重要である。

①感染対策：予防，兆候発見と対策（表 6）
②備品と機材
③穿刺手技
④カテーテル留置後の処理，アクセスポート埋没

上述のように，脊髄鎮痛を受ける患者は免疫力低下，体内炎症巣の存在などによってカテーテル感染の高リスク群である。硬膜外カテーテルでは，膿瘍形成による脊髄圧迫症状（肢麻痺）は重篤な合併症である。感染兆候を見逃さず，早期に対処することで解決可能である。

1. 感染予防

（1）リスクファクターの認識[23,24]：コントロールされていない糖尿病患者，ステロイド使用患者，体内活動炎症巣のある患者，皮膚疾患（留置予定部位の炎症，アトピーの存在は禁忌）

（2）予防的抗菌薬投与：米国疾病管理センター（CDC）ガイドラインが勧告するように，皮切（皮膚刺入）30 分前に予防的抗菌薬投与，皮切部クロルヘキシジン消毒が奨められる[16]。標準患者ではセファゾリン 1〜2 g 静脈内投与，βラクタムアレルギー患者ではクリンダマイシン 600 mg，MRSA 患者ではバンコマイシン 1 g 投与などが挙げられる。

（3）施術者の感染防御：サージカルマスク，手指消毒を必ず実行する。ガウンテクニックも行うことが望ましい。留置場所は手術室内など清潔区域で操作する。

2．備　品

EPA，ITA ともにカテーテルトラブル（屈曲，閉塞，自然抜去，薬液漏れ，コネクタの外れ），アクセスポート破損があると，システム自体が無効になる。

注：EPA，ITA における薬液投与システム（drug delivery system）にどの方法を採るかで，準備が異なる。基本的に，長期カテーテル管理の場合は，EPA・ITA カテーテルとも最低限，皮下埋没を行っておく。カテーテル固定性を高め，感染防止のためである。長期の脊髄鎮痛では，図3（薬液注入システム）のように3種類の薬液注入システムが挙げられる。

（a）単純導出：カテーテルを皮下埋没したのち，体外に導出し（external catheter）体外ポンプ（external pump）と接続する。施術時間が短く，患者に負担とならないこと，低コストであることが利点である。試験的 EPA で行われる。

（b）皮下アクセスポート埋没＋体外ポンプ接続：カテーテルを皮下埋没（internal catheter）したのち皮下埋没したアクセスポートと皮下連結する。体外ポンプとは専用ニードルで接続する。ニードルを外しシールドすれば入浴が可能になる。日本では EPA，ITA で行われる。

（c）完全皮下埋没システム：日本では痙縮治療に対するバクロフェン髄腔内投与のみが承認されている。海外で完全皮下埋没システムが採用されている（強オピオイド徐放剤や貼付剤が高価であり医療保険でカバーされにくい事情もある。日本と逆である）。注入容積が限られているので，薬液濃度と用量に制限がある。

後述のように，がん性疼痛に対する長期カ

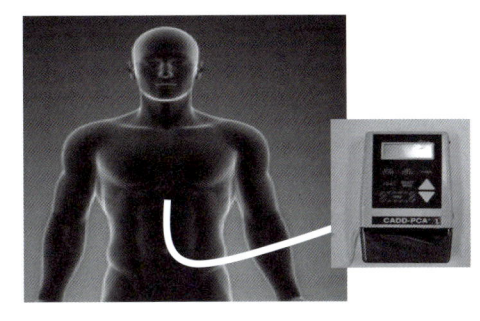

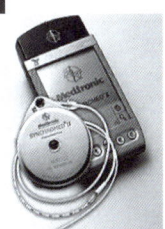

(a)

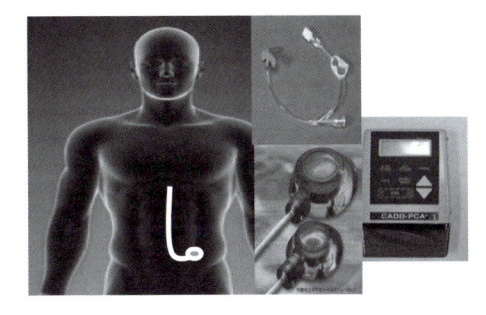

(b)

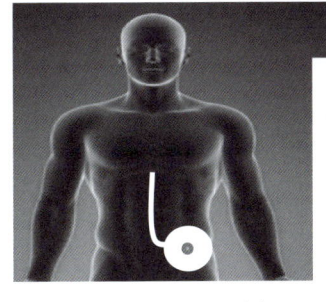

(c)

図3　薬液注入システム
(a) 単純導出：硬膜外・脊髄くも膜下カテーテルは皮下埋没後，体外ポンプ（external pump）と接続される。
(b) 硬膜外・脊髄くも膜下カテーテルは皮下埋没後，皮下アクセスポートと連結（drug delivery system）。専用ニードルで体外ポンプ（external pump）と接続される
(c) 完全埋没型注入システム（日本では疼痛治療には未承認）：脊髄くも膜下カテーテルは皮下埋没後，体内ポンプ（internal pump）と連結される（implanted Intrathecal drug delivery system：ITDD）。体外から注射器で体内ポンプに薬液を充填。体内ポンプ容積に制約があり，EPA では行われない。

テーテル管理として皮下アクセスポート埋没法が固定性に優れているので次に紹介する。

（1）カテーテル：長期 EPA・ITA で用いられるカテーテルは，閉塞を回避する目的で，ある程度のサイズ（通常 19 G より細径，硬膜外カテーテルと同じ）が用いられる。

（2）閉塞と屈曲：カテーテル開口部は閉塞の大きな原因で先端単孔式のものが優れている。屈曲に関してはポリウレタン，ナイロン製品が有利とされている。ワイヤー入り硬膜外カテーテルは単孔式で閉塞・屈曲が起こりにくく長期留置に適するが，MRI 検査が実施しにくいという制約がある。

（3）皮下トンネル用キット：皮下トンネル作製で本システム感染率が減少し[25)26)]，カテーテルの固定性も良好である（したがって在宅での消毒にも安心できる）。コンプリートセット®（八光社製）などが市販されている。短期間のカテーテル留置であっても，皮下トンネル作製下に管理することを強く奨める。

（4）アクセスポート：長期間留置，在宅管理では，皮下トンネル作製後に皮下アクセスポートと連結し皮下埋没にすることで初期（挿入 2 週間以内）感染率は低下する[23)25)]。皮下埋没型ポートとして EPA に対応した硬膜外アクセス用皮下ポートシステム（ポータカット II 硬膜外トレー®，スミスメディカル社）が市販され，ITA への応用も可能である。皮下埋込式薬液注入用アクセスポート単体であれば各種市販されている。

近年の解析では，通常の皮下埋没後のカテーテル体外導出（external catheter）とアクセスポート皮下埋没とに感染率の有意差はない[26)]ため，余命が月単位であればアクセスポート埋没にこだわる必要はないであろう。

（5）ドレッシング材[27)]：体外導出カテーテルで管理する場合，出口部のクロルヘキシジン含有ディスク（バイオパッチ®）の有効性が認められている。透明なフィルム状ドレッシング材は出口部の観察に有利であるが，汗の蒸散がしにくく菌が増殖しやすい点で難点があり，高通気性ドレッシング材が優れている。

（6）細菌フィルタ：導出したカテーテル（またはアクセスポート）と薬液注入器の間には細菌フィルタを使用[27)]し，定期的に（30 日を超えない）交換する。

3. 穿刺手技要点

カテーテル挿入用の Touhy 針を脊柱管正中に正確に誘導すること（透視装置，超音波ガイド），くも膜下鎮痛では抵抗なく髄液逆流が得られる位置にカテーテルを留置する。

硬膜外カテーテル挿入は通常の手技と同様である。脊髄くも膜下カテーテル留置手技について補足する。鎮痛をオピオイド単独で行う場合には馬尾領域からのカテーテル挿入でよい。しかし，下位腰椎アプローチができない場合，上位脊髄分節の神経障害性疼痛に対応しなければならないなど，より高位の脊髄レベルでカテーテル留置を余儀なくされることがある。馬尾より上位でカテーテル挿入を行う場合，準備は煩雑でも透視装置（または超音波コンベックスプローブ）下に行うと手早く成功できる。Touhy 針は頭側に寝かせ脊髄刺激電極挿入と同じ手技で透視しながら進めると，先端が脊髄に接触することなく良好な髄液逆流が得られる。カテーテル挿入時には，カテーテル先端が脊髄に接触し一過性刺激症状が出現するが，すぐに治まる。髄液流出はきわめて良好である。吸引しなければカテーテルからの髄液逆流が得られない場合，先端が髄膜構造物の中に迷入している可能性がある。逆流に抵抗がある場合には鎮痛効果が不十分である。髄液が抵抗なく吸引できる位置にカテーテルを再挿入（再穿刺）する必要がある。

4. カテーテル留置後の処理とアクセスポート埋没

(1) 皮下トンネル作製：カテーテル留置後，Touhy 針を完全に抜く前に刺入部周囲に幅 5 mm 程度の皮膚切開を深く加える（A 点）。または，皮切を加えてから Touhy 針を刺入すると，きれいに仕上がる。A 点からあらかじめ消毒済みの皮膚部分に皮下トンネルキットでカテーテルを導出する。A 点でカテーテルの撓みがあると，屈曲と閉塞の原因になる。A 点で牽引を加えつつ皮下に導出するとよい。同じ要領で皮下トンネル中継点を作ると長い皮下トンネルができる。脊髄刺激電極留置と同じ要領で進める。体外導出の場合には A 点は一針縫合し，閉鎖したら抜糸する。

(2) アクセスポート埋没：カテーテルを皮下に導出後，いったん清潔操作で被包する。ポート設置予定か所に皮下ポケットを作製し設置（あらかじめ生食で満たす）。皮下ポケットまでカテーテルを皮下誘導して連結し閉創する[28]。くも膜下鎮痛では閉創前に吸引テストで気泡を除き，髄液逆流に抵抗がないことを確認する。アクセスポート埋没の場合，カテーテルから適宜局所麻酔薬を試験投与すると硬膜外麻酔または脊髄くも膜下麻酔となり，血圧をコントロールできれば，患者は苦痛なく操作を継続できる。皮切は小さく，ポートと離すよう深くポケットを作製して挿入する。

(3) アクセスポート埋没部位の設定[16)24]：通常は，下側腹部[16]であるが，シートベルト，車椅子など外部刺激を受けやすい場所，人工肛門，皮下脂肪で覆われやすい場所を避ける。あらかじめ患者に坐位を取らせ，不潔になりにくく刺激を受けない場所を決めておく。将来，放射線照射で治療する可能性のある場所，浮腫・腹水で影響を受けやすい場所を避ける。

I 副作用，合併症[14)16]

全身性鎮痛から脊髄鎮痛への変更に伴う有害事象を表7 に挙げた。①薬物（オピオイド，局所麻酔薬）に関する副作用，②手技上の合併症，③感染，④カテーテル（ポート）トラブル，⑤薬液ポンプトラブルなどがある。

脊髄鎮痛上でもっとも悩ましい問題が，カテーテルやポートなど薬液注入システムのトラブルとシステムの感染である。これらについて補足する。

(1) カテーテル閉塞：開口部閉塞，皮下屈曲の可能性がある。再挿入する。

(2) 鎮痛効果減弱：カテーテル・ポート破綻，接続部の緩みなどによる薬液漏出による場合が多い。試験注入や造影剤などで鎮痛効果を確認する。同時に全身鎮痛の併用を検討し，オピオイド退薬症状を予防する。硬膜外鎮痛では，長期間注入で硬膜外腔の線維化，注入圧亢進が起こり，薬液が漏れやすくなる[10]。EPA カテーテル留置部位を変えるか，ITA への変更を検討する。ITA カテーテルアクセスポート皮下埋没でも，使用期間が長くなるとポートメンブレン部に刺入されたニードル部分に亀裂が入り，髄液・薬液の漏出が起こる。鎮痛効力が低下するため，ポート交換が必要である。

(3) 感染徴候と対策（表6）：カテーテル留置部の観察，圧痛チェックと消毒を頻回に行うこと，脊髄の画像診断（単純 CT でよい）を躊躇しないこと，局所麻酔薬濃度を必要最低限とし硬膜外カテーテルの留置では背部痛と下肢脱力を見逃さないことが重要である。細菌フィルタは体内感染には無力である。原因菌が同定できるまでセファゾリンなどブドウ球菌感受性の高い抗菌薬を全身投与する。皮下アクセスポート埋没システム（internal catheter/external pump）の感染では，大半が皮下ポケット部の感染（熱，発赤，腫脹，圧

表7 脊髄鎮痛の有害事象

原因	症状，現象	対策
1．薬物		
オピオイド	瘙痒感	H_1受容体拮抗薬（ジフェンヒドラミンなど） 低用量ナロキソン（10〜40 μg）， 低用量プロポフォール 10 mg
	尿閉	排尿障害治療薬（ベタネコール，タムスロシンなど） 持続導尿カテーテル
	嘔気・嘔吐	ドパミン受容体拮抗薬（プロクロルペラジン，ドロペリドールほか） ムスカリン受容体拮抗薬（スコポラミン） H_1受容体拮抗薬（ジフェンヒドラミンなど） 5-HT_3受容体拮抗薬（オンダンセトロン，グラニセトロン）
	鎮静・呼吸抑制	低用量ナロキソンを滴定投与：呼吸抑制がなくなるまで
	下痢（投与経路変更による）	緩下剤処方減量
	ミオクローヌス	ベンゾジアゼピン
局所麻酔薬	脱力（運動神経遮断）	投与レベルを検討（下位胸髄からの注入にするなど） 　用量低減　硬膜外ロピバカイン<7.5 mg/hr 　　　　　　くも膜下ブピバカイン<30 mg/day
	起立性低血圧	間欠投与から持続投与へ
	局所麻酔薬中毒（EPA）	用量低減，血中濃度測定，定期的神経学的検査（口唇しびれ，錯味，聴覚）
2．手技		
穿刺関連	神経損傷 血腫	
	髄膜損傷，髄液漏（ITA）	硬膜外自己血充填
3．感染		抗生物質
	カテーテル周囲	予防的抗菌薬・皮下トンネル作製で初期の感染率が減少
	アクセスポート周囲 　→ポケット圧痛，発赤	洗浄，ポート交換
	硬膜外膿瘍（EPA）	抗生物質注入，緊急除圧
	髄膜炎	抗生物質
4．カテーテル（ポート）トラブル		カテーテルの選択（サイズ，素材，開口部），再挿入
	位置のずれ	EPA：硬膜外腔の線維化で起こりやすい 鎮痛困難であれば再挿入
	閉塞	再挿入，先端開口部の広いカテーテルに交換
	屈曲，接続の外れ	再挿入，フレキシブルなカテーテルに交換
	破損・亀裂（薬液漏れ）	再挿入，カテーテルおよびポート交換
	カテーテル先端炎症肉芽	モルヒネほか濃度薬液で発症，部位を変更し再挿入
5．ポンプ・薬液関連		観察とマンパワーの充実
	薬液切れ，ポンプ電池切れ 設定の誤り，誤作動	

痛，創閉鎖遅延，皮膚びらん）[24]ではあるが，挿入部や脊髄レベルでの感染もある．疑われる場合，抗菌薬を全身投与する．ポケット部の洗浄，新ポート交換が有効であるが，改善しなければ全システムの抜去で収束する[24]．

J　そのほか管理上の諸問題

1. 脊髄鎮痛導入時の当日病棟での観察事項

（1）オピオイドに関するもの：鎮痛効果，尿閉，瘙痒感，鎮静，呼吸抑制について開始当日から翌日まで少なくとも24時間は監視する[24)25)]。著者らは，翌々日まで消灯時間帯にはパルスオキシメータを装着し呼吸数をモニターしている。尿閉対策として，経口可能であれば脊髄鎮痛開始と同時に排尿障害治療薬を処方するとよい。通常，尿閉になっても数日以内に自尿可能となる。オピオイド過剰時の対応として，ナロキソンも含め呼吸抑制対策の指示を出しておく。一般に脊髄鎮痛開始以前の痛みが適切に除痛されれば，傾眠傾向となる。

（2）局所麻酔薬に関するもの：四肢のしびれや転倒事故など運動障害，起立時のふらつき，起立時低血圧，下痢の出現（胸髄レベルの鎮痛で生じる）について監視する。下痢は緩下剤の減量で，起立性低血圧は当日の輸液のみで解消できる。

以上，起立・歩行時の転倒，尿閉，鎮静，呼吸抑制に対する監視体制を考慮すると，午前中に脊髄鎮痛を開始するとよい。

2. 在宅療養への移行

脊髄鎮痛で除痛が得られ，退院後に在宅療養に移行する際，以下のような対策を講じ，支援体制を整えるような努力が求められる。

（1）退院前カンファランスの開催時に，往診医，調剤薬局薬剤師，ケアマネージャー同席のうえ，病態の現状，行われている鎮痛法の内容（器材製品名，薬液の種類，調剤法），起こりうる副作用，合併症，症状増悪事の対策，緊急来院時に必要と予測される鎮痛対策レジュメ，担当者連絡先について，情報を共有する。

（2）緊急来院時にはレジュメシートに従い，救急外来スタッフがすぐに気付き運用できる。

（3）調剤薬局はPCAポンプなどを調達し，処方箋に応じて無菌ベンチでポンプ充填することができる。往診医はPCAポンプ管理料（オピオイド含有のもの）加算が得られる。

（4）定期診察時には，カテーテル挿入部位の圧痛（EPAの場合），アクセスポート周辺の発赤，炎症，圧痛の有無，薬液鎮痛効力減弱の有無をチェックする。

（5）入浴時の扱い：アクセスポートがある場合にはセプタムメンブレンから専用ニードルを抜去し，防水シートでシールすれば入浴が可能ではあるが，自験例として，セプタムの針穴から薬液（髄液）漏出しポート交換を余儀なくされたことが数症例ある。入浴時にはニードルよりポンプ側の接続部で外し，回路閉鎖のうえで防水処置を施し，入浴を許可している。

K　全身性鎮痛から脊髄鎮痛への変更が奏効した具体症例[30)]

EPA，ITAが有効であった症例を簡単に紹介する。

● 自験症例 1

54歳，男性，体重64 kg，身長170 cm。食道がん術後，頸椎および肩甲骨転移痛。オピオイド全身投与による副作用でオピオイド増量困難であった。本症例に第一段階としてEPAが，第二段階としてITAが有効であった。頸部と上肢痛に対しフェンタニルリザバー貼付剤（第一世代デュロテップ®パッチ）7.5 mg（静脈内モルヒネ換算60 mg/day相当）を使用していたが，強い眠気のため会話困難であ

り，オピオイド増量不能であった．直近の頸椎CT上，明らかな病変はなかった．安静時NRS 8/10のため臥床を強いられていた．T1-2より硬膜外カテーテルを留置し皮下埋没によりEPA（モルヒネ6 mg/day，0.25%ロピバカイン4 ml/hr）を導入．硬膜外モルヒネ16 mg/dayまで増量した結果，睡眠，起床，摂食動作，MRI検査が可能になった．局麻薬による上肢しびれ感と残存する頸部動作時痛が課題で（安静時NRS 2/10，体動時NRS 5/10）あった．MRI画像所見で第2頸椎破壊，硬膜外腔変形を認めた．患者はさらに強力な鎮痛法としてITAを強く希望した．T2-3より脊髄くも膜下カテーテルを留置（等比重ブピバカイン20 mg/day＋モルヒネ1 mg/day）した．この方法で上肢しびれ感が解消し，体動時NRS 2/10に軽減し，一時帰宅ができた．PCA機能は不要であった．同時に外科的治療の適用について検討を進め，数週間後頸椎外固定術を実施することになった．術後経過は順調で，骨転移痛が解消された．術前の短期間ではあったが，この数週間に脊髄鎮痛を導入したことで外泊による残務処理ができたことを大変喜ばれた．

◉ 自験症例2

67歳，男性，体重60 kg，身長162 cm．直腸がん術後再発，腸骨転移，腰椎（L4-5）転移で，在宅療養中であった．腰痛に対し，フェンタニルリザバー貼付剤25 mg（静脈内モルヒネ換算200 mg/day相当），体動時突出痛に対しレスキューPCAモルヒネ皮下注として400 mg/day以上を用いていた．安静時の眠気が強いにもかかわらず突出痛が激しく，在宅でのレスキューモルヒネ増量は困難で入院加療とした．オピオイド使用量が多かったことから，EPAでは対応困難と考え，ITAについて説明しITAを希望された．排尿機能および下肢機能を温存する目的で，痛みの分節より高位（T12-L1）からくも膜下カテーテルを留置し，アクセスポートを右側腹部の皮下に埋め込んだ．薬液内容は基本投与量としてモルヒネ2 mg/day＋等比重ブピバカイン20 mg/dayとしPCAポンプより持続注入した（静脈内モルヒネ換算総量600 mg/dayのうち，半量を脊髄くも膜下モルヒネ3 mg/day→ブピバカイン添加で2 mg/dayに抑制，半量をフェンタニルリザバー貼付剤15 mgとして継続）．この結果，安静時および体動時とも解消しフェンタニルリザバー貼付剤を10 mgに減量した．排尿機能と下肢機能は保たれ，食事時間中の端坐位，介助歩行が可能になった．安全面から電動車椅子を使用した．往診医へ引き継ぎ在宅療養に移行した．在宅医によりITAが看取りまでの8カ月間維持された．在宅期間中の鎮痛薬増量は不要で，電動車椅子で近所への買い物などを楽しまれた．

おわりに

すでにWHOによる除痛ラダーは全国的に普及しているが，オピオイドによる全身性鎮痛で対応困難な難治性がん性疼痛患者は依然として存在する．このような場合は，第4段階として脊髄鎮痛という選択肢がある．脊髄鎮痛法は難治性がん性疼痛にはきわめて有効であるが，適切に，かつ安全に管理するためには，脊髄鎮痛法の意義，適用，実践法，合併症，管理上の諸問題について，療養を支援する医療関係者全員で情報を共有し，連携を取りながら脊髄鎮痛を安定供給する必要がある．

参考文献

1) World Health Organization (WHO), WHO expert committee on cancer pain relief and active supportive care. Cancer pain relief and palliative care : report of a WHO expert committee. 3rd ed. Geneva : WHO, 1996.
2) Miguel R. Interventional treatment of cancer

2) pain: the fourth step in the WHO analgesic ladder? Cancer Control 2000;7:149-56.
3) Hassenbusch SJ, Portenoy RK, Cousins M, et al. Polyanalgesic consensus conference 2003: an update on the management of pain by intraspinal drug delivery—report of an expert panel. J Pain Symptom Manage 2004;27:540-63.
4) Deer TR, Krames EJ, Hassenbusch SJ, et al. Polyanalgesic consensus conference 2007: recommendations for the management of pain by intrathecal (intraspinal) drug delivery: report of an interdisciplinary expert panel. Neuromodulation 2007;10:300-28.
5) Deer TR, Levy R, Prager J, et al. Polyanalgesic consensus conference—2012: recommendations to reduce morbidity and mortality in intrathecal drug delivery in the treatment of chronic pain. Neuromodulation 2012;15:467-82.
6) Sloan PA. Neuraxial pain relief for intractable cancer pain. Curr Pain Headache Rep 2007;11:283-9.
7) Dougherty PM, Staats PS. Intrathecal drug therapy for chronic pain: from basic science to clinical practice. Anesthesiology 1999;91:1891-918.
8) Mercadante S. Neuraxial techniques for cancer pain: an opinion about unresolved therapeutic dilemmas. Reg Anesth Pain Med 1999;24:74-83.
9) Krames ES. Intrathecal infusion therapies for intractable pain: patient management guidelines. J Pain Symptom Manage 1993;8:36-46.
10) Van Dongen RT, Crul BJ, De Bock M. Long-term intrathecal infusion of morphine and morphine/bupivacaine mixtures in the treatment of cancer pain: a retrospective analysis of 51 cases. Pain 1993;55:119-23.
11) Dougherty PM, Staats PS. Intrathecal drug therapy for chronic pain: from basic science to clinical practice. Anesthesiology 1999;91:1891-918.
12) Burton AW, Rajagopal A, Shah HN, et al. Epidural and intrathecal analgesia is effective in treating refractory cancer pain. Pain Med 2004;5:239-47.
13) 益田律子. 病棟で実践する硬膜外鎮痛法・くも膜下鎮痛. 日臨麻会誌 2009;29:160-70.
14) 益田律子.【がん疼痛管理に必要な知識 V. その他の鎮痛法】硬膜外鎮痛法, くも膜下鎮痛法. ペインクリニック 2010;31別冊春号:S119-S34.
15) Streans L, Boortz-Marx R, Du Pen S, et al. Intrathecal drug delivery for the management of cancer pain: a multidisciplinary consensus of best clinical practices. J Support Oncol 2005;3:399-408.
16) Deer TR, Smith HS, Burton AW, et al. Comprehensive consensus based guidelines on intrathecal drug delivery systems in the treatment of pain caused by cancer pain. Pain Physician 2011;14:E283-E312.
17) 益田律子.【がん性疼痛管理】硬膜外鎮痛法. ペインクリニック 2006;27別冊:S168-S78.
18) Mercadante S. Neuraxial techniques for cancer pain: an opinion about unresolved therapeutic dilemmas. Reg Anesth Pain Med 1999;24:74-83.
19) Crul BJ, Delhaas EM. Technical complications during long-term subarachnoid or epidural administration of morphine in terminally ill cancer patients: a review of 140 cases. Reg Anesth 1991;16:209-13.
20) Mercadante S. Epidural treatment in advanced cancer patients. Anesth Analg 2004;98:1503.
21) Gyssens IC. Preventing postoperative infections: current treatment recommendations. Drugs 1999;57:175-85.
22) 益田律子. 中枢神経軸における疼痛治療のリスクマネジメント—近年の話題—. ペインクリニック 2006;27:1419-31.
23) Fittzgibbon DR. Cancer pain: management. In: Loeser JD, Butler SH, Chapman R, et al, editors. Bonica's management of pain. 3rd ed. Philadelphia: Lippincott Williams & Wilkins:2001. p.659-703.
24) Follett KA, Boortz-Marx RL, Drake JM, et al. Prevention and management of intrathecal drug delivery and spinal cord stimulation system infections. Anesthesiology 2004;100:1582-94.
25) de Jong PC, Kansen PJ. A comparison of epidural catheters with or without subcutaneous injection ports for treatment of cancer pain. Anesth Analg 1994;78:94-100.
26) Aprill D, Bandschapp O, Rochlitz C, et al. Serious complications associated with external intrathecal catheters used in cancer pain patients. Anesthesiology 2009;111:1346-55.
27) Grewal S, Hocking G, Wildsmith JA. Epidural

abscesses. Br J Anaesth 2006；96：292-302.
28) 木下 勉, 金古逸美, 上田裕美ほか. 皮下埋込み型硬膜外システムのコストパフォーマンス. 日本ペインクリニック学会誌 2005；12：251.
29) Horlocker TT, Burton AW, Connis RT, et al. American Society of Anesthesiologists task force on neuraxial opioids：practice guidelines for the prevention, detection, and management of respiratory depression associated with neuraxial opioid administration. Anesthesiology 2009；110：218-30.
30) 益田律子, 加藤信也, 井上哲夫. 遠隔部位の骨転移痛に持続くも膜下鎮痛法が奏功した3症例. ペインクリニック 2007；28：1367-73.

〔益田 律子〕

臨床編

VI
持続皮下・静脈内注入療法

はじめに

がん性疼痛管理は，世界保健機関（WHO）方式がん疼痛治療法に従えば，経口投与や貼付製剤など非侵襲的方法が基本であるが，イレウスなどの消化管の問題で経口投与などの方法が困難な場合や，鎮痛薬の至適投与量をタイトレーションすることを急ぐ場合，あるいは経口薬がない薬物の投与の場合，持続静注や持続皮下注といった方法で薬物の投与を行う。持続静注や持続皮下注を行う場合には，シリンジポンプ，輸液ポンプ，PCA（patient-controlled analgesia）ポンプ，携帯型持続注入器などの機器が必要になる。持続静注，持続皮下注を行う場合も，レスキュードーズは準備しなければならないが，輸液ポンプは早送りの操作が煩雑であるため，通常は持続投与のみの場合に用いられる。

A　持続静注

本邦では，経口投与が難しくなった場合に末梢点滴ルートを確保することに抵抗は少なく，安定して薬物を投与できる方法として広く行われている。

B　持続皮下注

持続皮下注は英国の緩和ケア領域では広く普及しており，本邦でも緩和ケア病棟や在宅医療などで，末梢点滴ルートを確保しない場合に用いられている。持続皮下注は，持続静注と同様に有効な方法で，間歇的投与を繰り返す場合と同様の効果を得ることができる。表1に緩和ケア領域でよく用いられる薬物のうち，持続皮下注が可能な薬物を示す。皮下注の場合，ひとつのシリンジに2，3種類の薬物を混合して詰めることが多くなるため，配合変化に注意する。皮下注に適している部位は，通常，前胸部，上腕の前外側面，前腹壁，大腿全面などである。注射部位は2，3日ごとに変更することが望ましく，穿刺には翼状針またはプラスチック製カニューレを用いる。プラスチック製カニューレのほうが翼状針よりも皮膚の刺激は少ない。希釈液としては，皮膚に刺激性が少ない生理食塩液が推奨されるが，用いる薬物によっては，配合変化の関係で注射用精製水が用いられることがある[1]。

C　薬　　物

1. オピオイド

緩和ケアにおける薬物療法の中心となる薬物である。最近オキシコドン単味の静注薬が使えるようになり，選択肢が増えた。

a）モルヒネ

もっとも古くから，がん性疼痛緩和に使用

表1　緩和ケア領域で持続皮下注が可能な薬物

分類	薬物
鎮痛薬	モルヒネ，フェンタニル，オキシコドン
鎮痛補助薬	ケタミン*，リドカイン
そのほか	ハロペリドール，ミダゾラム，スコポラミン，アトロピン，オクトレオチド，デキサメタゾン，ヒドロキシジン

＊：皮膚に刺激がある場合があり，注意が必要

表2 オキシコドン注射液換算比

先行オピオイド製剤	整数比（1日投与量）先行薬：オキシコドン	切り替えのタイミング
経口オキシコドン製剤	4：3	次回投与予定時刻
経口モルヒネ製剤	2：1	次回投与予定時刻
モルヒネ注射剤	1：1*	投与中止後，速やかに開始
モルヒネ坐剤	5：4	次回投与予定時刻
フェンタニル注射剤	1：62.5	投与中止後，速やかに開始
フェンタニル貼付剤	1：41.7	剝離後18時間以上経過の後

*4：5とする資料もある。
〔オキファスト®総合製品情報概要（2013年5月）から改変引用〕

されてきた薬物であり，データも多く蓄積されていること，注射剤以外にもさまざまな剤形があることから，世界的にも広く使用されている。

b）フェンタニル

強いμオピオイド受容体作動薬である。肝臓で代謝されてノルフェンタニルとなるが，薬理活性がないため，腎機能障害時にはもっとも使いやすい。モルヒネよりも脂溶性が高く，投与されると神経組織をはじめとした脂質に移行し，蓄積する。このため，単回静注を繰り返すと，血中濃度が上昇し，投与中止後も血中濃度が高い状態が続くことに注意が必要である。

c）オキシコドン

経口徐放錠，経口速放錠に加えて，単味のオキシコドン注射剤が発売され，静注できるオピオイドの選択肢が増えた。オキシコドンは，活性代謝産物は産生されるもののわずかであり，腎機能低下時にも使いやすい。また，フェンタニルと比較して鎮痛耐性が形成されにくいこと，難治性の神経障害性疼痛への効果が期待されることから，オピオイドスイッチ先の薬物として期待できる。持続静注だけではなく持続皮下注も可能で，薬物動態も変わらないため，等用量で使用できる。表2にオキシコドン注射液と各薬物との換算比を示す。

2．鎮痛補助薬

a）ケタミン

N-メチル-D-アスパラギン酸（N-methyl-D-aspartate：NMDA）受容体拮抗作用を持つケタミンは，オピオイドの耐性形成抑制作用や，痛覚過敏の抑制効果を期待して投与される。投与量が多い場合には，悪夢や幻覚，混乱を起こすため，注意が必要である。持続静注で用いる場合には，20～30 mg/日の低用量から開始し漸増する。頭蓋内圧亢進作用があるため，脳転移がある場合は注意する。オピオイドと併用している場合には，急に中止すると痛覚過敏やアロディニアを起こすことがあるため，漸減が望ましい。気分不快や幻覚の訴えがある場合には減量し，ベンゾジアゼピン系の薬物併用を検討する。

b）リドカイン

神経障害性疼痛への効果を期待して使用される。持続投与する場合には，0.5 mg/kg/hr程度から開始し，副作用の出現に注意しながら1 mg/kg/hr程度まで漸増する。過量になると，めまい，耳鳴りを生じ，さらに血中濃度が上がると視覚障害，構音障害，痙攣や呼吸停止に至ることもある。肝機能低下時や高齢者への投与など，クリアランスが低下している患者への投与は特に注意を要する。必要に応じ，血中濃度の監視を行う。

表3　オピオイド未使用の患者の調整法

薬物	希釈
モルヒネ	モルヒネ 50 mg/生理食塩液　総量 50 ml
フェンタニル	フェンタニル 1,000 μg/生理食塩液　総量 50 ml
オキシコドン	オキシコドン 50 mg/生理食塩液　総量 50 ml

持続投与量 0.5 ml/hr，レスキュードーズ 0.5～1 ml/回，10 分間隔で繰り返し可

D　静脈および皮下注によるオピオイド投与の実際

1．オピオイド未使用患者

オピオイド未使用患者に対する投与量を表3に示す。オピオイドの選択は，主に患者の腎機能によるが，副作用として予想される嘔気，腸管蠕動抑制作用なども考慮する。レスキュードーズは，患者の痛みの性質などにより，効果と副作用を見ながら適宜調整する。

2．他投与経路でオピオイドを使用していた患者

持続投与量は先行オピオイドから等鎮痛量を参考にして切り替える（表4）。レスキュードーズは，本邦では1時間量（1日投与量の1/24）が広く用いられており，経験的に安全で効果があると考えられている。しかし，体格が小さい，高齢者，全身状態が不良の場合などは，これより少量から開始する。また，痛みの原因によっては1時間量では不足する場合もあるため，副作用と効果を見ながら調整する。

3．投与開始後の増減

至適投与量のタイトレーションを行う段階の場合，増量は前日のレスキュードーズの量の7割程度を持続投与量に上乗せし，翌日の投与量とする。痛みが強い場合には，10割増量することもある。増量の仕方は，薬物によっても異なる。モルヒネの場合には，7割から10割と比較的多めに増量しても問題ないが，フェンタニルの場合は脂溶性が高く周辺組織に取り込まれる量が多いことから，レスキュードーズの量を基準として上乗せすると過量となる場合がある。また，痛みの性質として，持続する痛みよりも突出痛が主となっている場合には，レスキュードーズの回数を基準として持続投与量を決めると過量となりやすいため，注意が必要である。病状からは説明がつかないほど急激にオピオイドが増えていく場合には，耐性形成や痛覚過敏の可能性も検討する。減量する場合には2，3割程度ずつ漸減し，退薬症状が出ないように注意する。

E　PCA (patient-controlled analgesia：患者自己調節鎮痛)

PCAは，鎮痛薬を患者が必要と感じるときに，経口や経直腸以外の投与経路であっても患者自らの手で安全に使用することができるように考案された投与法である。PCAの利点は，①痛みを感じたときに医療従事者を呼ぶ必要がなく，レスキュードーズを患者自身の手で投与できるため，痛みを感じる時間を短縮できる，②痛みの変動に合わせて効果的に使用できる，③坐剤や経口投与のように，投与時に体位を変える必要があるなど新たに痛みを伴うような行為の必要がない，④患者が

表4　オピオイド等鎮痛量

経口	オキシコドン徐放製剤	10〜20 mg	20〜60 mg	60〜100 mg	100〜140 mg	140〜180 mg
	モルヒネ徐放製剤	20〜30 mg	30〜90 mg	90〜150 mg	150〜210 mg	210〜270 mg
坐剤	モルヒネ坐剤	10〜20 mg	20〜60 mg	60〜90 mg	―	―
注射	モルヒネ・オキシコドン（持続）	〜10 mg	10〜30 mg	30〜50 mg	50〜70 mg	70〜90 mg
	フェンタニル注（持続）	〜0.3 mg	0.3〜0.9 mg	0.9〜1.5 mg	1.5〜2.1 mg	2.1〜2.7 mg
貼付剤	フェンタニル貼付製剤（3日用）	2.1 mg	4.2 mg	8.4 mg	12.6 mg	16.8 mg
	フェンタニル貼付製剤（1日用）	1 mg	2 mg	4 mg	6 mg	8 mg
	放出速度	12.5 μg/hr	25 μg/hr	50 μg/hr	75 μg/hr	100 μg/hr
	推定吸収量	0.3 mg/day	0.6 mg/day	1.2 mg/day	1.8 mg/day	2.4 mg/day
レスキュー	オキシコドン速放剤	2.5〜5 mg	5〜10 mg	10〜15 mg	15〜20 mg	20〜30 mg
	塩酸モルヒネ水・末	5 mg (2.5 mg)	10 mg (5 mg)	20 mg (10 mg)	30 mg (15 mg)	40 mg (20 mg)

レスキューは3回/日以上でベースUPを考慮する。（　）内は腎機能，高齢者などのハイリスク患者

自ら対処する方法を得ることで主体性を尊重できる，などが挙げられる。一方，欠点としては，①特別な機器が必要，②医療関係者が機器の取り扱いに習熟していなくてはならないため，医療機関での導入に時間と労力がかかる，③事前に患者への説明が必要，④副作用の発生に速やかに対処するための管理体制を整えることが必要，⑤機器や副作用などのトラブルに対処できるスーパーバイザーが必要，などである。PCAは1980年代に日本でも使用されるようになり，主に急性痛管理に用いられてきたが，最近はがん性疼痛緩和にも応用されるようになってきた。がん性疼痛緩和に用いるにあたって，理解しておくことが望ましい知識について整理する。

1. PCAの考え方

がん性疼痛の薬物療法において，中心的役割を果たすのはオピオイドである。経口や経直腸投与が不可能な患者に対しては，比較的少量の鎮痛薬を頻回に静注する方法が有効であるが，これを省力化して行うために考案されたのがPCAである。PCAは，痛みの状況に合わせて患者自身がボタンを押すことで鎮痛薬の投与を施行する，いわゆる鎮痛薬のオンデマンド投与法で，PCA用の機器を使用する。患者はPCAボタンを使用し，鎮痛が得られると次回も同じ行為を繰り返すことになるが，鎮痛薬の副作用や鎮痛薬に対する恐怖はボタンを押す行為に対して抑制的に作用する。また，必要以上に長いロックアウト時間や少なすぎるボーラス量は，痛みの緩和を十分に保証しないため，患者の"ボタンを押す"行動を生じさせない可能性がある。ボーラス回数が少ないことが必ずしも良好な鎮痛を反映しているとはかぎらないため，要因をよく検討する必要がある。また，有効に使用するためには，患者自身がボタンを押す行動が必要であることを事前に十分理解させることも重要となる。

2. PCAの設定項目

PCAは患者に合わせていくつかの項目を設定することで，患者自身の手による鎮痛薬の

投与が可能となる。設定する項目は主に3つである。

（1）持続投与量：1時間あたりに投与される薬液量のことである。鎮痛効果を発揮するのに必要な血中濃度を確保する意味を持つが、過剰となった場合には副作用を生じる危険も併せ持つ。

（2）ボーラス投与量：患者がボタンを押すことによって投与される1回量、すなわちレスキュードーズであり、患者がPCAを効果的に使用するためには、患者が効果を実感できる投与量を設定する必要がある。ボタンを押す行為で満足するというプラセボ的な効果はない。

（3）ロックアウト時間：患者によるボーラス投与が行われてから、次のリクエストが有効になるまでの時間間隔である。ロックアウト時間内のリクエストは無視され、この間にボタンを押してもボーラスは無効となる。過剰投与を避けることを目的としている。オピオイドを投与する場合、血中濃度は効果の指標とはならない。オピオイドの効果器官は中枢神経系（central nervous system：CNS）であり、CNSにおける濃度の上昇は血中濃度の上昇よりも遅い。モルヒネ静注の場合、作用発現には6分程度かかるため、ロックアウト時間は10分前後に設定する。フェンタニルは作用発現までの時間が早く2分であるため、短めの5分程度での設定が可能である。無意味に長い時間の設定は、患者にとって痛みに耐える時間を長引かせるだけであり慎むべきである。

電動式ポンプでは、さらに細かい設定が可能である。

（4）単位時間あたりの投与量制限：単位時間あたりの投与量や投与回数を制限できる。ロックアウト時間を2〜5分と短めに設定しておき、1時間から4時間を単位時間とする。例えば、ボーラス投与量を1 ml、ロックアウト時間を2分、1時間あたりの総投与量を10 mlと設定し、患者が最初の20分間に10回ボーラス投与を行うと、あとの40分間はそれ以上ボタンを使用しても追加投与されない。この設定方法は、投与開始初期にボーラス投与を患者自身が積極的に行うことで、早めに有効血中濃度に到達させたいときに有効である。

3. PCAポンプ

PCAを施行するためには、PCAポンプが必要となる。本邦では、ディスポーザブル簡易バルン型ポンプと、電動式ポンプの入手が可能である。電動式PCAポンプは個々の患者の条件に応じて調節できることが最大の利点であり、がん性疼痛だけではなく術後痛や無痛分娩にも広く利用されている。一方、ディスポーザブルポンプは簡単に使用でき、軽くて持ち運びに便利であることから、多くの施設で使用されている[2]。

多くの電動式ポンプでは、設定の変更履歴やボタン使用の履歴がPCA本体に蓄積される。ボタン使用履歴を参考に投与量の調整を行うことができるのに加え、なんらかの誤操作が生じた際にも参考になる。データを解析し、誤操作が起こった時間と内容を調べ、病棟での指導やマニュアルの作成に役立てることができる。

参考文献

1）武田文和,鈴木 勉 監訳. 皮下持続注入法. トワイクロス先生のがん緩和ケア処方薬—薬効・薬理と薬の使い方. 東京：金原出版；2013. p.601-10.
2）石村博史. PCA機器. 山蔭道明監修. 山内正憲編. PCA患者自己調節鎮痛法. 東京：克誠堂出版；2011. p.20-41.

橋口　さおり

臨床編

VII
放射線療法

はじめに

放射線療法はがんの治癒を目指した治療法として有用である一方，進行期における症状の軽減にも有用である。つまり，ほぼあらゆる段階のがん患者において，常にその適用を考慮すべき治療である[1)2)]。

A　緩和ケアとしての放射線治療

本邦では，平成22年におけるがん死が約35万人であったが，これは全死亡の1/3にあたる。放射線治療は，がん治療の3本柱の一つ（手術，抗がん薬，放射線治療）であり，米国ではがん患者の50％以上が放射線治療を受けるといわれている。日本でも放射線治療を受ける患者数は年々増加し，日本放射線腫瘍学会の構造調査によると，平成21年に治療された人数は700施設，217,829人と報告されている。このうち，緩和的放射線治療は約半数と考えられる。

緩和的放射線治療とは，病状の進行を遅らせることを主眼とするのではなく，生活の質（quality of life：QOL）改善を目的とする治療である。緩和的放射線治療により，目の前の苦痛を軽減させるほか，症状に伴う薬物，例えば医療用麻薬といった鎮痛薬を減量できる。また，一時的に照射部位の腫瘍の増大を抑えられ，原病に対する治療ができるという点において気持ちの緩和にもつながることもある。ただし，治療そのものが大きな苦痛となることは避けねばならない。

放射線治療による有害事象は，照射範囲に含まれる臓器の種類と照射線量によって規定される。そのため，照射範囲と線量はできるだけ小さくすることが望ましい。予後が短いと予測される場合に，照射のために何回も通院することや，治療台で体位を取ることによる苦痛（寝台が固いため）などの必要性の有無を考えるべきである。常に予後を考えながら，総線量を大きくすることの必要性や，晩期有害事象をどこまで考慮する必要があるのか，などを検討して治療法を選択する。

B　生存期間との兼ね合い

緩和的放射線治療の適否，線量，照射範囲を決定するためには，期待される生存期間の予測が重要である。照射後にいったん症状が軽減したものの，その後症状が再燃した場合の原因は，病変の再増大によることが多いからである[3)]。大きく分けて，予後1カ月以内なのか，予後数カ月なのか，半年以上が期待されるのかを検討する。

予後予測のためには，例えばpalliative prognosis index（PPI）などを用いる[4)]。PPIは，全身状態，臨床症状（経口摂取の程度，浮腫，呼吸困難，せん妄）を用いたものである。そのほか，脊髄圧迫を伴う骨転移と予後のスコアリング[5)]，転移性脳腫瘍における全身状態と転移数によるスコアリング[6)〜9)]などがある。

放射線治療の効果は，一般的には照射開始から2週間〜1カ月程度経ってから症状軽減を認めるようになる[10)]。そのため，予後1カ月以内の場合には放射線治療は適用となりにくい可能性がある。また，予後数カ月である場合は，短期的な治療効果を優先し，晩期有害事象に対する考慮は相対的に少なくできる。治療期間もできるだけ短くするべきである。半年以上の予後が期待される場合には，晩期有害事象も考慮したうえで照射方法を検討する。

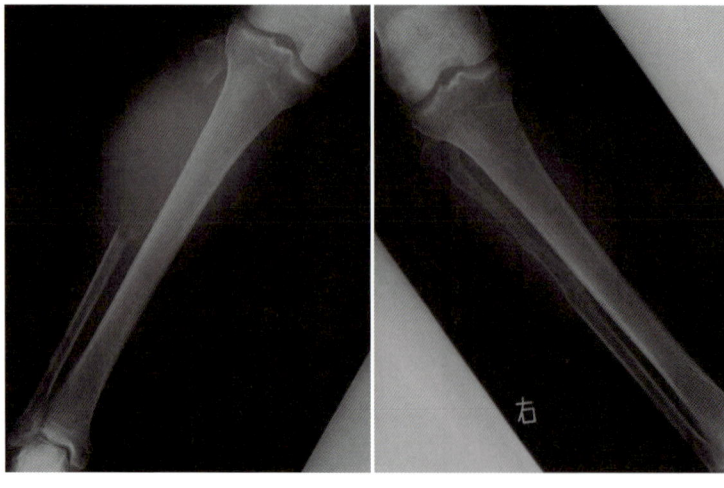

(a) 放射線治療前　　　　(b) 放射線治療後（8 Gy×1 回）

図1　骨転移病変

C　放射線治療の流れ

　放射線治療を行う際の，大まかな流れは以下のとおりである。
　①放射線治療医による診察：臨床症状，画像診断，本人の希望などから適否を決定する。
　②計画用CT撮影：治療体位の決定，固定具作製など。20分程度を要する。
　③放射線治療医などによる治療計画を立案する。
　④放射線治療：初回治療は20分程度，2回目以降は5分程度を要する。
　＊治療台は固いことが多く，治療中は遮蔽室で狭い治療台上に一人となる（モニターあり）。

D　各　論

　実際の治療法について述べる。
　既述のとおり，照射範囲や線量，治療回数については症例ごとに十分吟味する必要があるため，成書を参照されたい。
　大まかな緩和的放射線治療の処方線量は，以下のとおりである。
　・30 Gy/10回/2週が欧米・日本では広く用いられている。
　・長期生存が期待できる場合は，40 Gy/20回/4週，それ以上の線量を用いる場合もある。
　・骨転移については，20 Gy/5回/1週，8 Gy×1回でも除痛効果に関しては同等と報告されている[10)〜12)]。

1．疼痛緩和

　・骨転移，胸壁浸潤，リンパ節転移増大に伴う疼痛，脳転移など（図1）
　がん患者では，比較的早期でも1/3程度，終末期では2/3に疼痛が見られる[13)]。なかでも，骨転移は全がん患者の30〜70％に認められる。有痛性骨転移に対する緩和的放射線治療で，60〜90％の症例で疼痛の軽減を得られる[11)14)〜17)]。疼痛の完全消失率（complete response：CR）は50％程度である。
　疼痛の部位によっては，放射線治療の治療台で適切な体位を保持することが困難な場合がある。治療直前に鎮痛薬の速放剤を用いるなどの工夫を行う。また，放射線治療のため

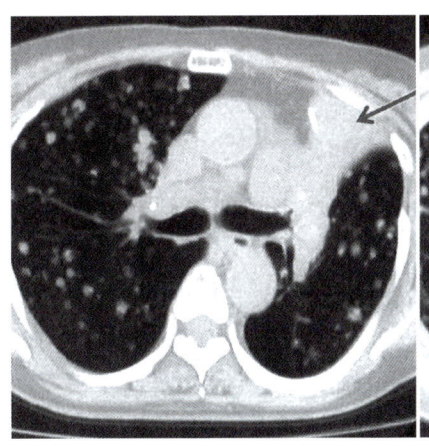

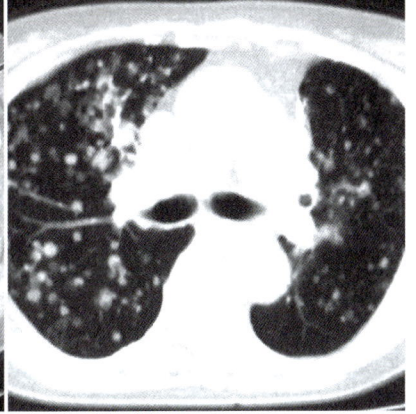

(a) 放射線治療前　　　　(b) 放射線治療後（3 Gy×10 回）

図2　呼吸困難出現時

の通院や体位保持が大きな苦痛を伴う患者もいるので，治療回数については十分な考慮が必要である。

＊有痛性多発骨転移のストロンチウム(Sr)-89 治療

骨シンチグラフィで集積を認める複数か所の骨転移がある場合，Sr-89 による疼痛緩和効果が期待できる[18]。ただし，溶骨性骨転移やあまりに広範囲にわたる骨転移では効果が不十分といわれている[19]。抗腫瘍効果を期待する治療ではない。

2. 呼吸困難の改善

中枢病変により，気道狭窄が生じることで呼吸困難感が生じる（図2）。

原発性腫瘍（肺がん，食道がん，喉頭がんなど），気道への遠隔転移（肺がん，乳がん，甲状腺がんなど），縦隔腫瘍（胸腺腫，甲状腺がん，胚細胞腫など），各種がんのリンパ節転移，悪性リンパ腫などが原因となる。

外照射による気道の再開通の成績は20〜60％である[20]。

症状や施設によっては直接気管に放射線線源を一時的に留置する，小線源治療が用いられることもある。

3. 消化管狭窄の改善（嚥下困難感，腸閉塞）

消化管の狭窄は，経口摂取の有無に関係するだけにQOLに直結するものである。一時的にでも症状が軽減することで"食止め"期間が短くなるとよい（図3）。

①外照射：分割照射を行うことが多い。消化管の粘膜炎に注意を要する。例えば，胸部食道であっても，照射による有害事象としての咽頭部の違和感・疼痛を生じることもある。

②腔内照射：外来通院が困難であり，かつ治療施設に入院していない場合は，1回の治療で治療効果を得ることができる。経口で治療用チューブ（アプリケータ）を狭窄部位より先に進め，そのチューブ内に放射線線源を短時間留置させることにより，病変部への照射を行う。

アプリケータ留置➡CT撮影➡治療計画➡治療➡アプリケータ抜去という治療の流れとなり，1回あたり1時間程度を要する。

線量：6 Gy×2 回，12 Gy×1 回など

4. 止血目的

腫瘍による出血全般に対して有用である。

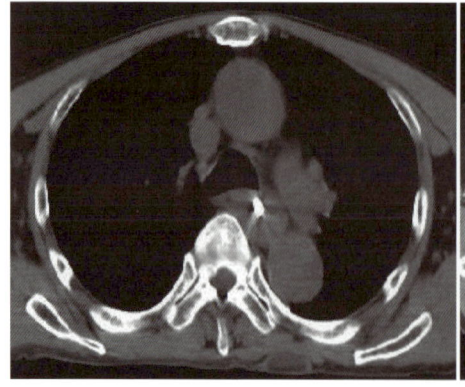

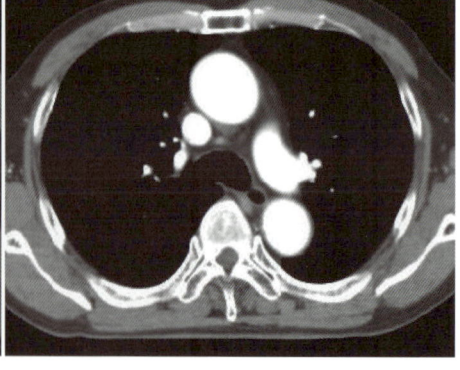

(a) 放射線治療時　　　　(b) 小線源治療後（6 Gy×1 回）

図3　食道狭窄

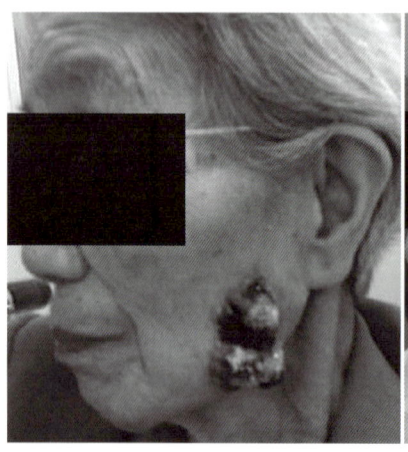

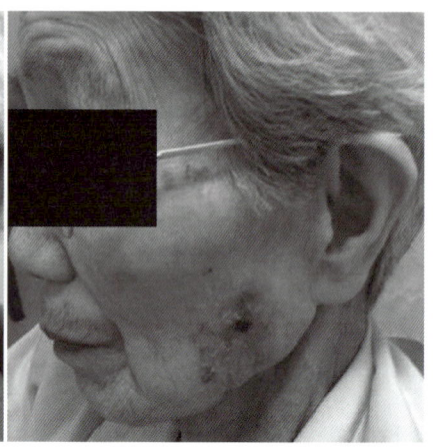

(a) 治療前　　　　(b) 治療後（4 Gy×5 回）

図4　皮膚がん

性器出血，血痰，直腸出血，血尿など：放射線治療により出血が増強すると気にされることもあるが，実際のところ線量に注意すれば照射によりむしろ止血を図ることが可能である。

5. 滲出液や病変部からの悪臭の軽減

皮膚・皮下転移病変に有用である。

滲出液によりガーゼ交換が頻回に必要になり，そのために外出に制限が出たりすることもある。そうした場合に照射で滲出液の軽減を図るとよい。また，乳がん患者などで皮膚病変が広がっており悪臭を伴う場合にも有用である。

6. 皮膚病変の消失

病変そのものによる症状はなくとも，患者が自分で見えたり触れたりと自覚できる部位については，その病変の存在自体が苦痛となることがある。完全な消失は困難でも，ある程度縮小することで大きな満足度を得られる。気になる病変のみを照射範囲とする（図4）。

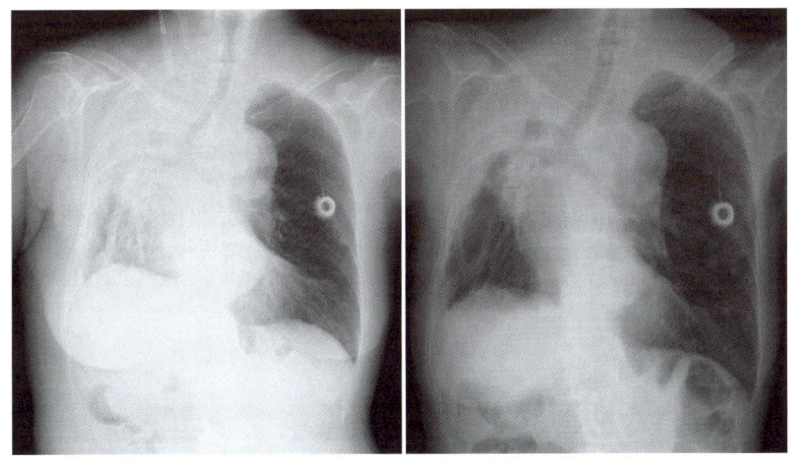

(a) 治療前　　　　　　(b) 治療後（3 Gy×7 回）

図5　SVC症候群

7. 上大静脈（superior vena cava：SVC）症候群

　SVCが胸部病変により狭窄を来し，心臓への静脈環流が障害され，顔面から頸部，上肢にうっ血を生じる病態である。病理組織型によりその効果は異なるが，症状改善は50～90％で得られる（図5）。

E　今後の緩和ケアにおける放射線治療

　潜在的に，放射線治療による苦痛緩和を図ることが可能な患者はまだ多く存在する。主治医科との連携により，適切に放射線治療が行われるようにすることが必要である。また，特に線量と分割回数については，今後も十分に検討され続けなければならない。一方，治療方法の発展により，高度な放射線治療技術を緩和的治療にも応用できるようになってきている。緩和的放射線治療後に長期生存が期待できる可能性を考慮することも必要である。

　いずれにしても，残された時間をなるべく苦痛なく過ごすことへの配慮は，患者のみならず，患者に関わる家族や医療スタッフの労苦の軽減にもつながるだろう。

参考文献

1）Hoskin PJ. Overview of treatment. Cancer pain. In：Stephen MMK, editor. Wall & Melzac's Textbook of pain. London：Elsevier Churchill Livingstone；2005.
2）Hoskin PJ. Radiotherapy in symptom management. In：Doyle D, Hanks GW, Cherny N, et al, editors. Oxford textbook of palliative care. London：Oxford University Press；2003.
3）American Pain Society. Guideline for the management of cancer pain in adults and children. 2005. p.93-6.
4）Morita T, Tsunoda J, Inoue S, et al. The palliative prognostic index：a scoring system for survival prediction of terminally ill cancer patients. Support Care Cancer 1999；7：128-33.
5）Rades D, Veninga T, Bajrovic A, et al. A validated scoring system to identify long-term survivors after radiotherapy for metastatic spinal cord compression. Strahlenther Onkol 2013；189：462-6.
6）Gaspar L, Scott C, Rotman M, et al. Recursive partitioning analysis(RPA)of prognostic factors in three Radiation Therapy Oncology Group (RTOG) brain metastases trials. Int J Radiat Oncol Biol Phys 1997；37：745-51.

7) Weltman E, Salvajoli JV, Brandt RA, et al. Radiosurgery for brain metastases : a score index for predicting prognosis. Int J Radiat Oncol Biol Phys 2000 ; 46 : 1155-61.
8) Lorenzoni J, Devriendt D, Massager N, et al. Radiosurgery for treatment of brain metastases : estimation of patient eligibility using three stratification systems. Int J Radiat Oncol Biol Phys 2004 ; 60 : 218-24.
9) Aoyama H, Shirato H, Tago M, et al. Stereotactic radiosurgery plus whole-brain radiation therapy vs stereotactic radiosurgery alone for treatment of brain metastases : a randomized controlled trial. JAMA 2006 ; 295 : 2483-91.
10) Bone pain trial working party. 8 Gy single fraction radiotherapy for the treatment of metastatic skeletal pain : randomised comparison with a multifraction schedule over 12 months of patient follow-up. Radiother Oncol 1999 ; 52 : 111-21.
11) Steenland E, Leer JW, van Houwelingen H, et al. The effect of a single fraction compared to multiple fractions on painful bone metastases : a global analysis of the Dutch bone metastasis study. Radiother Oncol 1999 ; 52 : 101-9.
12) Wu JS, Wong R, Johnston M, et al ; Cancer care ontario practice guidelines initiative supportive care group. Meta-analysis of dose-fractionation radiotherapy trials for the palliation of painful bone metastases. Int J Radiat Oncol Biol Phys 2003 ; 55 : 594-605.
13) 日本ホスピス・緩和ケア研究振興財団編．がん緩和ケアに関するマニュアル．2002．p.11.
14) Gerszten PC, Burton SA, Welch WC, et al. Single-fraction radiosurgery for the treatment of spinal breast metastases. Cancer 2005 ; 104 : 2244-54.
15) Chow E, Wong R, Hruby G, et al. Prospective patient-based assessment of effectiveness of palliative radiotherapy for bone metastases. Radiother Oncol 2001 ; 61 : 77-82.
16) van der Linden YM, Lok JJ, Steenland E, et al ; Dutch bone metastasis study group. Single fraction radiotherapy is efficacious : a further analysis of the Dutch bone metastasis study controlling for the influence of retreatment. Int J Radiat Oncol Biol Phys 2004 ; 59 : 528-37.
17) Foro Arnalot P, Fontanals AV, Galcerán JC, et al. Randomized clinical trial with two palliative radiotherapy regimens in painful bone metastases : 30 Gy in 10 fractions compared with 8 Gy in single fraction. Radiother Oncol 2008 ; 89 : 150-5.
18) 西尾正道，佐野宗明，玉木義雄ほか．疼痛を伴う骨転移癌患者の疼痛緩和に対する塩化ストロンチウム（Sr-89）（SMS.2P）の有効性および安全性を評価する他施設共同オープン試験．日医放会誌 2005 ; 65 : 399-410.
19) Chow E, Wong R, Hruby G, et al. Prospective patient-based assessment of effectiveness of palliative radiotherapy for bone metastases. Radiother Oncol 2001 ; 61 : 77-82.
20) Slawson RG, Scott RM. Radiation therapy in bronchogenic carcinoma. Radiology 1979 ; 132 : 175-6.

大熊　加惠／中川　恵一

臨床編

VIII
理学療法
（リハビリテーション）

はじめに

　緩和ケアとは，今は次のように定義されている．"緩和ケアとは，生命を脅かす疾患による問題に直面している患者とその家族に対して，疾患の早期より痛み，身体的問題，心理社会的問題，スピリチュアルな（霊的な，魂の）問題に関してきちんとした評価を行い，それが障害とならないように予防したり対処したりすることで，クオリティー・オブ・ライフ（生活の質，命の質）を改善するためのアプローチである"と，2002 年に WHO の考え方が変わった．その中で"疾患の早期より""それが障害とならないように予防したり対処したりすること"とある．つまり緩和ケアとは，終末期にかぎらず治療によるもの，その合併症，副作用による後遺障害に対しても行われるべきケアである．緩和ケアの考え方から，がんのリハビリテーションの必要性が見えてくる．がんのリハビリテーションの必要性は，近年医療技術の進歩により，がん治療の成績改善，すなわち 5 年生存率が向上したこと，いわゆるキャンサー・サバイバーが増加したことが大きな要因の一つといえる．わが国では，がんの治療を終えた，あるいは治療を受けつつあるがん生存者は，2015 年には 533 万人に達すると予測されており（いわゆる"2015 年問題"），がんが"不治の病"であった時代から"がんと共存"する時代になってきたといえる[1)～5)]．2006 年には"がん対策基本法"が制定され，がん患者の療養生活の質の維持向上が，基本的施策として示された．がん患者にとって，がん自体に対する不安は当然として，がん治療などによる障害に対する不安，がん治療後の日常生活への復帰への不安も同じくらい大きいものである．がんの進行，もしくはその治療の過程で，高次脳機能障害，呼吸不全，消化管機能障害，嚥下障害，構音障害，運動麻痺，知覚障害，筋力低下（廃用性委縮含む），拘縮，しびれや神経因性疼痛，病的骨折，四肢の浮腫など，さまざまな機能障害が生じ，歩行や日常生活活動（activities of daily living：ADL）に制限を生じ，生活の質（quality of life：QOL）の低下を来す．これらの問題に対してリハビリテーション（以下，リハビリ）の介入を行う必要性は今後さらに増えていくと考えられる．同時に，原疾患の治癒が見込めない患者をも，その対象範囲に含むことになった．旧来の外科的対応では 2～3 カ月と見込まれた予後が，内科的対応の改善により 2～3 年となることはまれではない．生命予後が延長されれば，当然，生活時間も延びる．このこともリハビリ対象者を増加させた要因になると考える．本項では，広くがん患者のリハビリを論ずるのは難しく，終末期のがん緩和ケアにおけるリハビリについて焦点を絞って論じたいと思う．

　終末期のがん緩和ケアにおけるリハビリテーションも，近年注目されている．その目的，内容は終末期患者の ADL と QOL を考慮して選択されるものである．がん性疼痛管理においても薬物療法，放射線療法，ブロック療法だけでなく，リハビリテーションも重要であることから終末期のがん緩和ケアにおけるリハビリテーションの位置づけ（目的と内容）を中心に紹介する．

A　緩和におけるリハビリテーションの目的[1)]

　終末期のがん緩和ケアにおけるリハビリテーションの目的は，"余命の長さに関わらず，患者とその家族の要求（デマンド）を十分に把握したうえで，その時期におけるできるかぎり可能な最高の ADL を実現し，QOL を維持，向上させる"ことに集約される．

Ⅷ. 理学療法（リハビリテーション）

ADL 基本動作・歩行の安全性の確立，能力向上
　①残存能力＋福祉機器の活用
　②動作のコツの習得
廃用症候群の予防・改善
　③廃用による四肢筋力低下，関節拘縮の維持・改善
浮腫の改善
　④圧迫，リンパドレナージ，生活指導
安全な栄養摂取の手段の確立
　⑤摂食，嚥下面のアプローチ（代償手段主体）
在宅準備
　⑥自宅の環境評価とアドバイス，ホームプログラムの習得

QOL ┄┄┄▶
ADL ────▶

維持的（supportive）リハビリテーション

(a) 生命予後が長め（月単位）の場合

疼痛緩和
　①物理療法
　②ポジショニング・リラクゼーション
　③補装具・杖
浮腫による症状緩和
　④リンパドレナージ主体
呼吸困難感の緩和
　⑤呼吸法，呼吸介助，リラクゼーション
心理支持
　⑥アクティビティー，日常会話や訪室そのもの

QOL ┄┄┄▶
ADL ────▶

緩和的（palliative）リハビリテーション

(b) 生命予後が短め（週・日単位）の場合

図1　進行がん患者のリハビリの目的
生命予後が長めに考えられる場合には，ADL 向上，QOL 維持向上を目指す。
生命予後が短いと考えられる場合には，ADL は残念ながら低下してしまう。
QOL 維持を目標にしたリハビリを適用する。

B　リハビリテーションの内容[6]〜[8]

　終末期がん患者のリハビリテーションの内容は，図1に示すように生命予後によって2つに分かれると考えられている。生命予後が長めの月単位と考えられる患者では，Diez の分類でいう維持的リハビリテーション，短めの月単位〜週単位，日単位の患者では緩和的リハビリテーションに相当する。図1に示すように，維持的リハビリテーションでは，がんの増悪・増大の痛みに伴い機能障害，能力低下が進行しつつある患者において，速やかな効果的な手段により痛みのコントロールだけでなく ADL や移動能力などを向上させることを目的とする。痛みのコントロールと ADL や歩行へのアプローチが QOL 向上に果たす役割は大きいと考える。この時期は，痛みのコントロール，ADL，基本動作の向上，廃用

性萎縮予防，浮腫改善，嚥下改善などが含まれ，症状のコントロールができれば，在宅への移行も可能となる。しかし，ある時期までは ADL 維持改善は見られるが，病状の進行とともに ADL 下降の時期が必ず訪れる。それ以降は緩和的リハビリテーションに目的を修正していく必要がある。そのギアチェンジの時期は，患者・家族とのコミュニケーションの中でタイミングを図る必要がある。緩和的リハビリテーションでは，患者・家族のデマンドを尊重しながら身体的（痛みなど），精神的，社会的にも QOL の高い生活が送れるようにすることを目的とする。この時期は，症状のコントロールが第一に考えられる。ADL は多くが下降する時期であり，QOL の維持が主目的となる。いつまで介入するかは，患者との信頼関係から緩和ケアに必要な手技である"手当て"の一つでもあり，患者にデマンドがあるかぎり，たとえ生命予後が日単位でも心理支持的な目的で介入を継続すべきである。

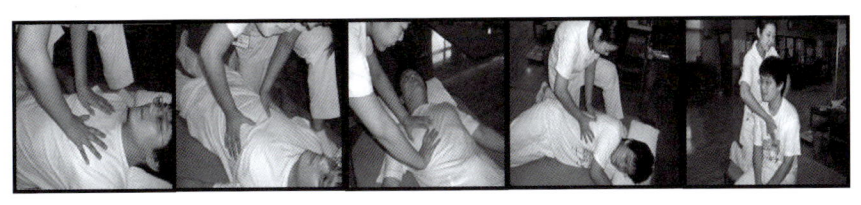

| 上胸部 | 下胸部 | 側胸部 | 一側下胸部 | 座位上胸部 |

【目的】
① 息切れの改善
② 痰喀出の促通
③ 胸郭可動性の改善
④ 呼吸仕事量の軽減
⑤ 換気効率の改善

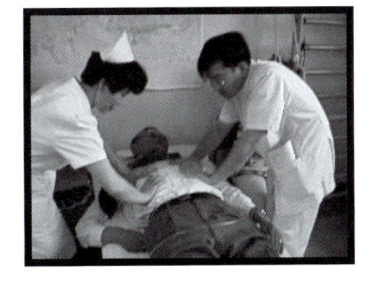

看護師との呼吸介助練習

図2　呼吸介助の方法

緩和リハビリの中で，特に呼吸困難患者への呼吸リハビリは有効であり，中でも図に示す呼吸介助は，医師，看護師など緩和に携わる医療スタッフ全員が習得すべきものである。

C 終末期がん患者のリハビリテーションの実際

余命半年未満の末期がん患者におけるリハビリの役割は，患者の要望（デマンド）を尊重しながら，ADLを維持，改善することにより，できるかぎり最高のQOLを実現することにある。余命が月単位の患者では，杖や装具，福祉機器を利用しながら，残存機能で，できる範囲のADL拡大を図る。余命が週日単位となり全身状態が低下しつつある場合には，疼痛，しびれ，呼吸困難，浮腫などの症状緩和や精神面のサポートに訓練の目的を変更する[10)11)]。

1. 維持的リハビリテーション（ADL，QOLの維持，向上）

50代，女性，肺がん，脳転移，骨転移（頸椎）
現病歴：上記によりがん専門病院で放射線治療，化学療法（分子標的薬）を施行し，脊髄損傷になったが，脳転移，肺がんは縮小傾向もあり，抗がん薬を継続し緩和ケア目的で紹介となった。

現症：腰下肢痛を伴い，両下肢廃用性萎縮，拘縮が著明であった。知覚異常も認められた。オピオイドによる疼痛コントロールは良好に維持されていた。

理学療法：維持的リハビリテーションを検討した。①開始当初は下肢筋にほとんど収縮が見られなかったため，残存機能である上肢，体幹に対してのアプローチを重点的に実施していた。しかし，徐々に下肢筋にも収縮が見られ始めたため，②足こぎ車椅子練習を導入し，積極的に下肢筋力トレーニングを実施した。その結果，現在は補助板を使い車椅子移乗が可能となり，また足こぎ用車椅子もごく軽介助で可能にまでADLが向上し，QOLも維持・向上し笑顔が見られている。肺がんは，少しずつ変化してきているが症状はなく，分子標的薬は継続し，そのための皮膚症状を薬物で緩和している。

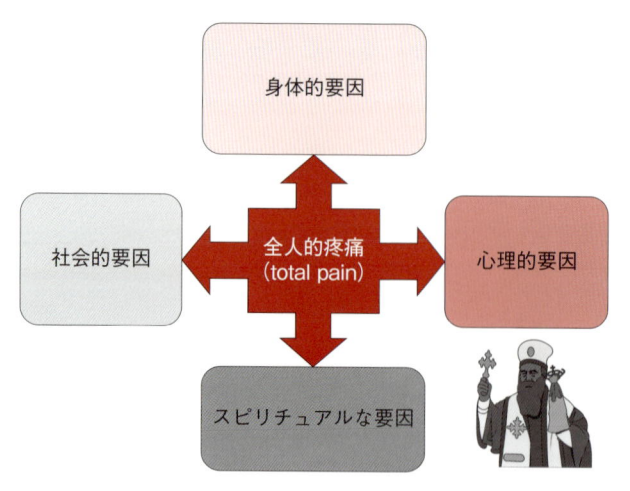

図3　全人的疼痛

緩和ケアとは，身体的疼痛だけの管理ではなく，心理的，社会的，スピリチュアルな側面の苦痛の管理が重要であり，傾聴，共感，手当て，ユーモアをもって多元的にアプローチすることが大切である。

2. 緩和的リハビリテーション（ADL低下，QOL維持）

①50代，女性，子宮がん術後再発。肺転移，両下肢リンパ浮腫著明。

理学療法：リンパドレナージ施行。マッサージと弾性包帯によるリンパドレナージ施行し下肢浮腫を軽減し，歩行などADL維持に努めQOLを維持することができた。疼痛はオピオイドを中心にコントロールした。

②60代，男性，肺気腫，間質性肺炎，肺がん。

現病歴：大学病院で放射線治療，化学療法施行したが状態不良，緩和ケア目的で紹介入院となった。

現症：Sp_{O_2} 94%（O_2 3 l），労作時75%まで下がる。痰が多く見られた。

治療，理学療法：オピオイドを使用し呼吸困難をコントロールし，図2に示すような呼吸介助を中心としたリハビリで，痰喀出を促し，口すぼめ呼吸，腹式呼吸などを指導しQOLの維持に努めた。

まとめ

緩和ケア（支持療法）としてのリハビリのポイント[9]は，図3に示すトータルペインとして身体的，精神的，社会的，スピリチュアルから見る多元的なアプローチが必要である。最終目標はQOL向上に寄与することにある。この場合のQOLは痛みなどと同様に主観的体験であり，"患者から見た人生の充実度，自分の人生に対する満足度"として表せる[3]。リハビリの目標設定は，日常生活における基本的姿勢および予想される予後から割り出して行う必要があり，そのためには十分に患者の声に耳を傾け（傾聴），患者の気持ちに共感し，手を当てて接することが大切である。つまり"緩和ケアとは患者の命の輝きを支えるケアである"に尽きる。

参考文献

1) 辻　哲也ほか編. 癌のリハビリテーション. 東京：金原出版；2006. p.53-9.
2) 厚生労働省がん研究助成金. がん生存者の社会

的適応に関する研究．2002 年報告書．
3）辻　哲也．進行がん患者のケアに役立つリハビリテーションテクニックの概要．ホスピスケア 2006；17（2）：77-86．
4）辻　哲也．がん患者の療養生活の維持向上を図るためのがんのリハビリテーション研修ワークショップについて．緩和医療学 2009；11：331-8．
5）辻　哲也．がん治療におけるリハビリテーション―将来と今後の課題―．辻　哲也編．実践！がんのリハビリテーション．東京：メヂカルフレンド社；2007．p.223-5．
6）安部能成．緩和医療におけるリハビリテーションの役割．Pharma Medica 2002；20（6）：69-74．
7）安部能成．癌緩和医療におけるリハビリテーション医学．癌の臨床 2005；51：181-7．
8）余宮きのみ．緩和ケア．総合リハビリテーション 2008；36：411-5．

吉澤　明孝／吉澤　孝之

臨床編

IX
漢方療法

はじめに

近年のがん治療の発展は目覚ましいものがある。免疫療法はもちろん，遺伝子治療などの先進的な医療が注目を浴びるとともに，重粒子線治療などの放射線治療も飛躍的な進歩を遂げ，まさにピンポイントの治療が可能となってきた。そして，がんの早期診断も進歩し，以前のような手遅れの状態も少なくなってきている。しかし，がん患者は少なくなったわけではないし，がんを完治させる治療もいまだ発見されてはいない。

漢方治療は，1976年に日本で初めて薬価収載されて以来，そのエビデンスが問われてきた。がんに対する漢方治療は，がんそのものの治療を行うのではなく，補完的あるいは支持的治療の分野に属しており，がん患者の免疫力や生活の質（quality of life：QOL）の向上に有用であるとともに，がん治療に伴うさまざまな合併症や副作用の症状軽減に効果がある。

A 漢方医学とは

"漢方"とは，江戸時代末期に伝来したオランダ医学，いわゆる"蘭方"に対して，それ以前に日本で行われていた医学と区別するために"漢方"と称するようになったもので，"漢方"とは，漢（古代中国）の方技（治療法）という意味である。しかし，漢方医学は中国古来の伝統医学とは異なり，中国から日本に伝わった後，日本で進歩・発展した日本独自の医学であった。

漢方は，"証に従って治療する（随証治療）"とされている。"証"とは，身体に現れた症状・兆候であり，これを"手がかり"として，漢方医学は診断し，治療を行う。また証という概念は，漢方薬という素材とその適用とい

表1 補剤とは

- 補剤とは，"足りない要素を補う"漢方薬（例えば，気血双補）であり，単なる栄養剤や体力増進剤ではない。西洋医学にはない，漢方独特の薬物である。
- 消化機能や免疫能の賦活剤であり，いわゆる生体防御機能の賦活剤ともいえ，生体が本来有する治癒能力の促進を図る。
- 現代医薬にはない漢方独特の薬物群で，人参，当帰，芍薬，附子などを含む処方が用いられる。
- 十全大補湯，補中益気湯，六君子湯，人参養栄湯などが挙げられる。

う運用法を患者と結びつける絆でもある。

B 漢方医学とがん

がん患者は，がん自体（転移・浸潤，サイトカイン）およびがん治療（手術，化学療法，放射線治療，ホルモン療法など）により，全身倦怠・食欲不振などの全身症状や，夜間頻尿，便通異常，疼痛，呼吸困難など多彩な症状を呈する[1]。西洋医学的には，対症療法的に対処するが，がん治療で免疫力の低下している患者のQOLは低下し，胃腸障害とともに精神的なダメージも大きいため交感神経系の緊張が強くなることもあり，末梢循環障害や冷えによってその効果が減弱することがある。漢方薬には，"補剤"（表1）と呼ばれる漢方薬群があり，冷えなどを改善し，免疫力を増強する効果があり，それぞれの患者の証を診ることによって，その患者に合ったオーダーメイド的な治療が可能となる。

C 漢方医学の基礎

患者の"証"を決定し，診断，治療に持っていくには，漢方医学的な尺度で患者情報を収集する必要があり，病態を診断することを弁証という。この弁証の基本となるのが八綱

表2 気, 血, 水

それぞれの相互作用が健康状態を規定する。
気：元気, 気力, 気分, 気合い
　　→気虚, 気滞, 気逆
血：全身を循環する赤い体液様因子
　　→瘀血, 血虚
水：血以外の無色の体液様因子
　　→水毒（水滞）

弁証であり，"陰陽""虚実""寒熱""表裏"などと称され，これらから集められた情報を元に，"証"（患者に合った漢方薬）を推測していくのである。

"陰陽"とは，病性（病気の性質）を示し，経時的変化（病気の進行度）を示す尺度でもある。"虚実"は病勢（病気の勢い）に対する抗病反応（病気に対抗する力）の強弱に使用される。また，"寒熱"は発熱などの病邪に対する身体の反応，"表裏"は病気の深度，位置を示す。

また，"気血水"（表2）は，いずれも身体内を巡っていると考えられている漢方医学的な概念で，それぞれが単独で機能しているのではなくて，お互いに関わり合って機能している。

D　がんに対する漢方治療

漢方治療は，抗腫瘍効果を期待する治療法ではなく，現状ではあくまでも西洋医学的ながん治療の補完的な役目を担っている。がんに対する漢方治療の基本的な考え方は，患者自身にある程度の体力がある場合には，まず身体の中のさまざまな流れを取り除いて，正常な流れを回復する必要がある。そのためには"祛邪法"（きょじゃほう）と呼ばれる，患者の状態に合わせて清熱（熱を下げる），解毒，活血（血の流れをよくする），利水（体内の水分調整）などを行う。そして，症状の改善を図ったところで，"扶正法"（ふせいほう）と呼ばれる，補気（気を巡らす），養血（貧血の是正），滋陰（身体を潤す），温陽（身体を温める）などの治療を行う。体力がない場合は"扶正法"から始めてもよいが，いずれにしても脾胃（胃腸）の機能を調整，保護して，食すること，消化機能の充実を図ることが重要であり，前提となる。

1. がん治療の現状

a）外科的治療法の問題点

外科的治療法とは，主病巣の摘出による，がん細胞数の減少を目的とする。問題点は，術後の体力低下や免疫能低下，術後のさまざまな合併症である。その対策としては，主病巣の遺残がん細胞を含めて，他の部位に散在している可能性のあるがん細胞に対して，免疫細胞によるがん細胞の貪食能機能を向上させる必要がある。そのためには，漢方薬で胃腸機能や免疫力を高めるとともに，術後の痛みやQOLの向上に努めることが重要である。

b）化学療法の問題点

化学療法によって，もともと低下しているがん患者の免疫機能を，ますます低下させる可能性がある。化学療法はがん細胞を減少させると同時に，身体の免疫力をも低下させ，嘔気や下痢など胃腸機能の低下も伴って著しくQOLが低下する。漢方治療で，まず弱っている胃腸機能を高め，胃腸機能の改善とともに漢方薬で全身のさまざまな症状に対処する。

c）放射線治療の問題点

近年の放射線治療は，リニヤックや重粒子線など，先に述べたようにその治療法は素晴らしく進歩した。大きいがんはもちろん，小さいがんもピンポイントで，またほとんど無侵襲で治療が行われるようになった。しかし，二次発がんの危険性や，放射線による炎

表3　がん治療における漢方薬の使い方

1. 鎮痛補助薬として
2. 手術侵襲の修復
3. 手術後の諸症状の改善
4. 抗がん薬などの副作用軽減，併用療法
5. モルヒネの副作用軽減
6. 担がん状態の改善
7. 全身状態の向上によるQOLの向上

表4　手術後の諸症状に対する漢方治療

1. 術後の体力低下：補剤
2. 術後イレウス：建中湯類（大建中湯，中建中湯）
3. 腹部膨満，腹鳴：半夏瀉心湯
4. 腹痛：小建中湯，当帰建中湯，当帰湯
5. 浮腫：桂枝茯苓丸，五苓散
6. 食欲不振：四君子湯，香蘇散＋六君子湯
7. めまい：半夏白朮天麻湯
8. 発汗：玉屏風散加減

症症状などの副作用の危険性がある。

d）免疫療法の問題点

免疫療法もすべてのがん患者に，オーダーメイド的な治療が可能であるのか，今後の問題点もある。

2. がんに対する漢方医学的な考え方

漢方医学的には，がんは気・血・水の流れの停滞によって発症すると考えられている。その原因は，六淫（寒，風，湿，暑，燥，火）などの外的な環境要因の変化による侵襲，特に寒湿邪によることが多いと考えられる。そのほか，ストレスなどの精神的障害，習慣的な食事などによる肺と胃の機能低下や損傷により，気血の不足とともに痰飲が溜まり，気滞を生じることによりがんとなる。

基本的には，漢方医学的治療の当初から補法に重点を置くことがかえって気・血・水の流れの阻滞を助長させ，がん増大のエネルギーをより活発化させる可能性がある。例えば，発熱，黄疸，腹水など種々の好ましくない症状（気滞，血瘀，水滞による）を増悪させる危険性が考えられる。漢方医学的な治療の原則は，まず流れを阻んでいるものを取り除き，正常な流れを回復させる祛邪法を用いて治療を行うことである。

3. がん治療における漢方薬の使い方（表3）

a）鎮痛補助薬として

漢方薬には，西洋薬のようないわゆる鎮痛薬と呼ばれるものはないが，鎮痛効果を持つ構成生薬は，附子，延胡索，呉茱萸，独活など多くの生薬がある。これらの生薬を含む漢方薬を投与することによって，オピオイドやNSAIDsなどの投与量を減らすことが可能となり，鎮痛薬の副作用を軽減することができる。

b）手術侵襲の修復

手術前の患者には，手術への適応力を高めるために漢方医学的に扶正治療を行って，手術に伴う合併症や後遺症のリスクを軽減させることが可能となる。四君子湯や十全大補湯などの漢方医学的な補気養血，益気健脾，滋補肝腎などの治療を行うことが必要となる。

c）がんの手術後の諸症状の改善（表4）

術後は，患者は常に気血両虚（免疫力の低下や貧血），あるいは脾胃失調（胃腸障害）などを来しており，さまざまな術後合併症を引き起こす可能性がある。術後経口投与が可能となったら，早期に漢方治療を開始して全身状態を整え，術後の放射線治療や化学療法の開始に備えるべきである。

図　三大補剤の相関図

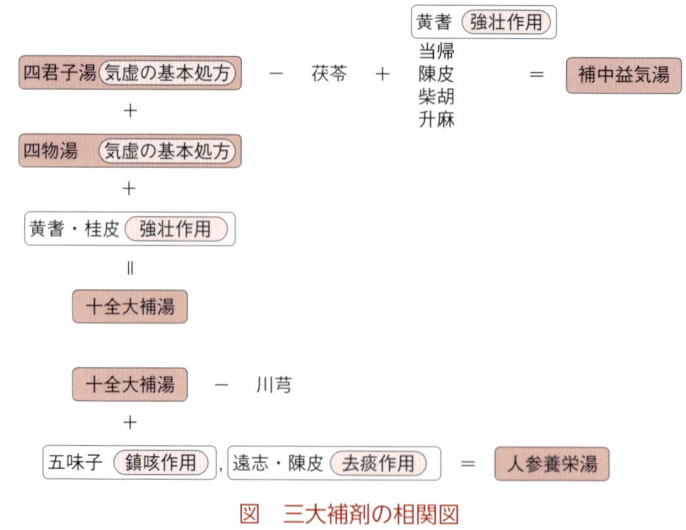

（北島政樹監修．がん漢方：緩和ケアに有効な漢方薬．東京：南山堂；2012. p.132-41 より引用）

d) がんに対する抗がん薬，放射線治療，化学療法などの副作用軽減，併用療法

抗がん薬や放射線治療，化学療法による胃腸機能の低下などの副作用により，冷えや免疫力の低下を来すことがあり，漢方薬を併用することによって，これらの副作用の発現を軽減することができる。

e) モルヒネなどのオピオイドの副作用軽減

モルヒネは，主として鎮痛を目的に使用されるが，モルヒネはもともと強力な下痢止め作用もあり，鎮咳作用もある。また，脾胃（胃腸）を冷やしてしまいその機能障害を来すので，胃腸機能を改善する効果のある漢方薬を用いる。

悪心・嘔吐には，五苓散，人参湯，建中湯類などを用い，便秘には，建中湯類，大黄甘草湯，麻子仁丸などを用いる。

f) 担がん状態の改善

がん患者のさまざまな症状に対する補完的な治療を行う。

g) 全身状態の向上による QOL の向上

漢方薬でオーダーメイド的な治療を行うことによって，がん患者のさまざまな状況を改善し，QOL の向上を求める。

4．がん治療に使われている漢方薬

a) 補剤

補剤とは，"足りない要素を補う（例えば，気血双補）"漢方薬であり，単なる栄養剤や体力増進剤ではない。西洋医学にはない，漢方医学独特の薬方である。例えば，消化吸収機能や免疫能の賦活剤であり，老化に伴う機能低下なども抑制し，生体防御機能の賦活剤ともいえる。生体が本来有する，治癒能力の促進を図ることができる。その補剤の代表的なものが，人参，黄耆，当帰，芍薬などを含む補中益気湯，十全大補湯，人参養栄湯であり，三大補剤と呼ばれる。

表5　補剤の使い方

- 一般的には，まだ体力が残っている患者には補中益気湯，終末期に近く貧血がある場合などには十全大補湯，悪液質の患者には人参養栄湯が使用されることが多い。
- 補剤に含まれている人参や黄耆は，免疫力を高め，抗がん薬や放射線療法による白血球異常やそのほかの副作用を抑えることが科学的に証明されている。

表7　抗がん薬の副作用軽減のための漢方薬

1.	体重減少	：十全大補湯，補中益気湯，人参養栄湯
2.	嘔気に対して	：人参湯，小半夏加茯苓湯
3.	食欲不振	：四君子湯，六君子湯，人参湯，茯苓四逆湯
4.	下痢	：真武湯，人参湯
5.	脱毛	：十全大補湯
6.	白血球減少	：十全大補湯
7.	便秘	：大黄甘草湯，潤腸湯，麻子仁丸，桂枝加芍薬大黄湯

表6　漢方薬による担がん状態の改善

- 進行性の消耗—体重減少，全身倦怠，食思不振：十全大補湯，補中益気湯，人参養栄湯，六君子湯
- 感冒の初期：葛根湯，桂枝湯，麻黄附子細辛湯
- こむらがえり：芍薬甘草湯
- 譫妄，焦燥，興奮：抑肝散
- 便秘：麻子仁丸，大黄甘草湯，潤腸湯
- (術後便秘)：大建中湯
- 口内乾燥：麦門冬湯，白虎加人参湯
- 食欲不振：十全大補湯，補中益気湯
- 浮腫：防已黄耆湯，牛車腎気丸
- 嘔気：六君子湯，茯苓飲合半夏厚朴湯

(金子明代．〈漢方特集〉実践・高齢者と漢方：癌緩和ケアと漢方．漢方で体力の低下を緩やかに．日経メディカル 2007；10：28-9 より引用)

b）三大補剤の相関図（図）[2]

補中益気湯は，気虚の基本処方である四君子湯から茯苓を取り，黄耆・当帰・陳皮・柴胡・升麻を加えたものであり，強壮作用のある黄耆を足した漢方薬といえる。

血虚の基本処方である四物湯に四君子湯を加え，そのうえに，黄耆と桂皮を加えたのが十全大補湯である。

十全大補湯から川芎を去り，鎮咳作用のある五味子，去痰作用のある遠志，陳皮を加えたものが人参養栄湯である。

c）補剤の用い方（表5）

補剤に含まれている人参や黄耆は，免疫力を高め，抗がん薬や放射線治療による白血球異常や副作用を抑えることが証明されている。

一般的には，生気不足だがまだ体力が残っており，気虚といわれる状態のがん患者には補中益気湯，しだいに病状が進行し，気虚に血虚（貧血）が加わった場合には十全大補湯，気虚と血虚に加え，悪液質となったようながん患者で内服が可能な場合は，人参養栄湯を用いる。

d）担がん状態における漢方治療の実際

がんの治療は，免疫力の向上が大切である。免疫機能が低下していると，どんな治療もその効果を上げることが困難となる。現代医学は，攻めには強いが，守りには弱いのが特徴である。漢方医学は，がん患者の刻々と変化する状況の中でさまざまな症状にあったオーダーメイド的な治療が可能であり，痛みと平行して起こるさまざまな症状を緩和することができる[3]。その処方例を表6[4]に示す。

e）抗がん薬の副作用軽減のための漢方薬（表7）

抗がん薬はがんを攻撃するが，患者自身の免疫力を低下させ，がん以外のさまざまな臓器に対しても影響を与える両刃の剣でもある。漢方薬は，抗がん薬の副作用を軽減し，免疫力の向上と諸症状を改善する効果があり，患者のQOLの向上に有用である。

参考文献

1) 北島政樹監修．がん漢方：漢方医学的視点からみたがん患者が呈する基本的病態．東京：南山堂；2012．p. 26-35．

2）北島政樹監修．がん漢方：緩和ケアに有効な漢方薬．東京：南山堂；2012．p.132-41．
3）世良田和幸．癌の痛みに対する漢方治療．花岡一雄編．癌性疼痛．東京：克誠堂出版；2013．p.274-9．
4）金子明代．＜漢方特集＞実践・高齢者と漢方：癌緩和ケアと漢方．漢方で体力の低下を緩やかに．日経メディカル 2007；10：28-9．

　　　　　　　　　　　　　世良田　和幸

臨床編

X
鍼灸治療

はじめに

鍼灸は体の痛みとともに，精神の苦痛も和らげ，患者の生活の質（quality of life：QOL）を高める全人的医療といわれる。薬物療法が有効でないさまざまな症状に，比較的末期まで用いることのできる補完代替医療である。

A　鍼灸治療の概要

鍼灸は2000年以上前の中国に起源を発する世界最古の治療法であり，鍼具および灸具をもって生体の経穴（ツボ）とされる部位に，一定の機械的刺激，温熱刺激を与える。鍼灸治療は疾患別に対応するものではなく，鍼や灸の刺激が生体の調節機能に作用して，恒常性を賦活するとされている。このことから，鍼灸は，刺激による生体反応を用いて，未病状態の予防医学的な段階から現代医学で診断・治療が困難な疾患まで，多くの疾病治療に広く用いられている[1]。

鍼灸の治療効果に関しては，多くの基礎研究が行われ，科学的なメカニズムの解明が試みられてきたが，鍼灸治療そのものが情動の変化を含むさまざまな生体反応を引き起こすため，その評価は困難である。また，疾病の診断・治療が東洋医学理論に基づいており，現代医学の分析科学的理論とは異なることから，現代医学とは別の体系に基づく補完代替医療（complementary and alternative medicine：CAM）として位置づけられている[2,3]。

B　鍼灸治療と緩和ケアについて

近年，がん患者に対する緩和医療（緩和ケア）でのCAMが注目されている。1997年，米国国立衛生研究所が，術後や薬物療法時の吐き気，嘔吐に対して有用である[4]とし，2009年には，米国の統合腫瘍学会が"がんの統合医療ガイドライン"[5]で，鍼治療はがん性疼痛，放射線治療に伴う口腔乾燥，抗がん薬投与や術後の悪心や嘔吐，抗がん薬による神経障害などの症状改善に有効であると発表した。

英国では2006年，"英国における鍼治療をがん患者に提供するためのガイドライン―ピュアレビューに基づく方針の実例―"[6]を発表し，従来の治療に反応しない口内乾燥の患者，手術後や化学療法により二次的に生じる難治性の悪心・嘔吐，進行がんによる呼吸困難，乳がん，前立腺がん，またはそのほかのがんに伴う血管運動性の症状などに対して，投薬に反応しない場合や，薬物の副作用を回避するために鍼灸を選択するべきであるとし，手術または放射線療法により治癒しない潰瘍，難治性の疲労，一般的な治療が無効な症状（例えば不眠症）などが鍼灸の適用となるとしている。

本邦では，古くからがん患者に対して鍼灸治療が行われ，その有効性が報告されてきた[7〜9]。また，2006年に発表された"がんの補完代替医療ガイドブック"[10]では，がんに伴う症状や治療の副作用の緩和を目的としたCAMのなかで，鍼灸は化学療法による悪心・嘔吐に有効性と安全性の双方を支持する科学的根拠があるとし，慢性疼痛に対しての有効性に関する科学的証明は不十分であるが，安全を支持する科学的な根拠があるとしている。しかし，2008年に発表された"がん補完代替医療ガイドライン"[11]では，緩和ケアにおける鍼灸治療についての文献を分析し，evidence-baced medicine（EBM）の見地から，放射線障害による唾液分泌障害，がん性疼痛，吐き気，悪心の改善，呼吸機能の改善，QOLの改善，化学療法の副作用の軽減，がんの進行の抑制，延命に対しては，根拠が明確でない"推奨度C"との見解を示している。

現在，がん補完代替医療ガイドブックの第3版（2012年）[12]が発表されているが，鍼灸治療の適用は，がん患者における痛みや息切れなどの全身症状の軽減，心理的・精神的苦痛の軽減，QOLの改善，化学療法の副作用である吐き気や嘔吐の軽減，手術後の腸閉塞の予防，乳がん治療の副作用である顔面紅潮・のぼせなどとしており，世界各国で行われている多数の臨床試験の結果によっては，今後，がんに対する通常の医療として取り入れられる可能性があるとしている。

なお，下山[13]は，がん患者は全人的ないろいろな苦痛を持っていることから，緩和ケアではがん患者の身体的，精神的，社会的，スピリチュアルな苦痛の緩和を目指すために，鍼灸治療が必要としている。

C 緩和ケアにおける患者の愁訴と鍼灸治療

がん患者のもっとも多い訴えは痛みであり，外科的切除，鎮痛薬投与，各種の神経ブロック療法，鎮痛補助薬の投与などが行われている。

がん患者の痛みの原因に関してBenedettiら[14]は，①がんの直接浸潤による痛み，②がんの治療に関係する痛み，③担がん状態，あるいは闘病生活に伴う痛み，④がんおよびがん治療に関与しない痛みの4項目に分類しており，横川ら[15]は，鍼灸治療を現代医学的な治療と併用すれば，③④に対して有効としている。さらに，下山[13]は，がん自体が原因となっている痛みや治療に伴う神経障害性疼痛，また化学療法によって引き起こされる神経障害，褥瘡の痛みや筋肉痛など①②に対しても，非薬物療法の一手段として患者のQOL向上に寄与するものとして位置づけている。

痛み以外にも，がんの進行や治療に伴って患者は，浮腫，浮腫に伴う痛み，しびれ，凝り，だるさ，倦怠感，腹部膨満感，便秘，呼吸困難・咳，遺尿・排尿困難，嘔気，不眠，疲労感，便通異常，食欲不振，不快感，不安といった精神症状などを訴える。鍼灸の一般的な適用症状として，痛みやしびれ，凝り，だるさ，四肢の冷え，腹部膨満感，悪心，便秘，排尿異常，月経異常，不眠，いらいら，不安などがある。これらの症状は，緩和ケアにおいてもよく見られる症状であり，鍼灸治療により，これらを軽減・緩和して患者のQOLを向上することが期待できると考えられる[15)16)]。

緩和ケアの中で，がん患者に対して鍼灸治療を併用し，その有用性を示した論文は少ないが，その数は年々増加しつつある[7)～9)15)～18)]。ここでは，がんおよびがん治療に伴う痛み，嘔気，浮腫，しびれ，凝り，倦怠感，便通異常，術後の痛み，不快感，食欲不振，臥床に伴う腰痛，腹部膨満感，不眠・不安などの精神症状などの症状の軽減を得たと報告している。さらに，鈴木[17]や福田ら[18]は，鍼灸は抗がん剤パクリタキセルの副作用である末梢神経障害に効果的であり，抗がん剤ビンクリスチンによる副作用である便秘や腹痛に，また終末期の呼吸困難にも有用であったと報告している。

D 鍼灸治療を実施する時期について

横川ら[15]は，130名のがん患者での鍼灸治療を開始した時期は，死亡3カ月以内がもっとも多く，最終日は死亡する5日以内がもっとも多いとし，死の直前まで鍼灸治療を希望する患者が多いとしている。鍼灸は副作用がなく，死の直前まで行える治療法であり，全身状態が重篤であっても鍼灸治療により少しでも症状の軽減を図るべきとしている。

山口[19]は，がん患者の愁訴に対する鍼灸治療の効果を分析し，早期から開始し，可能なかぎり継続することで治療効果を向上することができるとしている。高士[16]は早期から鍼

灸治療を行い，治療期間が長いほど効果が高かったとし，横川ら[15]は，連日治療を行った患者について報告している。

どのような病期に，どのような症状に対して，鍼灸が適用となるのかについて，細田[23]は，鍼灸の技術と理論は緩和ケアの本質に親和的で，実践を積み重ねることで多くの場面で活用できるとしている。また，鍼灸治療は局所的・対症的療法の側面と全体的・調和的療法の側面を持ち，個別的に対処できる療法であり，結果的に自然治癒力を回復させて症状の改善を図ることから，どの時点からであっても必要に応じて活用することが可能であるとしている。英国ガイドライン[6]では，例えば胸部術後の痛みに関しては，多くの標準的な薬物と比較して鍼灸治療には副作用が少ないことから，早期に試みることがあり，鍼治療は必ずしも"最後の手段"ではない点を強調している。

今後，既存の緩和ケアにCAMとしての鍼灸治療を併用することにより，全人的苦痛で苦しむ患者のQOL，QODD（quality of death and dying）の改善が期待される。

E 鍼灸治療の実際（手技）について

本邦での鍼灸の特徴は，治療法が多様なことである。治療法には，経絡治療，トリガーポイント療法，経筋療法，変動経絡療法，良導絡療法，赤羽氏皮内鍼療法，接触鍼療法，頭皮鍼療法，耳鍼療法，手背鍼や足鍼療法，圧粒子貼付療法などがあり，また鍼を用いない経皮的通電神経刺激療法（transcutaneous electrical nerve stimulation：TENS），経穴やモーターポイントに電極を置いて電気刺激を行うSSP（silver spike point：SSP）療法，さらには経穴や神経に皮膚上からレーザー光線や偏向赤外線をスポット照射する光線療法も鍼灸治療の範疇とされている。

鍼治療に用いる鍼は毫鍼と呼ばれる。注射針のように内腔はなく細い。緩和ケアには，直径が0.16～0.20 mm，長さ30～50 mmの鍼が用いられることが多い。施鍼手技にはさまざまな方法があるが，一般的には単刺術（単刺）や置鍼術（置鍼），低周波鍼通電療法（低周波通電）などが行われる。また，皮内鍼（長さ5 mm程度）や円皮鍼（長さ1 mm前後）も使用される[1]。さらに，緩和ケアでは皮膚に刺入しない鍼療法（鍼を皮膚に接触させる接触鍼法）も行われる。

横川ら[21]は，緩和ケアで経絡治療，接触鍼法，皮内鍼法などの鍼灸術を用いて1,000名を超える患者で治療を行い，その有用性につき報告している。緩和ケアでは弱刺激を行うことが多く，清潔操作で鍼治療が行える円皮鍼の使用も多い。テープのかぶれや痒みの発生は懸念されるが，操作が簡単でさまざまな愁訴に対応できるものとして，医師や鍼灸師のもとで，患者自身によるセルフケアとして活用できると考えられる。

灸術には透熱灸，知熱灸，灸頭鍼療法などがあり，血行促進，免疫力，自然治癒力を高めるとされるが，艾の燃焼による煙や臭いのため，一般的には緩和ケア病棟や病室内では施行しがたいのが現状である。現在，煙が出ず灸頭鍼の輻射熱量を温熱子が再現する電子温灸器（遠赤外線機器）や米粒大艾の施灸時の燃焼温度曲線と同様な温熱を与えることのできる電子温灸器が市販されている。がん患者で灸術の有効性について検討した報告は少ないが，電子温灸器が不定愁訴に対し効果的であったとする報告もされている[16]。

渡邊ら[22]は，ホスピス専用病棟および在宅ホスピス入院中の13名に対して，漢方・鍼灸を併用（11名），鍼灸単独（2名）の治療を行っている。基本経穴として脾兪，胃兪，腎兪，志室を基本に，随時，肩井，合谷，足三里，三陰交，中脘，梁門，関門，肺兪，厥陰兪，心兪などに円皮鍼治療を行ったとこ

Ⅹ．鍼灸治療

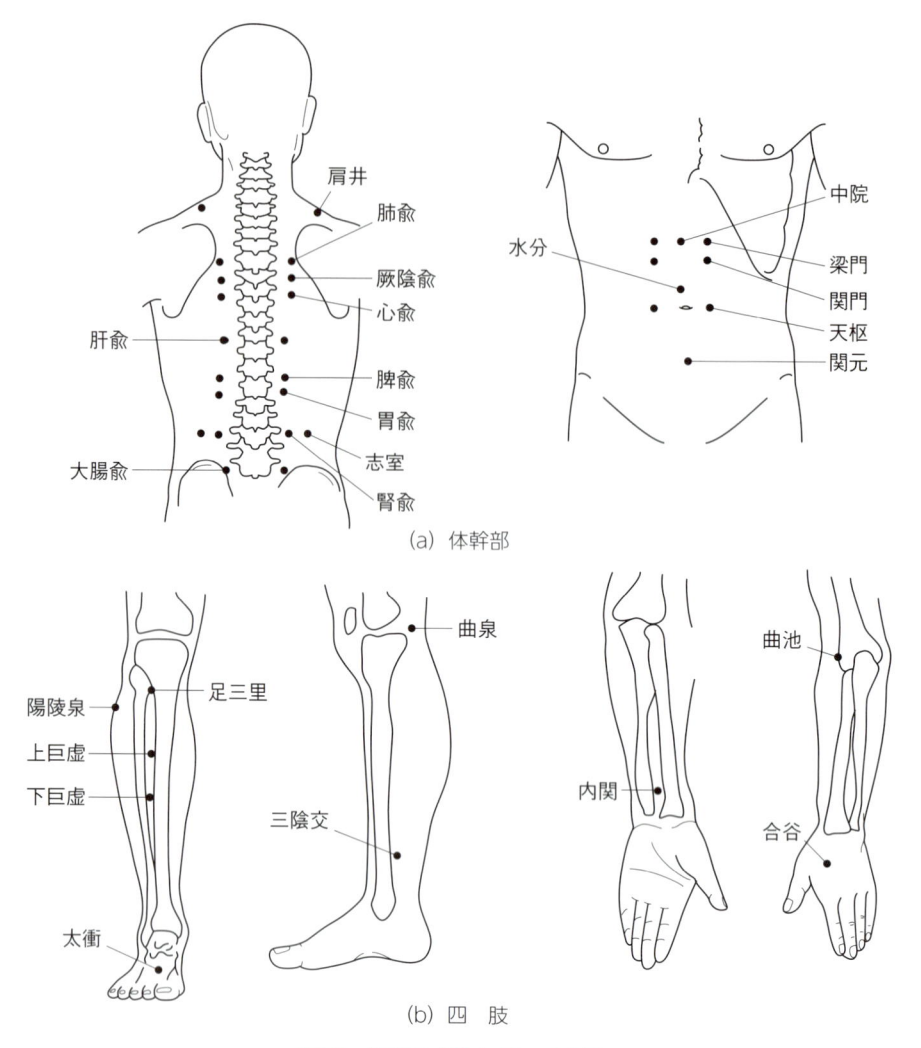

(a) 体幹部

肩井、肺兪、厥陰兪、心兪、肝兪、脾兪、胃兪、志室、大腸兪、腎兪

中脘、水分、梁門、関門、天枢、関元

(b) 四肢

陽陵泉、足三里、上巨虚、下巨虚、太衝、曲泉、三陰交、曲池、内関、合谷

図1　筆者らが主に用いる経穴

愁訴によって用いる経穴を選ぶが，患者の状態・症状を考慮して，治療に用いる経穴とその経穴数は異なる．

（渡邊陸弥，伊藤　隆，田淵宗文．鍼灸と湯液を用いた緩和医療．漢方と最新治療 2004；13：381-6 より改変引用）

ろ，有用であったとしている．

絹田[23]は，大腸がん手術後に生じた不定愁訴を随証療法，太極療法（中脘，期門，天枢，気海，天柱，風池，大杼，肩井，肺兪，厥陰兪，脾兪，腎兪，大腸兪，合谷など）を用いて週2回の治療を行い，14回の治療で不定愁訴が73％減少したとしている．

鍼灸治療で使用する経穴は，患者の訴え，体質や全身状態により異なる．津嘉山ら[24]は，がん患者での鍼灸治療についての論文発表を行った著者45名にアンケート調査を行い，その使用経穴を分析しているが，一定の傾向は見出せなかった．この要因としては，訴えが同じであっても体質などの因子が異なるためであろうと考察している．筆者らが用いる主な経穴を 図1（a）（b）に示す．

F　緩和ケアにおける鍼灸治療の注意点（有害事象の防止）

鍼治療について，世界保健機関（World

Health Organization：WHO）の"鍼の適用と禁忌"[25]では，腫瘤に直接刺鍼することを禁止し，さらに出血性因子のある患者，重傷な感染症も禁忌としている。英国ガイドライン[6]では，重篤な凝固機能不全や自然に内出血ができる患者への刺鍼，心臓弁膜症患者，好中球減少症患者，脾臓摘出術など感染リスクの高い患者への留置鍼は禁忌とし，腫瘍瘤または潰瘍部，リンパ浮腫，あるいはリンパ浮腫の傾向のある四肢，腋窩切開を行った患者の同側腕への刺鍼は避けるべきとしている。また，心室内除細動器装着患者の鍼通電療法も禁忌としている。

"補完代替ガイドブック"[10)12)]においても，血小板減少症，抗凝固療法中には鍼治療を避けたほうがよく，注意が必要であるとしている。

鍼灸にも有害事象は存在する。一般的な有害事象[26]に加えて，刺鍼した跡が痛い，身体が辛くなった，むかつきが出たとする報告がある[27]。また，"がん補完代替医療ガイドライン"[11]では，時に刺鍼による恐怖感や電気刺激に対する不快感などが出現するとしている。

鍼治療では患者の過敏性を十分に考慮し，適切な刺激量で治療を行うことが重要である。また，特に初回治療時には鍼治療に対する患者の反応が分からないため，刺激量を少なくすべきである。治療により血管迷走神経反応が起こる可能性もあり，細心の注意が必要である[6]。

いずれにしても，鍼を刺入することから，出血（内出血含む），感染のリスクには当然細心の注意を払うべきであり，感染経路予防策の観点から手指消毒，施術野の消毒を徹底し，単回使用毫鍼を用いて消毒操作を徹底する必要がある。刺鍼時には押手という手技（鍼を親指と示指で軽く挟み込む）を行うが，これに対しては近年，クリーンニードル鍼が発売されている（図2）。

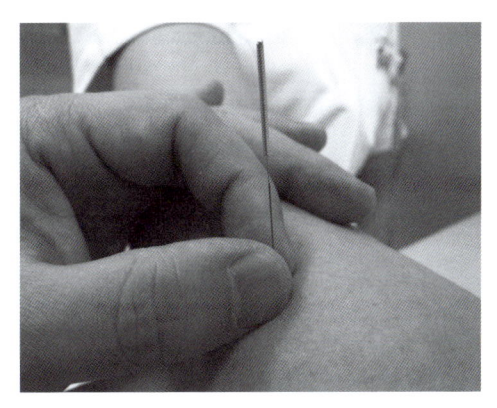

図2　クリーンニードル鍼
感染防止のために開発された鍼で，鍼体に細い鞘状の管（シース）が付いており，清潔に刺鍼・抜鍼ができる。

おわりに

WHOは，緩和ケアとは生命を脅かす疾患による問題に直面している患者とその家族に対して，痛みやそのほかの身体的問題，心理社会的問題，スピリチュアルな問題を早期に発見し，的確なアセスメントと対処を行うことにより苦しみを予防し，和らげることでQOLを改善するアプローチであると定義づけている。

多くの報告が，緩和ケアにおいて，CAMとしての鍼灸治療を併用することで，がんによるさまざまな愁訴・不定愁訴による苦痛を軽減することができ，QOLやQODDを向上させる可能性があることを示唆している。

現在，緩和ケアでの鍼灸治療は，少数の施設でしか行われていないと思われるが，担がん患者の治療を開始してから20年を超え，これまでにがん患者1,000名以上に鍼灸治療を行い，効果を上げている施設もある[21]。以上より，今後，緩和ケアにおけるCAMの一手段として鍼灸の果たす役割はさらに大きくなると考える。

参考文献

1) 楳田高士. 5. 鍼灸治療 1) ペインクリニックにおける鍼灸治療. 森本昌宏編. ペインクリニックと東洋医学. 東京：真交交易医書出版部；2004. p.245-59.
2) 森本昌宏. ペインクリニックにおける東洋医学. ペインクリニック 2004；25：1615-24.
3) 森本昌宏, 楳田高士. Ⅷ. 癌性疼痛に対する各種療法―9. 鍼灸治療と補完代替医療. 花岡一雄編. 癌性疼痛. 東京：克誠堂出版；2010. p.280-9.
4) 米国国立衛生研究所（NIH）合意形成声明（National Institutes of Health Concensus Development Statement：Acupuncture）. 全日本鍼灸学会雑誌 1998；48：186-93.
5) Deng GE. Integrative oncology practice guidelines. Journal of the Society for Integrative Oncology 2005；5：65-84.
6) 福田文彦, 石崎直人, 山崎 翼ほか訳. 鍼治療をがん患者に提供するためのガイドライン―ピアレビューに基づく方針の実例―. 全日本鍼灸学会雑誌 2008；58：75-86.〔Filishie J, Hester J. Guidelines for providing acupuncture treatment for cancer patients. —A peer-reviewed sample policy document—. Acupuncture in Medicine 2006；24（4）：172-182.〕
7) Dundee JW, Yang J, McMillan C. Non-invasive stimulation of the P6（Neiguan）antiemetic acupuncture point in cancer chemotherapy. J R Soc Med 1991；84：210-2.
8) Charlton JE. Cancer pain management. Can Anesthesiol 1993；41：621-4.
9) Lu W. Acupuncture for side effects of chemoradiation therapy in cancer patients. Semin Oncol Nurs 2005；21：190-5.
10) 補完代替医療を利用する際の注意点. 日本補完代替医学会監修. がんの補完代替医療ガイドブック. 日本補完代替医療学会誌 2006；3別冊：11-3.
11) 日本緩和医療学会「緩和医療ガイドライン作成委員会 補完代替医療ガイドライン作業部会」, 厚生労働省がん研究助成金「13-20 我が国におけるがんの代替医療に関する研究」班, 「17-14 がんの代替療法の科学的検証と臨床応用に関する研究」班. がん補完代替医療ガイドライン. 第1版. 大阪：日本緩和医療学会；2008. p.22-3.
12) 厚生労働省がん研究助成金「課題番号：17-14 がんの代替療法の科学的検証と臨床応用に関する研究」班, 国立がん研究センターがん研究開発費（課題番号：21分指-8-④）「がんの代替医療の科学的検証に関する研究」班編集・制作. がん補完代替医療ガイドブック. 第3版. 日本緩和医療学会20. p.39. http://www.shikoku-cc.go.jp/hospital/guide/useful/newest/cam/dl/pdf/cam_guide（3rd）20120220_forWeb.pdf
13) 下山直人. がん患者の苦痛緩和における統合医療の役割. 現代鍼灸学 2012；12：29-35.
14) Benedetti C, Bonica JJ. Cancer pain. Basic considerations. In advances in pain research and therapy 1984；7：529-55.
15) 横川陽子, 平賀一陽, 柳澤比佐子ほか. がん患者に対する鍼灸治療. 鍼灸 OSAKA 1997；13：214-8.
16) 高士将典. 緩和ケア病棟における東洋医学に基づいた温熱療法の試み. 全日本鍼灸学会雑誌 2005；55：574-83.
17) 鈴木春子. 鍼灸治療でがん患者の全人的苦痛に対応する（終末期の呼吸困難・腸閉塞の腹部の張り, 抗がん剤の副作用下痢）. 現代鍼灸学 2012；12：57-62.
18) 福田文彦, 久保春子, 波多野朝香ほか. がん化学療法に伴う末梢神経障害に対する鍼治療. 現代鍼灸学 2012；12：63-9.
19) 山口 智. 癌患者の愁訴に対する鍼灸治療. 現代鍼灸学 2012；12：37-4012.
20) 細田行政. 緩和ケアと鍼灸の共通点から考察する鍼灸師の役割. 医道の日本 2013；72（6）：133-7.
21) 横川陽子, 平賀一陽, 鈴木春子ほか. 緩和ケア科における鍼灸治療の実践. 漢方と最新治療 2004；13：375-80.
22) 渡邊陸弥, 伊藤 隆, 田淵宗文. 鍼灸と湯液を用いた緩和医療. 漢方と最新治療 2004；13：381-6.
23) 絹田 章. 大腸癌手術後に生じた不定愁訴に対する鍼治療の1症例. 全日本鍼灸学会雑誌 2004；54：179-85.
24) 津嘉山洋, 古川聡子, 前田尚子ほか. がん患者に対する鍼灸治療. 現代鍼灸学 2012；12：43-7.
25) 川喜田健司. WHOの鍼に関するガイドラインについて. 医道の日本 1996；626：71-4.
26) 楳田高士, 森本昌宏. 鍼治療の有害事象とその安全対策. ペインクリニック 2011；32：529-38.
27) 兵頭正義, 亀井順二. 悪性腫瘍痛の鍼灸治療. Pharma Medica 1992；10（3）：163-8.

楳田　高士／森本　昌宏

臨床編

XI
精神的苦痛に対する心理療法

はじめに〜心理療法とは〜

がん患者は，診断治療あるいは死への過程でさまざまな不安や苦悩を抱えている。これに対する心理療法とはなんであろうか。アルフォンス・デーケンは"死へのプロセスというのは，自分自身のかけがいのない生命を最後までどう生き抜くかという重要な時期である。ドイツ語では，動物の死と人間の死を二つの違う単語ではっきり区別し，動物の死はフェアエンデン（verenden），人間の死はシュテルベン（sterben）という。動物の場合は，肉体的な衰弱のうちにやがて死に至るが，人間の場合，肉体は同じように衰弱していっても，精神的・人格的には成長を続けて尊厳に満ちた死を迎えることが可能である"と述べている[1]。

つまり，危機に直面したとき動物は本能的に"生きよう"とするのに対して，人間は本能に加えて固有の精神活動で"よりよく生きよう"とする。がん患者も状況に応じて，ささやかでもその人なりの希望を見つけて生き抜くことができるのである。よって，心理療法は"患者がよりよく生き抜くことを目的として患者の心を支えること"であると著者は考える。

なお，著者は還暦を過ぎた臨床医である。外科，麻酔科ペインクリニック医，緩和ケア病棟医を経て，現在は一般病棟で緩和医療を担当している[2]。本稿では，これまでの学びと経験をもとに，心理療法の基本ともっとも深い精神的苦痛であるスピリチュアルペイン（霊的苦痛）への対応について述べる。日常業務のヒントになれば幸いである。より専門的な音楽療法やカウンセリング，精神神経科的療法，精神腫瘍学的アプローチなどは成書を参考にしていただきたい。

A 心理療法の基本

山室[3]は"患者の痛みの訴えを total pain として把握して，患者・家族が担わざるをえない苦痛・苦悩への対応が不可欠である"と述べているが，精神的な苦痛への対応においても，まず患者の気持ち（心理）を理解し，その背景となる社会的状況や病状への配慮がなければ十分な効果を上げることができない。

1. がん患者の心理

告知後のがん患者の心理過程を理解するための拠り所として，精神科医エリザベス・キューブラー・ロスの"死にゆく過程のチャート"が著名である[4]（図1）。これは告知後の患者の心理過程を，第一段階：否認と隔離，第二段階：怒り，第三段階：取り引き，第四段階：抑うつ，第五段階：受容という5つの段階でとらえたものである。加えて，患者はどの段階にあっても希望を持っていることを忘れてはならないとしている。

この一連の過程は"悲哀の仕事（mourning work）"と呼ばれる。危機は，喪失に対する脅威あるいは喪失に直面して引き起こされるパニック状態である。一方，悲哀は喪失に伴って経験される落胆や絶望などの心の状態と考えられ，さまざまな情緒状態や防衛機制が繰り返される。このプロセスが，現実を受け入れたうえで新たな希望を見つけるという再適応につながる。患者は，がんを患ったことで，さまざまな危機を体験し，そのたびに悲哀の仕事を行ってきたと考えられる。

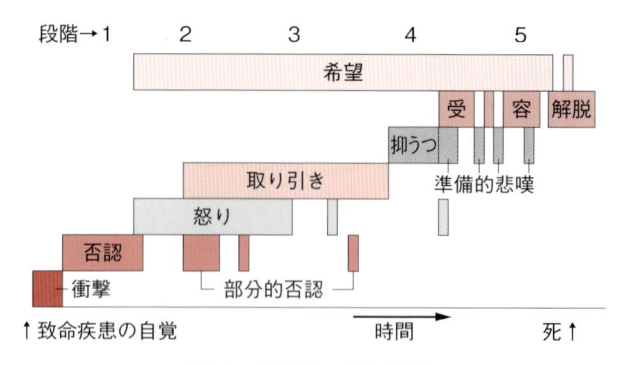

図 1　告知後の心理過程
(E・キュブラー・ロス著．川口正吉訳．死ぬ瞬間．死にゆく人々との対話．東京：読売新聞社；1971 より引用)

2．病期と希望

a）患者が求める生活の質，生命の質（quality of life：QOL）

患者の精神的苦痛と希望は病期によって異なる。この変化について，在宅緩和ケアのパイオニアで臨床宗教学の提唱者であった故岡部健氏[5]は"患者の望むQOL（生活の質，生命の質）が病状の進行により身体面から社会環境面へ移行するので，ふさわしい療養の場所も一般病棟から在宅へと移行する"と述べている（図2，私信 1996）。例えば，がん治療が可能な間にも進行により根治治療から延命へ希望が変化し，末期になって合併症が起きても住み慣れた家で家族と暮らす，最期には自己の存在への充足へと希望が変化するのである。

b）緩和ケアの病期

著者は外科と緩和医療の経験から"緩和ケアの病期分類"をまとめた（図3）。これは治療から再発，死に至るまでの経過を，病態をもとに4病期に分類し，病期ごとの定義（病態）とケアの目標（できること）を表わしたものである[6]。4病期はそれぞれ"Ⅰがんがなくなる""Ⅱぶり返す""Ⅲ内臓が壊れる""Ⅳ命が弱る"に相当し，患者家族へは航空機

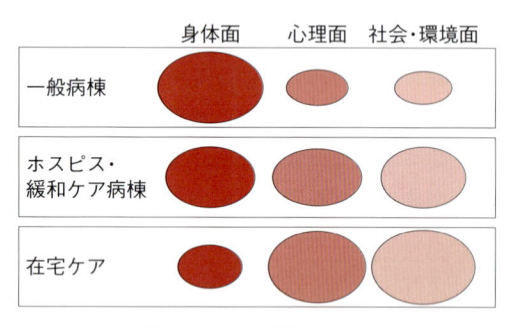

図 2　ケアの場と QOL
(佐藤　智．外科医からペインクリニック医になっておこなっている緩和医療．ペインクリニック 2001；7：905-11 より引用)

の飛行にたとえて"雲の上を飛び続ける""雲の下に出る（目的地が見え始める）""着陸態勢""着陸"と説明すると分かりやすい。

この分類をまとめた目的は，患者家族とともに"今どういう状況で，何ができるか"を考え，療養の目標を立てることにある。早期では根治治療への期待を持つが，再発し病状の進行に合わせて医療費の増加や負担や仕事と家族への思いが大きくなるなど社会的経済的苦痛が大きくなる。さらに進行して，治療法がないと診断されたときの絶望感，合併症発症とともに大きくなる身体的苦痛と心理的不安を経験する。

さらに病状が悪化した末期の患者・家族から"あとどれくらいか"と問われることもある。余命を知りたい気持ちは当然であろう。

2013.7.7

分類	病期	治療期				緩和ケア期（日野原）			
		Ⅰ 初期		Ⅱ 進行期		Ⅲ 末期		Ⅳ 終末期	
		A 初療期	B 根治期	A 限局期	B 多発期	A 合併症期	B 臓器不全期	A 心肺不全期	B 臨死期
分類	病態の定義	発症未確定	治療により規約上の根治「治った」状態	腫瘍は限局的に残存/転移/再発	腫瘍は広範囲侵潤/多発転移/再燃のたびに拡大	生命を脅かす合併症があるが対症療法で代償されている	合併症が代償不可能または高度悪液質	回復不可能で重篤な呼吸循環障害	呼吸循環が停止する時期
	判断の目安	精査中治療中	術後根治度 AB	C		摂食障害, 胸腹水, 出血, 感染, 黄疸, 上位対麻痺, 腸閉塞, 尿閉, 脳症状（麻痺・意識障害）, 悪液質, 呼吸困難（息切れ→起座呼吸）		乏尿 低酸素 低血圧	下顎呼吸 脈触れず
			薬物・放射線奏功度 CR	PR-SD（治癒の可能性はある）	PD（治療効果は期待できない）				
記録	年 月 日								
	理 由								
参考臨床像	症 状	多様	治療関連	治療関連・局所症状（疼痛・骨折）		臓器症状		全身症状	
	痛みの心理	「痛みさえなければ」				「せめて痛みだけでも」			
	ADL (PS)	社会生活 (0)		歩 行 (1-2)		臥 床 (3)		対 話 (4)	
	目標 治療	早期診断治療	根 治		延命/BSC	機能代償	症状緩和	苦痛緩和/眠り	
	ケア	闘 病 を 支 え る				社会生活	自 律	看取りのケア	
	療養の場	外 来/一般病棟				緩和ケア病棟			
						多床室	個 室		
						在 宅 ケ ア			
	予 後			年 ～ 月		月 ～ 週		日	時間
基本輸液量		2000				1500	1000	500	0
飛行のたとえ		雲の上を巡航		雲の中を飛行	雲の下に出る	目的地が見える	飛行場が見える	着陸態勢	着陸→停止

図3　緩和ケアの病期 [いわい分類八戸版]
急変の可能性→S [例] 緩和ⅢBS（大出血）

しかし，緩和ケアにおいて大切なことは単に予後予測ではなく，"次はこうなる，今ならこれができる，まだ人生は終わりではない"という，ケアの目標を設定するための病態の把握である．中には，最後まで医学的に無為と考えられる治療を求める家族もいる．"なんとか助けたい，生きながらえさせたい"という気持ちも当然である．しかし，その治療が延命策にならず，かえって命を短くすることを知れば違う選択もできよう．例えば，延命の代わりに人生の総括をするためには現実の受容が必要であり，"がんで死ぬのは，がんが重要臓器を壊し，そのために生命（呼吸循環）を維持できなくなるために死ぬ"，言い換えれば"壊れた内臓は点滴や抗がん薬では再生しない"ことを，まずわれわれが理解して，患者・家族へ理解しやすい言葉で説明することが必要である．

3. コミュニケーション技法

a) 傾聴[7]

辞書には"聴く"は"耳を立てて注意して聞く，明らかに聞く"とあり，"聞く"は音を耳に感じることとある。カウンセリングにおける傾聴は，カール・ロジャーズが提唱した積極的傾聴"active listening"であり(表1)，人間尊重の態度に基づいて相手の話を徹底して聴こうとする聴き方を指すといわれる。積極的傾聴の基本的な態度として，①共感：あたかも"自分が相手であったら…"と考えながら話を聞くこと，②無条件の肯定的関心：どんな話でも関心を持って聴くこと（医学的な会話だけでは患者を十分に理解することはできない），③自己一致：聞き手が，自分らしく自分に素直に聴くこと（話を聞きながら生まれる疑問や気持ちは押し殺さなくてもよい）の3点がある。

b) SHEARE[8] (表2)

SHEAREとは，悪い知らせを伝えられる際の患者の意向の4構成要素"supportive environment　支持的な場の設定""how to deliver the bad news　悪い知らせの伝え方""additional information　付加的な情報""reassurance and emotional support　安心感と情緒的サポート"の頭文字である。がん医療において，医師が患者に悪い知らせを伝える際の効果的なコミュニケーションを実践するための態度や行動を示しているという。SHEAREを時系列に並べ替えたものが表2であり，面談の際に配慮すべきことが示されている。

表1　積極的傾聴の技術

① "Open/closed question"
② "言語化（明確化）"
③ "繰り返し"
　●受け止めた言葉を話し手に返す
④ 間と沈黙も大切
　●話し手のペースに合わせる
⑤ 感情に焦点を合わせる
⑥ 説得・アドバイスにならないよう

4. アセスメント

a) 抑うつ～"つらさと支障の寒暖計"～[8] (図4)

抑うつは日常の会話や表情と行動の観察から分かることもあるが，つらさと支障の寒暖計はより客観的な指標として，内富，藤森らが開発した。"ケアが必要な気持ちのつらさを同定する方法として標準化された質問。これは2つの質問からなっており，簡便に実施できることが特徴。また，うつ病や適応障害など，ケアが必要な気持ちのつらさのスクリーニング法として良好な性能を持つことが示されている。最近1週間を平均した，気持ちのつらさと，気持ちのつらさによる日常生活の支障を10点満点で尋ねる。つらさ4点以上，かつ，支障3点以上の場合（片方の点数がいくら高くても，もう一方が低い場合は該当しない），専門的なケアが必要な可能性が高い"という。

b) スピリチュアルペイン[9][10]

村田（京都ノートルダム大学人間科学部）は，スピリチュアルペインを"自己の存在と意味の消失から生じる苦痛"と定義した。これは，生きる意味の存在を"時間存在""関係存在""自律存在"としてとらえることで，終末期の"こころのケア"の可能性を広げようとするものである。特定の宗教に立脚したスピリチュアルケアではなく，存在論（時間存

表2　悪い知らせを伝えるコミュニケーション技術

準備	事前に重要な面談であることを伝える ・家族の同席を促す ・プライバシーが保たれた部屋，十分な時間を確保する ・面談の中断を避ける ・身だしなみや時間遵守など，基本的な態度に配慮する
STEP1 [起]	面談を開始する ・時候の挨拶から始め，聴くスキルを用いる ・病気への認識を確認する ・心の準備ができているか把握する ・患者の使う語彙に注意し，何をどの程度伝えるか考慮する
STEP2 [承]	悪い知らせを伝える ・警告となる言葉をかけ心の準備を促す ・悪い知らせは明確に伝える ・感情を受け止め，気持ちをいたわる ・患者の言葉を待つなど共感的な態度は，信頼関係を促進する
STEP3 [転]	治療を含め今後のことについて話し合う ・治療と日常生活への病気の影響について話し合う ・専門家を紹介することも有効である ・初診ではセカンドオピニオンについて説明することが望ましい
STEP4 [結]	面談をまとめる ・要点をまとめ，患者の理解を確認する ・説明に用いた紙を渡す ・責任を持って診療に当たることを伝える

SHAREを面談の時系列に並べたものを示している。
起承転結に分けて，それぞれ説明する。

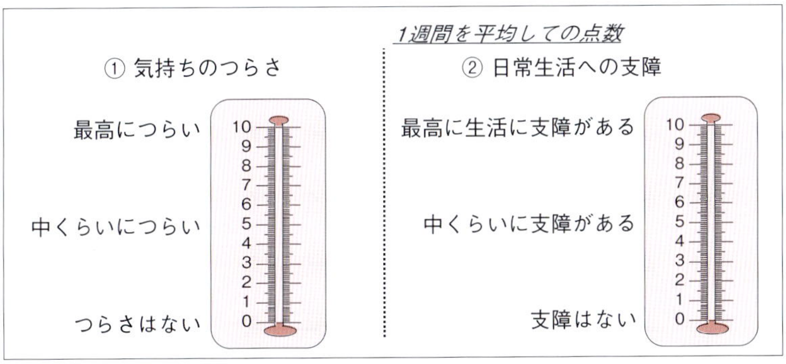

図4　つらさと支障の寒暖計

1週間を平均しての点数

① 気持ちのつらさ
- 最高につらい（10〜）
- 中くらいにつらい（5）
- つらさはない（0）

② 日常生活への支障
- 最高に生活に支障がある（10〜）
- 中くらいに支障がある（5）
- 支障はない（0）

ケアが必要な気持ちのつらさを同定する方法として，標準化された質問紙を使用することもできる。つらさと支障の寒暖計は，2問の質問からなっており，簡便に実施できることが特徴である。また，うつ病や適応障害など，ケアが必要な気持ちのつらさのスクリーニング法として良好な性能を持つことが示されている。

最近1週間を平均した，気持ちのつらさと，気持ちのつらさによる日常生活の支障を10点満点で尋ねる。つらさ4点以上，かつ，支障3点以上の場合（片方の点数がいくら高くても，もう一方が低い場合は該当しない），ケアが必要である気持ちのつらさである可能性が高い。

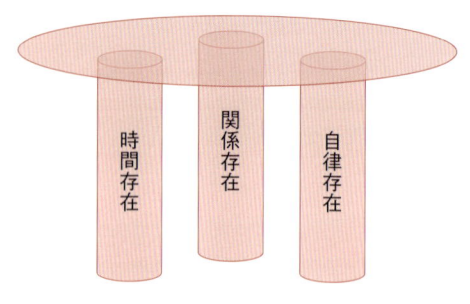

図5 存在を支える3つの柱
村田理論の小澤による概念図
(小澤竹俊. 医療者のためのスピリチュアルケア. 東京：日本医事新報社；2008. p67 より引用)

在，関係存在，自立存在）に基づいてスピリチュアルペインをアセスメントし，それぞれのスピリチュアルケアの方向性を明確に示すことができるという特徴がある。漠然としがちなスピリチュアルペインをこの3要素に分けてとらえるとより具体的になり，そこから対応の仕方が見えてくるので有用である（図5）。

その実際について例を挙げて解説する（図6）。症例は昭和60年代に著者が胃切除術を執刀した患者である。術後骨・肝転移を再発し，疼痛治療のため放射線科に転科した。まもなく著者は転勤し，数年後にこの新聞記事で死亡を知った。受け持っていた当時はモルヒネ徐放錠（MSコンチン®）の国内発売の前であり，また著者はWHO方式[11]を知らず鎮痛は全く不十分であった。告知も一般的ではなく，再発したことは夫の希望で患者に知らせていなかった。この記事からはWHOが提唱する全人的苦痛の4要素を読み取ることができる。すなわち，患者は耐えがたい痛み（身体的苦痛）のために入院して，家族と離れ（社会的苦痛），焦りと周囲への不信（心理的苦痛）がつのった結果，自己を見失って自殺を図り（スピリチュアルペイン），意識が戻らないまま数日後に亡くなった。

本症例のスピリチュアルペインを村田理論によって評価すると，痛みが患者の自律存在を奪い，入院と不信が関係存在を脅かし，推測にすぎないが"先が短いのなら"という時間存在の喪失が自死という自己存在の否定につながってしまったと考えられる。主治医としては，もし痛みが緩和でき（自律存在の回復），退院を勧めて家族との絆を取り戻していたら（関係存在の回復）……このような患者の心理を少しでも理解して接していたら（関係存在の強化）……と悔やまれてならない。

B スピリチュアルペインの緩和

心理療法を"患者がよりよく生き抜くことを目的として患者の心を支えること"と定義するならば（前述），より深い精神的苦痛であるスピリチュアルペインのケアの目標は，同僚看護師の言葉を借りると"この苦しみがいつまでも続くならば，もう死を……"と願うことすらある患者が，再び生きる意欲を取り戻すことにある。宗教者や心理学者ではないわれわれにとって，これは容易なことではない。しかし，日常業務の中で避けて通ることのできないテーマである。そこで，ケアのヒントを以下に挙げる。

1. "希望は，必ず見つかる"

田村恵子はホスピス看護師として，死にゆく人が治癒以外にも希望を見つけることを経験した。患者が"生きがいを再発見した瞬間"である（自己存在の回復）。【プロフェッショナル 仕事の流儀 がん看護専門看護師 田村恵子の仕事「希望は，必ず見つかる」 NHK 2008/6/28 放送】

番組は，田村が"患者と正面から向き合い，対話を通して，その心を解きほぐしていく。そして，心の奥に必ずあると信じる「希望」を見つけ出す手伝いをする"姿を伝えて

ある夜、某市のホールで末期がんとホスピスを考える市民セミナーが開かれていた。パネリストの一人、放射線科医師が自らの体験を基に報告する。

骨に転移し、全身に痛みを伴って放射線科に転科してきた。高校生の子供の将来を非常に心配していて、こうして入院してはいられないという焦りがあった。病気のことを知らない彼女は、一方で病状はどんどん悪化するので納得がいかなかったのだろう。精神安定剤や疼痛の治療はやっていたが、階段から飛び降りようとしたり、バスタオルを首に巻きつけて自殺しようとしたりした。その数日後、心筋梗塞を合併して死亡した。

「本人に早く何かの機会に病気のことを説明していれば、ここにホスピスみたいなものがあれば、もう少し納得した状態で末期を過ごせたのではと思う」と回想した。

（河北新報　平成五）

図6　『胃癌で死亡したある女性（52歳）の例』

いる（関係存在の強化）。【NHK, http://www.nhk.or.jp/professional/2008/0624/index.html】最後まで抗がん薬で戦うことを選択した男性の生き方、死期を悟りながら花嫁衣装を着た娘と記念写真を撮る父親の姿など。

日常診療でも、ADLに合わせて"退院→在宅→外泊→外出→散歩"と目標を設定したり、入浴、家族との再会、思い出作り、笑いの場面など、大小さまざまな希望を見ることができる。さらに、映画"おくりびと"は、死後においてさえ患者と家族とのつながりの中に"希望"があることを伝えている（関係存在の確認、時間存在の超越）。

この希望の再発見と実現こそスピリチュアルケアの目的である。傾聴の中でも患者自身が"希望"に気づき表出することがある。担当者はそれを受けて実現に向け患者家族を支える。末期医療では残された時間に限りがあるので、関係者は目的意識を強く持たなければならない。そのためには豊かな感性と、時には相手の心に踏み込む勇気も求められよう。目標のない状況で、患者はスピリットを回復することはできないと著者は考える。

2．宗教性の自覚

多くの日本人は無宗教といわれるが、遠藤周作は、"宗教だと普通に考えているものには、イスラム教があったり、キリスト教があったり、仏教があったりして、それぞれの中に教義があったりするけれども、それは宗教団体であって、宗教性とは異なる"としている。さらに、"自力ではなく他力を底に感ずる経験をしばしばやるようになると、自分が生きているんだけれども、自分を包んでいる、自分を生かしている、大きな目に見えない働きを感じるようになる"、それが"宗教性"であり、日本人を含めて"人間というのは、本来だれもが宗教性を持ち合わせている"と述べている[12),13)]。例えば、盆、墓参りなどの先祖崇拝や大自然や宇宙に感じる畏怖も宗教性といえるだろう。したがって、特定の信仰を持たない患者であっても、自分を生かしている大きな命を感じることはでき、死を超えた永遠性を自覚することはできると考えられる（時間存在の超越）。

3. 心理的に穏やかな終焉

あえて，患者・家族に向けた筆者の説明を紹介させていただくなら，心理的に穏やかに人生を終えるための必要な心持ちは，"充足感"と"来世"であると考える。充足感とは自分の人生に少しでも満足することであり，人生の中に価値や意味を自覚することである（自律存在の強化）。一方，悔いを残さないことも大切であり，例えば，人間関係の回復つまり和解も必要である（関係存在の強化）。これらは，患者や家族に"ライフレビュー"[14]（人生の振り返り）を促すことによって，その糸口が見えてくる。

来世については，オカルト的な意味ではなく，神や先祖の存在を自覚してあの世があると思えれば，死への恐怖が和らぐのではないか（時間存在の回復）と筆者は考える。岡部らは，すでに亡くなった家族や先祖が夢に出たとか，枕元に立ったという体験を語ることを"お迎え現象"と名づけた。"医学的に考えれば，終末期に多々見られる「せん妄」の一種または夢であるが，その内容や構成自体は，文化的・宗教的な背景を持ち，結果的に患者当人，さらには看取る人々の精神的・霊性的苦悩の緩和に対して意義深い役割を担うことがありうる"と述べている[15)16)]。

4. 看取りのケア

看取りのケアは，死の前後に具体的にできる患者・家族への心理的配慮である。特に，一般病棟では臨死期を急性期医療の延長で対応しがちなので参考にしていただきたい。

● 不要な点滴やモニター類をやめる。

不要な点滴は浮腫と痰を増やし，死前喘鳴を悪化させて患者を苦しめるだけでなく，付き添っている家族に"苦しんでいる"という無用な不安を与える。またモニター類は必要最低限にすべきであり，特に酸素飽和度センサーは指に圧痕を残すので外すべきである。酸素はすでに効果がなくなっていること，マスクも顔に痕を残すおそれがあることを家族に説明して外す。まさに息を引き取ろうとする患者の顔を家族が見えるように，という配慮でもある。

● ベッド柵を下げ，病室内の整理整頓をする。

臨死期で体動がなくなった状況では転落防止の柵は不要であるばかりでなく，患者との間を隔てて家族を観察者にしてしまう。柵がなければ家族は手も握れ，抱きつくこともできる。

● 花や写真を飾る。

死は生誕とともに人生の一番大きな儀式である。その儀式にふさわしいのは医療機械ではなく花である（用意がないときは当科で準備）。病室を明るくし，患者への感謝の気持ちも込められる。写真やアルバムはライフレビューの意味合いもある。

● 家族との関わりや人生を振り返る（ライフレビュー）。

会話ができるうちに，幼少期の想い出や仕事，家族のことなどについて普段から積極的に声掛けをすべきである。ライフレビューはわれわれスタッフにとっても，患者・家族との心理的つながりを持たせ，業務の意味合いを強める。

● 感謝と和解を促す。お迎えを受けとめる（前述）。

家族は感謝の気持があっても"死が近いことを患者に悟らせることになるから"と口にしないことが多い。しかし感謝や和解の気持ちこそ生きているうちにお互いに伝えるべきである。家族のためらいに対しては"ご本人はすでに悟っていますよ""眠っていても，まだ耳は聞こえますよ""大好きな○○さんだったのでしょう？"とか声掛けを工夫する。

おわりに〜達成感について〜

最近，著者はある症例について複数のスタッフから"ケアの達成感がない"と訴えられた。疼痛と抑うつがあるために細心の注意を払っていたが，患者の満足が得られていなかったのである。東北大学病院緩和ケアセンターの佐藤しのぶ看護副師長は，センター視察の際に"日常業務での葛藤やジレンマは，カンファランスで皆が共有していくことで解消でき，対応策も見えてくる"と述べた（2013.7）。本症例ではこれを参考に定期的カンファランスを行い対応を工夫した。その結果，亡くなるまでの1カ月間に何度か患者から"ありがとう"という言葉をいただけたという。

精神的苦痛への対応は難しい（特に若年齢では）。スタッフのストレスになりがちである。しかし，日々患者・家族のために尽くす原動力はささやかな達成感であると思う。患者だけでなく自分の精神的苦痛も仲間で共有することで，よりよいケアを実現し，達成感を得るきっかけにしていただきたいと願っている。

最後に…読者が医師なら"患者の知人になること""外来では携帯番号を教えること"をお勧めする。これで，お互いに随分楽になります。

参考文献

1) アルフォンス・デーケン．死とどう向き合うか NHK人間大学．東京：日本放送出版会；1993. p.40.
2) 佐藤 智，近藤清子，馬場敦子ほか．基幹病院における緩和医療．八戸市立市民病院における緩和ケア．ペインクリニック 2011；6：837-44.
3) 山室 誠．ターミナルケア〜終末期の鎮痛．がん患者の痛みの治療．第2版．東京：中外医学社；1997. p.147-9.
4) E・キューブラー・ロス著．川口正吉訳．死ぬ瞬間，死にゆく人々との対話．東京：読売新聞社．1971.
5) 奥野修司．看取り先生の遺言．東京：文藝春秋；2013.
6) 佐藤 智編著．在宅がん緩和治療ハンドブック．大阪：メディカ出版；2009. p.11-3.
7) 三島徳雄，新小田晴美．看護に活かす積極的傾聴法．東京：メディカ出版；1999.
8) 内富庸介，藤森麻衣子編．がん医療におけるコミュニケーション・スキル．悪い知らせをどう伝えるか．東京：医学書院；2007.
9) 村田久行．スピリチュアルケアを学ばれる方へ．臨床看護 2004；30：1025-9.
10) 小澤竹俊．医療者のためのスピリチュアルケア．東京：日本医事新報社；2008.
11) 武田文和訳．世界保健機関編：がんの痛みからの解放．WHO方式がん疼痛治療法．第2版．東京：金原出版；1996.
12) 遠藤周作．人は死から何を学ぶことができるのか？「深い河」をさぐる．文春文庫．東京：文藝春秋；1997. p.84.
13) 遠藤周作．宗教の根本にあるもの．『深い河』創作日記．講談社文庫．東京：講談社；2000. p.135-54.
14) 恒藤 暁．霊的苦痛の緩和．最新緩和医療学．大阪：最新医学社；1999. p.227-39.
15) 岡部 健，相沢 出．幻覚か，「お迎え現象」か？ せん妄—ナラティブな世界から見たケア．緩和ケア 2006；16：136.
16) 相澤 出，岡部 健，田代志門ほか．在宅ホスピスケアにおける終末期の精神的苦悩の緩和に関する調査研究—地域の伝統文化・死生観との関わりから—．2006年度 財団法人在宅医療助成 勇美記念財団一般公募研究最終報告書．2007.

佐藤　　智

臨床編

XII

社会的苦痛に対するメディカルソーシャルワーカー（MSW）の役割

はじめに

がん患者の抱える社会的苦痛は時代背景の影響を受け，これまで以上に複雑となり難渋するケースが多くなっている。特に退院調整や経済的問題解決には，MSWの存在が必要不可欠である。医療者がその仕事内容を正しく理解し，早期から協働していくことが問題解決の推進力となる。

A 全人的苦痛（トータルペイン）の理解

シシリー・ソンダース（Cecily Saunders）は，がん患者が経験している複雑な苦痛をトータルペイン（全人的苦痛）という概念で表わしており，これは緩和ケアを学ぶうえで欠かせない基本的な考えである。患者の苦痛は痛みだけでなく，痛み以外の身体症状による苦痛，精神的苦痛，社会的苦痛，スピリチュアルペインが複雑に入り混じっている。この4つの視点で考えると比較的分かりやすいと思われるが，実際には患者の個別的な背景なども加わり，ひとりとして同じ苦痛に悩む人はいない。全人的苦痛は多岐にわたり，とても理解しがたい苦痛といえる（図1）。したがって，全人的に苦悩している患者のケアには全人的アプローチが求められ，いろいろな専門家が結集してケアに当たらなければ患者の苦痛緩和は図れない。

世界保健機関（World Health Organization：WHO）の緩和ケアの定義では，患者・家族双方がケアの対象と謳われている。全人的苦痛の4つの側面のうち，身体的苦痛は患者本人の苦痛であるが，社会的苦痛，精神的苦痛，スピリチュアルペインに関しては患者・家族双方が苦悩することが多い。特に社会的苦痛に関しては仕事上の問題，人間関係，経済的な問題，家庭内の問題，相続問題など患者・家族双方を取り巻く生活環境の問題も大きく影響しており，問題解決のためには広い分野についての知識が必要とされることをチームの一員として日々実感している。筆者は緩和ケア認定看護師であり，臨床現場で常に全人的苦痛に悩む患者・家族の問題解決のために努力しているが，問題が多岐にわたり看護師としての限界を感じることも多くなっている。

今回，社会的苦痛に対し，社会福祉の制度に詳しい医療ソーシャルワーカー（medical social worker：MSW）の果たす役割について看護師の立場から述べるとともに，臨床現場で協働するMSWからの意見や感じていることなども含めて述べたいと思う。

B SW（social worker）とは

人は生きていく中で生活が困難な事態に陥ったとき，今までの生活を維持・継続しようと家族や友人・知人の力を借りたりし，困難な状態を克服しようと努力する。なんとか生活を立て直せる場合もあるが，自分や自分を取り巻く人間関係の協力だけでは克服できない場合，専門家の手助けが必要となる。この手助けをしてくれる専門家がソーシャルワーカー（SW）である。その人の生活が立ち行かなくなった原因や困難の程度により，SWは社会福祉の分野における専門的な知識と手段を駆使し，どうしたらこの困難な状態を緩和し生活を立て直すことができるか，その人自身と生活環境に焦点を当てて一緒に考え行動する。場合によっては，その人の人生に深く関わることにもなる。

アメリカの社会福祉学者バイスティック氏が定義したバイスティックの7原則は，対人援助に関わる援助者の行動規範として有名な相談援助技術の基本であり，SWの基本的態

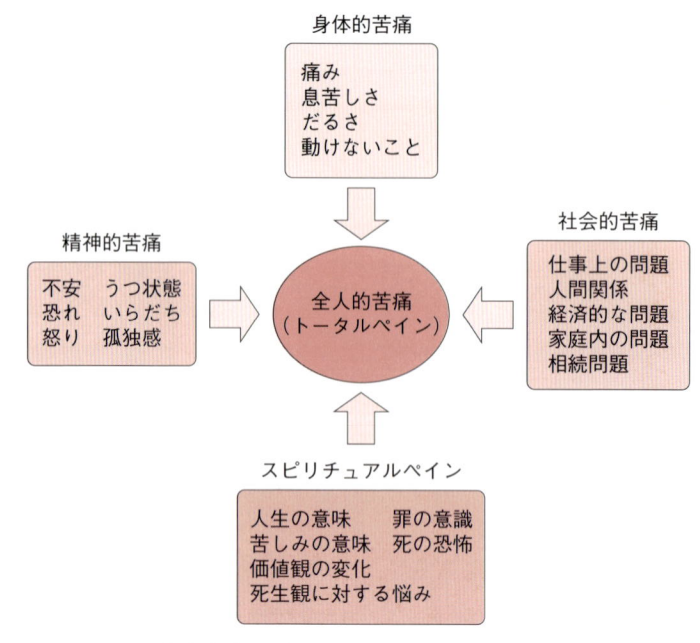

図1 全人的苦痛（トータルペイン）をもたらす背景
(独立行政法人国立がん研究センターがん対策情報センター．がん情報サービスより引用)

表 バイスティックの7原則

1. 個別化の原則：クライエントを個人としてとらえる
2. 意図的な感情表現の原則：クライエントの感情表出を大切にする
3. 統制された情緒関与の原則：援助者は自分の感情を自覚して吟味する
4. 受容の原則：受け止める
5. 非審判的態度の原則：クライエントを一方的に非難しない
6. 自己決定の原則：クライエントの自己決定を促して尊重する
7. 秘密保持の原則：秘密を保持して信頼感を醸成する

(尾崎 新，福田俊子，原田和幸訳．ケースワークの原則〔新訳改訂版〕．東京：誠信書房；2005．p.27 より引用)

度としてとらえられている（表[1]）。

C MSW とは

　医療ソーシャルワーカー（MSW）とは，保健医療分野におけるSWであり，主に病院において"疾病を有する患者などが，地域や家庭において自立した生活を送ることができるよう，社会福祉の立場から，患者や家族の抱える心理的・社会的な問題を解決・調整し，社会復帰の促進を図る"専門職のことである。疾病により働けなくなったり入院を余儀なくされた患者にとって，仕事の問題・収入の問題，生活全般に関する問題など，生活を立て直していくことはかなり大変なことであり，医療保険制度に詳しいMSWが果たす役割は大きい。

D MSW の業務

　医療ソーシャルワーカーについて規定した法律はなく，各所属機関における職名も統一

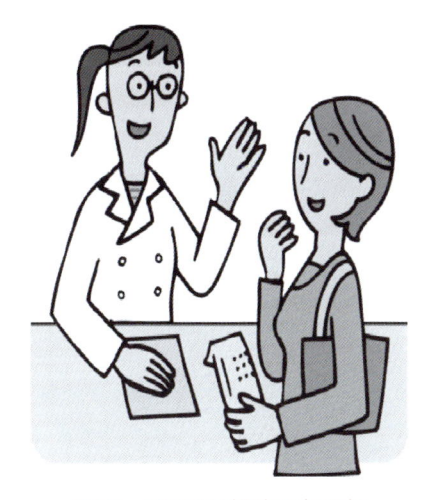

図2　MSWは相談の専門家
あなたの悩みの解決に必要な助言をしてくれます。まずは気軽に相談しましょう。

されておらず"医療福祉相談員""医療社会事業司""医療社会事業専門員""医療社会事業士"などの名称で呼ばれている。しかし，現在病院などで働くためには"社会福祉士""精神保健福祉士"の資格を持っていることは最低条件とされている。

1989年に通知され2002年に改訂された"医療ソーシャルワーカー業務指針"[3]は，当事者団体，医師会，看護協会などの関連団体の検討のもとに作成され，厚生労働省局長通知として全国に通知され，現在の基盤となっており，主な業務は以下のとおりである。

①療養中の心理的・社会的問題の解決，調整援助
②退院援助
③社会復帰援助
④受診・受療援助
⑤経済的問題の解決，調整援助
⑥地域活動（図2）

このようにMSWの活動は病院内における多職種との連携はもちろんのこと，院外においても職場・学校・役所・地域との連携など多くの人々と関わる中で，協調性を持った交渉力が必要である。人の数だけ人生があり，その数だけニーズもある中で患者・家族の気持ちをありのまま受け止め，多岐にわたる問題を解決に導くためには相当のエネルギーを要する。また，MSWには，その人の持っている生きる力を引き出し，できるだけ患者・家族自らが行動して問題解決できるよう支えていく力が求められる。社会福祉に関する制度にとどまらず，広い分野にわたる専門知識と多くの人の中で調整能力を発揮する高いコミュニケーションスキルも必要とされる仕事である。

筆者は緩和ケア認定看護師として患者・家族の社会的苦痛の緩和のために努力しているが，臨床場面では特に退院援助と経済的援助においてMSWの力を借りる場面が多かったため，これについて述べる。

a）退院援助

これまで入院患者は，疾病が回復すれば退院できることが当たり前であったが，近年，少子・高齢化が進む中，退院できる状態になっても，

・面倒を見てくれる人がいない独居老人である
・面倒を見てくれるのは老人のみである（老老介護の状態）
・子どもはいるがみんな遠くに所帯を持っており，それぞれの生活があって面倒見られない
・子どもと同居していても日中は仕事に出ており，実質上は誰も家にいないのと同じである

などマンパワー不足から帰る家の生活状況を整えないと退院させられず，入院が長引くケースが増加している現状がある（図3）。

核家族化が進み，親の面倒を見たい気持ちはあっても自分達の仕事や生活を守らなければならない現実があり，理想と現実のギャップに悩む家族も多い。また，家族間の意見の相違は療養の場を決定できない要因にもなっ

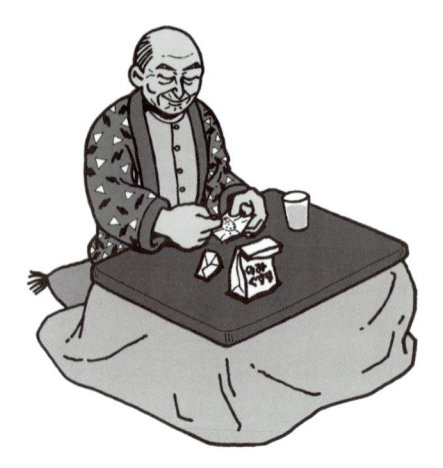

図3　退院調整が遅れる独居老人
独居世帯や日中独居のため面倒を見てくれる人がおらず，退院が長引くことが増えています。

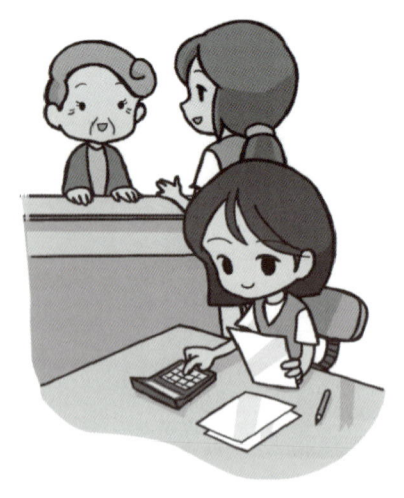

図4　相談しにくい経済的問題
お金のことこそMSWに相談するのが，解決への近道です。

ている。現実にどのような制度があって何を利用できるのか，療養の場においても療養型施設・ホスピス・在宅のどこを選択するのか患者と家族の意見もすぐには一致しないことが多く，看護師だけでは退院調整に限界があり，社会資源の制度や利用方法などの情報提供においてMSWの専門的な知識が必要となってくる。

b）経済的援助（図4）

ここ数年，入院患者の中に生活保護を受けている患者の占める割合が多くなっている。また，がん治療を継続していく患者には，経済的問題が大きくのしかかってくることが多い。実際，入院中は手術・放射線・抗がん薬などによる治療費や，退院後も通院で抗がん薬治療を継続することが多いため，治療費・交通費など患者や家族の経済的負担は想像以上に厳しく，看護師も相談を受ける頻度が増えている。

特に経済的問題が顕在化する時期としては，2つの時期が多いといわれている。ひとつは，がんと診断されいろいろな検査や告知後の治療開始に伴い，これまでになかった支出が急増し，場合によっては仕事の休職・退職などを余儀なくされ収入が大幅に減るがんの診断期である。もうひとつは，これまで積極的に行ってきた集学的治療を終えbest supportive care（BSC）に移行する時期で，これまでの病院を離れ在宅療養，施設入所や緩和ケア病棟など療養の場を選択する際，患者・家族が意思決定をするのに病態や介護力，生活状況以上に大きく影響を及ぼすのが経済力である。本人の希望も，経済的問題によって意思決定を諦めざるをえない場合すらある。

看護師は生活保護や高額療養費制度などの情報提供や，介護保険の申請を勧めたり，療養の場の選択をする際の施設による違いや，どのような選択がよいかというアドバイスはできるが，経済的問題が加わるとMSWの力を借りなければ適切な方法を見出すことは難しく，チームとしてともに検討する場を設けて，さらに患者・家族の実情に沿った形で支援できることを見出していくことが多い。

緩和ケアチームとして，患者・家族の抱える社会的苦痛に対しMSWの力を借りなければ対応できないケースは以前はそれほど多くなかった。しかし，社会情勢の変化とともに

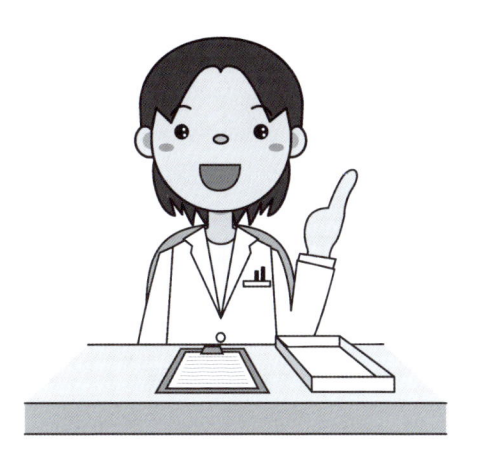

図5 早くからご相談を
早くから自分の意思をはっきり伝えることで，希望が叶えられやすくなります。

少子・高齢化に拍車がかかり，最近は経済的問題や療養の場の選択を巡る退院調整で難渋することが多くなり，身体的苦痛に対する症状コントロールが目的ではなく，社会的苦痛の緩和の目的で緩和ケアチームに依頼が来るケースが増えている。必要なケースにかぎってMSWの力を借りるのではなく，常にチームの一員としてすべてのケースに最初から介入してもらうことで，時間に限りのある患者・家族の苦痛緩和を後手に回らないようすることができると考える。さまざまな情報共有を図り，病態の変化に応じた今後の治療方針は医療者が，地域連携を含む社会資源の情報提供などはMSWがそれぞれ力を発揮し，患者・家族の問題解決に協力していく時代になってきていることを実感する。

E MSWの意見（図5）

今回，本稿をまとめるにあたり，実際当院の緩和ケアチームで協働するMSWに意見を聴く機会を得た。

MSWの利用については，いろいろな問題が絡んでいても患者自身が制度を使う意思があれば問題ない。しかし，病気でいろいろなことができないことに加え，提案する制度を使いたくない，またはMSWの世話になりたくないという理由で家族の情報を教えない，頑固な性格をどこまでも曲げず介入を拒む，などが困る例であるという。

これまでにうまく行った事例としては，早期から関わることができた事例で，患者がはっきりした意思で自らいろいろなことを選択し，行動を起こす時間を確保できたことで結果的に希望を叶えられた例があった。このように早期からの介入が可能であれば信頼関係を構築する時間を持ち，密着した関係性をもとに問題解決がしやすいとのことであった。また，「病院の職員でありながら疾患や治療に関してはあまり詳しくないが，患者にとっては医療者よりかえって身近な存在と認識され，話しやすさにつながっているのではないかと思う」とのことであった。

医療者の中にはMSWに対して，困った問題を依頼すればいろいろな制度を駆使して，なんでも解決してくれると誤解している医療者もいる。例えば，患者と家族が希薄な関係性で，なかなか連絡を取らない場合，MSWが連絡を取ってくれれば速やかに問題解決につながるのにと感じる人もいるはずである。しかし，そこをなんとか本人たち同士に連絡を取ってもらうよう支援することが大事であり，MSWが代わりに連絡を取ってしまうことは，希薄ながらもつながっていた患者・家族間の関係性を断絶させることにもなりかねない。忍耐強く待ちながら声をかけ，フィードバックを繰り返し自ら行動できるよう支援することがMSWの本来の仕事であり，患者の代りに何かをするのは最終手段であることをわれわれ医療者はしっかり理解しなければならない。また，社会資源の紹介などでは先のことを見越して相談先を紹介し，その関係性を育てていくようにすることが重要であり，いつまでも個人を頼って相談に来るようではMSWとしての仕事は失敗であるとい

う．実際に，臨床で難渋する事例を対象に活動している MSW の声から，専門職としての使命感を強く感じた．さらに，多様化する問題に関して素早く対応するため，MSW は以下の資料を持ち歩いており，制度や法律も絡む広範囲な分野の知識が必要であること，そして常に準備を整えていることも改めて学んだ．

F 対応に必要な知識・制度などの主な情報

（1）高額療養費制度：高額に支払った医療費が手続きにより戻ってくる制度

（2）傷病手当金：被保険者が業務外の病気やけがのために会社を休み，事業主から給与が支払われない場合に，申請により生活費を保障する制度

（3）介護保険制度：介護が必要になったとき，介護保険を使ってさまざまな介護サービスが利用できる（申請により介護認定を受ける）

（4）おむつ助成・支給制度：市区町村が高齢者・障害者向けに提供しているサービス

（5）生命保険に加入している方へ入院給付金・障害給付金の説明

（6）身体障害者手帳の申請について：身体障害者福祉法に定める程度の障害に該当すると認定された方に対して交付される（障害の種別や等級に応じてさまざまな福祉サービスを受けることができる）

（7）精神障害者保健福祉手帳の申請について：精神障害を持つ方が，一定の障害にあることを証明するもので，手帳を持っていることでさまざまな支援が受けられ，自立した生活や社会参加の手助けとなる

（8）重度心身障害者医療費助成について：身体障害者手帳の 1 級・2 級の交付を受けている方は，医療費の自己負担分が助成により軽減される制度

（9）手帳で利用できる制度一覧表：身体障害者手帳や精神障害者保健福祉手帳を持っている方が利用できる全国共通のサービスの一覧表

（10）福祉タクシー券：市区町村が障害者向けに提供しているサービスの一つで，タクシーを利用しなければ移動が困難な心身障害者に福祉タクシー券の交付や助成がある

（11）心身障害者手当の手続きについて：心身または精神に重い障害を有する方に，障害を乗り越えて明るい生活を送っていただけるように支給されている手当の紹介

（12）高額医療・介護合算制度：世帯内の同一の医療保険の加入者について，毎年 8 月から 1 年間にかかった医療保険と介護保険の自己負担額を合計し，基準額を超えた場合に，その超えた金額を支給する制度

（13）確定申告の医療費控除について：1 月 1 日から 12 月 31 日までの 1 年間に 10 万円を超える医療費がかかった場合，確定申告をすることにより所得税が還付される制度

（14）緊急小口資金について：所得の少ない世帯に対して，資金の貸与と必要な相談支援を行うことにより，その世帯の生活の安定と経済的自立を図ることを目的とする社会福祉の貸付制度（市区町村の社会福祉協議会）

（15）障害年金について：公的年金の加入者が病気やけがによって心身に障害を有し，日常生活や就労の面で困難が多くなった場合に受けることができる年金

今回緩和ケアチームとして協働する MSW に直接話を聴くことができ，他職種の業務を正しく理解したうえで協働していくことが大切であると感じた．緩和チーム認定看護師の役割も範囲が広く，患者・家族の持っている力を引き出していくような支援が大事であることも共通している．緩和ケアを実践していくチームとして，同じ目標に向かってケアする立場であることは非常に心強いとともに，

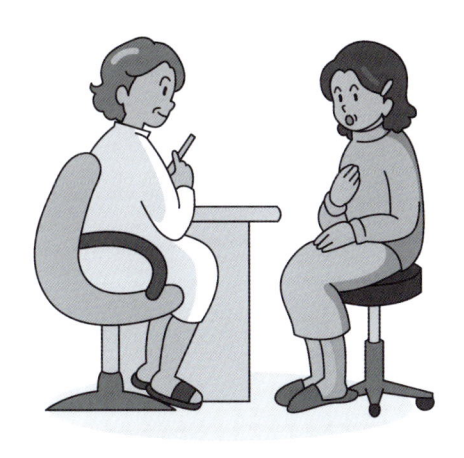

図6 制度に詳しいMSW
複雑な悩みでも制度を駆使して解決に導いてくれる専門家です。

全人的苦痛に悩む患者・家族の社会的苦痛に対して対応していくためには必要不可欠な職種といえる。現在チームは、医師・看護師・薬剤師・放射線技師・リハビリ技師・栄養士などと少しずつチームとしての完成度を高めてきているが、患者・家族の苦悩にきめ細かいケアを提供していくためにはMSWや臨床心理士もチーム専従として配属されていることが望ましい。これまで述べたようにMSWは、患者・家族の社会的苦痛緩和のために重要な役割を果たす職種でありながら、その人数はまだまだ少ない。今後、早期に教育体制が強化され多くのMSWが輩出することが待たれる。そして、これからの超高齢化時代に"相談"の専門職として臨床現場のみならず在宅療養の場へも活動範囲を広め、社会的苦痛に悩む患者・家族のために、その専門性を大いに発揮した活躍をしてほしいことを期待する（図6）。

引用文献

1）独立行政法人国立がん研究センターがん対策情報センター．がん情報サービス．
2）尾崎 新，福田俊子，原田和幸訳．ケースワークの原則〔新訳改訂版〕．東京：誠信書房；2005．
3）医療ソーシャルワーカー業務指針．厚生労働省保健局長通知．平成14年11月29日健康発第1129001号

参考文献

1）宮本節子．ソーシャルワーカーという仕事．ちくまプリマー新書192．東京：筑摩書房；2013．
2）わかる　できる　がんの症状マネジメントⅡ．ターミナルケア 2001；11 suppl；2-5, 308-23．
3）池山晴人．経済的課題が顕在化する時期と「その人らしい」意思決定の支援．緩和ケア 2013；23：374-7．

渡邊　茂子

臨床編

XIII
在宅医療における緩和ケア

はじめに

緩和ケアには，そのケアを受ける場所として，緩和ケア病棟での緩和ケア，自宅などで療養しながら受ける在宅緩和ケア，一般病院で専門家が緩和ケアチームを組み病棟などに出向いて行う緩和ケアなどがあり，この三者を総称して緩和ケアトライアングルといわれている。この緩和ケアトライアングルで重要なことは，それぞれの場所から三者択一で療養の場を選択することではなく，より良い療養の場を柔軟に選択していくことと，それぞれの場が有機的に連携することと，誰もがどこでも十分な緩和ケアを受けられることである。この中で在宅緩和ケアがさまざまな要因を背景に，ますます重要な療養の場としてクローズアップされてきている。

A 在宅緩和ケアの現状

1. 患者・家族（介護者）のニーズの多様化

平成20年に厚生労働省が行った，死期が迫っている（余命が半年以下）と告げられた場合，療養生活は最期までどこで送りたいかいう一般集団2,527人に対する"終末期医療に関する調査"の結果では，死期が迫った場合の自分の療養場所として63％の国民は自宅で療養することを望んでいるとされている。その中で最期まで自宅で療養したいと思っている人は11％と減少するが，希望する療養の場所や看取りの場所は変化しており，いつでもどこでも切れ目のない緩和ケアが必要であるのと同時に，たとえがんの末期であっても自宅で療養したいという患者・家族（介護者）のニーズも多様化してきている。

2. 医療費削減を骨子とした国の医療政策

平成14年に行われた厚生労働省第17回社会保障審議会医療保険部会において，国民の約60％が終末期を自宅で送ることを希望しているとして，当時約20％弱といわれている在宅死の割合を2025年までに約40％にすることで，医療費を約5,000億円削減できる[1]としている。

3. 在宅療養支援診療所制度と在宅療養支援病院制度

平成18年4月の診療報酬改定により在宅療養支援診療所制度が創設された。これは必要な要件（表1）を満たし，届け出ることで診療報酬上優遇されるものである。この優遇制度は医療機関間連携などによる在宅医療の機能強化と看取りの充実を目標に，緊急時・夜間の往診料の引き上げ，在宅時医学総合管理料の引き上げ，在宅患者緊急入院診療加算の引き上げ，在宅ターミナルケア加算の評価体系の見直しなど，診療報酬改定の回を追うごとに厚遇されている。さらに平成22年の診療報酬改定では，200床未満の病院または半径4kmに診療所がない地域の200床以上の病院は同様に届け出ることにより，在宅療養支援病院と認定され，同様な厚遇を受けられるようになっている。また，平成24年の診療報酬改定では，新たに機能強化型在宅療養支援診療所・支援病院制度が設けられた。これは在宅療養を担当する常勤医師が3名以上，過去1年間の緊急往診の実績が5件以上，過去1年間の看取り実績が2件以上の要件を満たすと認定される。これに加え複数の医療機関が連携して上記の条件を満たし，さらに緊急時の連絡先を一元化する，連携医療機関間で月1回以上の定期的なカンファレンスを行う，連携する医療機関数は10未満，

表 1　在宅療養支援診療所の要件

- 24 時間連絡を受ける医師または看護職員を配置し，その連絡先を文書で家族に提供していること．
- 当該診療所において，またはほかの保険医療機関の保険医との連携により当該診療所を中心として，患者の求めに応じて 24 時間往診が可能な体制を確保し，往診担当医の氏名，担当日などを文書で患者に提供していること．
- 他の保険医療機関，訪問看護ステーションなどの看護職員との連携により家族の求めに応じて，当該診療所の医師の指示に基づき，24 時間訪問看護の提供が可能な体制を確保し，訪問看護の担当看護職員の氏名，担当日などを文書で家族に提供していること．
- 当該診療所において，またはほかの保険医療機関との連携によりほかの保健医療機関内において，在宅療養患者の緊急入院を受け入れる体制を確保していること．
- 医療サービスと介護サービスとの連携を担当する介護支援専門員などと連携していること．
- 在宅看取り数を報告すること．

上記の要件を満たすことによって，在宅療養支援診療所などに認められ診療報酬上優遇措置を受けることができる．

病院が連携に入る場合は 200 床未満の病院に限られるなどの要件を満たすことでも機能強化型に認定される．この機能強化型に認定されることで，さらに優遇を受けられる．このように機能強化型を取り入れることで複数医師体制を導入したり，地域のネットワークで 24 時間対応を図り，在宅医療をより強化する体制が取られ始めている．

4．がん対策基本法の施行

平成 19 年 4 月 1 日施行の"がん対策基本法"では，がん医療の均霑化とともに，その第 16 条には緩和ケアが早期から適切に行われることと，居宅においてもがん医療を提供するための連携協力体制を確保することが求められている．

5．介護保険の適用拡大

従来 65 歳以上の患者に適用されていた介護保険が，末期がんなど特定疾患に限られるが，40〜64 歳の患者にも適用が拡大され，在宅療養における患者・家族（介護者）の負担が軽減されている．

6．麻薬の取り扱いの弾力化

これまで厳しい規制があった麻薬の取り扱いが，代理の受領が可能となったこと，麻薬処方せんのファックス利用が認められ待ち時間の短縮が図られていること，麻薬保管設備の設置義務が緩和されたことなど，弾力化されてきている．

7．看取り先の不足

日本は少子高齢化に伴い人口の減少とともに高齢者の割合が年々増加している．国立社会保障・人口問題研究所"人口統計資料集（2006 年版）"からの推計によると，平成 22 年に約 120 万人であった日本の死亡者数は平成 42 年には約 160 万人に増加すると見込まれている．この死亡者数の増加が看取り先の確保を困難にするとされている．国はこの看取り先の確保を在宅に定め，さまざまな政策を取っている．

8．在宅療養支援診療所の実態

厚生労働省保健局医療課の調査によると，在宅療養支援診療所の届出数は平成 18 年の制度開設以来年を追うごとに増加している．

表2 入院での緩和ケア，在宅での緩和ケア

入院	在宅
利点 病態の変化に対処しやすい 家族の負担軽減 病態把握がしやすい	**利点** 家族との時間が持て，自然な日常生活が送れる
欠点 自然な形での日常生活が出来ない 面会時間の制限	**欠点** 家族負担が増える 急変対応が遅れる 病態の把握が困難

入院での緩和ケアと在宅での緩和ケアは，利点と欠点がそれぞれ相反する。

しかしながら，平成22年7月1日時点で12,487件の届出数に対し，実際看取り数を報告している在宅療養支援診療所は5,833件にすぎず，十分機能しているとはいえない状況である。

9. 訪問看護の利用状況と在宅死の割合

介護サービス施設・事業所調査，人口動態調査を基にした厚生労働省の試算によると，都道府県別高齢者人口千人あたりの訪問看護利用者数は約4倍の格差があり，最多は長野県であり最少は香川県である。高齢者の訪問看護利用者数が多い都道府県では，在宅で死亡する人の割合が高い傾向にあることが分かっている。

このように看取り先の不足を在宅で補い，在宅死を促進することによって医療費の大幅削減を目標にした政策は，まだ十分機能しているとはいえず，制度の維持・運用の困難さがうかがえる。このように法律や制度が整備されていく中で在宅緩和ケアをより充実させていくためには，医療者の教育，特に在宅緩和ケア医の育成や訪問看護師の教育，実態の伴った法律や制度の維持・運用がますます重要となってくる。

B 在宅緩和ケアの特徴[2)3)]

1. 在宅緩和ケアとは

在宅緩和ケアとはその名が示すとおり，緩和ケアを病院ではなく，自宅などの家庭で行っていくことである。在宅緩和ケアの優れた点は，①住み慣れた自宅で，自分のペースで生活できる，②家族とともに過ごすことで家族の中の自分の役割を果たすことができる，③介護の中心は家族であり，患者の意志を最大限尊重できる，などが挙げられる。これに対し，在宅緩和ケアの欠点は，①病状の急変や症状の悪化に迅速に対応することが困難である，②家族に介護の負担がかかる，③介護用品や器具，設備など経済的な負担がかかる，などである。表2のように，入院での緩和ケアと在宅での緩和ケアはそれぞれが相反する利点，欠点[4)]を有しているため，一概にその優劣を決めることは困難である。在宅緩和ケアの導入にあたっては，これらの利点を生かし，欠点を補う社会的なサポートシステムを動員してその適用を判断していく，そして患者・家族の生活の質（quority of life：QOL）を維持，向上できるより良い療養の場を提供することが重要である。

2. 全人的疼痛（total pain）

　在宅緩和ケアにかぎらず，がん性疼痛を全人的な疼痛としてとらえケアしていくことが重要である．単に身体的な疼痛管理を良好に行えたとしても，満足のいくがん性疼痛管理はなしえないことが多い．

3. 家族（介護者）ケア

　訪問診療，訪問看護などが介在しているとはいえ，在宅緩和ケアでは主たる療養の場が家庭であるため，処置なども含めた介護の多くを家族（介護者）に委ねざるをえない．そのため家族（介護者）は患者の家族であると同時に，われわれケアチームの一員であり，また第二の患者となる[4]．それゆえ，在宅緩和ケアでは家族（介護者）の教育や援助が重要となる．患者のみならず家族（介護者）の話に耳を傾け（傾聴する），家族（介護者）の"分かりました"という言葉は半分に受けとめ，繰り返し患者・家族（介護者）と対話し不安除去に努める．また，訪問看護ステーションや福祉サービスを最大限利用し，より良い環境を提供するよう心がけ，家族の負担軽減に努める．そして在宅での看取りを希望される場合は，家族にとって思い出深い最良のお別れを目標に，臨終期の教育（看取りの教育）を行う．

4. 在宅での処置

　在宅でもさまざまな処置を行うことが多いが，居住環境により家族の目前で行わなければならないことも多い．

5. 老老介護，認認介護の増加

　日本の少子高齢化や核家族化に伴い，高齢者の末期がん患者を高齢者の家族が面倒を見る老老介護，認知症の末期がん患者を認知症の家族が面倒を見る認認介護が増えている．ここでいう高齢者の家族，認知症の家族とは配偶者にかぎらず，患者の子どもなどのことも多くなってきている．

6. death education の重要性

　臨終期に際して，意識レベルが低下していくこと，努力様呼吸や下顎呼吸など呼吸状態が変化していく病状の予測説明など，看取り期の教育を行っていく．そして急変の可能性や場合によると死亡発見の可能性があること，救命の手立てがないこと，DNR order（do not resuscitation：心肺蘇生術を行わないこと）であることなども併せて十分説明し同意を得ておく．しかし看取り期の病状変化を説明した際に十分理解したとしても，在宅での臨終時に慌てて119番通報し救急要請してしまうケースも少数ながらあり，その場合は救命救急センターへ搬送され蘇生処置を施されたり，警察が介入し検死となることもあり，臨終期に禍根を残すことになる．そのようなことを避ける意味でもキーパーソンのみならず患者の身近にいる家族にも，確実に看取り期の教育を行っていくことが重要である．

C　医療連携

　在宅緩和ケアでは，在宅医や訪問看護師が行う医療，行政が行う福祉，介護事業者が行う介護が三位一体となって連携しながら支えることで成り立っていく．その中で医療分野では訪問看護ステーション，調剤薬局，酸素供給会社などとの連携が重要である．

1. 訪問看護ステーションとの連携

　訪問看護ステーションの看護師は，われわ

れの指示のもと定期訪問看護を行うほか，緊急対応，家族ケア，患者観察，看取りなどに必要不可欠である。また24時間対応の訪問看護ステーションも増えてきており，在宅チームのストレス軽減に貢献している。しかし中には在宅緩和ケアや麻薬の扱いに慣れていない訪問看護ステーションもあり，輸液ポンプや器械式 patient-controlled analgesia (PCA) ポンプなどの器具を使用し管理する症例も増えていることから，密な連携や教育が必要な場合もある。通常，訪問看護は医師の訪問看護指示書によって行われる。特に緊急対応時には適切な看護ができるよう的確な指示が必要である。

2. 調剤薬局との連携

内服薬の処方，在宅高カロリー輸液など在宅調剤における調剤薬局との連携は不可欠であり，最近では薬局内にクリーンベンチを設置し輸液調剤，ポンプへの薬液充填など対応の幅が広がっている。近年，日本では多くの種類の麻薬が使用可能となり，またその剤形も錠剤，カプセル，細粒，末，水剤，貼付剤，坐剤，注射剤など多様化してきているが，そのような多様な麻薬処方にも対応可能な調剤薬局も増えてきており，麻薬処方における調剤薬局との連携もまた不可欠となっている。また調剤だけではなく，携帯型輸液ポンプや持続静注または持続皮下注用の定流量ディスポーザブルポンプやPCAポンプのレンタルと薬液の充填を行う薬局も増えている。そして薬剤，輸液，医療材料の配送などサービスも多様化してきている。さらに複雑化した処方に対応するため，在宅緩和ケア対応薬局データベース（www.pcp-net.jp）が2013年開設された。開設から間もないため，まだ登録薬局数は不十分であるが，今後，登録薬局も増加し在宅緩和ケアにますます寄与すると期待される。

3. 酸素供給会社との連携

低酸素血症などで在宅酸素療法（home oxygen therapy：HOT）を導入する際は，酸素ボンベや酸素濃縮器などの迅速な設置が必要であり，酸素供給会社との連携も重要である。HOTの導入は緊急性が高いことが多く，酸素供給会社も24時間対応である。

D 在宅訪問診療システム[5]

在宅訪問診療とは，患者・家族の求めに応じて訪問する往診と違い，診療計画に基づいた定期訪問と24時間体制の緊急対応を行うことである。訪問は通常週1回または2週に1回（病状が落ち着いている場合は月1回のこともある）の定期訪問を行い，緊急時には24時間対応する。訪問体制は医師1人で運転や診療を行うものから，医師とドライバーの組み合わせ，さらに医師，看護師，ドライバーの組み合わせなど施設により異なる。また，必要に応じて薬剤師，栄養士，メディカルソーシャルワーカー（MSW）が同行することもある。在宅緩和ケアでは良性疾患の在宅訪問診療と異なり，急変や病状の変化を来しやすい。そのため在宅療養支援診療所や在宅療養支援病院に求められる要件の中に，患者・家族に24時間連絡が取れる緊急連絡先を文書で渡しておく義務がある。急変や病状の変化を来したときには，連日の訪問や日に複数回の訪問，また夜間や休日の訪問を余儀なくされることが多い。

E 在宅医療におけるがん性疼痛対策

在宅だからだといって，特別ながん性疼痛管理などは存在しない。入院での緩和ケアで

は，薬物療法のほかに神経ブロック療法，緩和的な放射線療法や化学療法，外科的処置による症状緩和など選択の範囲は広いが，在宅での緩和ケアでは麻薬を中心とした薬物療法が中心となる。入院での緩和ケアと同様に，世界保健機関（World Health Organization：WHO）方式がん性疼痛治療法の除痛ラダー[6)7)]を基本にして，がん性疼痛管理を行っていく。使用する薬物については，本書の他項で詳細に述べられているので割愛し，ここでは麻薬を中心に在宅緩和ケアのがん性疼痛対策に特有な方法や工夫，病状・病態に応じた対処法ならびに問題点などを述べる。

1. 麻薬の導入

　麻薬に対する受容は改善してきているとはいえ，いまだ麻薬に対し"頭がおかしくなる…""禁断症状が出たら…""それは最後に使う薬…"などといった誤解が，一般人のみならず医療者の間にも根強く存在する。麻薬の使用と病期は無関係である。麻薬により痛みを取ることで生命予後が改善したという報告もあり，麻薬は痛みを取ってQOLを向上させる薬物である。麻薬は有効限界がないため痛みの程度に応じて増量が可能であり，適切に使用すれば生命が脅かされることはない。また，精神的依存（麻薬中毒）は生じない。ほかの薬物と同様に副作用はあるが，対策を講じることでコントロールできるし，治療が終了し痛みの原因がなくなれば中止することができる。必要と判断された時点で一度麻薬を導入すると，多くの患者がその恩恵に浴する。麻薬を使ったからといって懸念することは起きないこと，発現頻度の高い副作用は便秘や悪心・嘔吐であり，副作用対策を十分行うことで対処できることなど，誤解を解くように説明することが重要である。特に在宅で初めて導入する場合は，誤解が解けても，何かあったときに医師や看護師が身近にいないということが患者・家族（介護者）の不安を助長するので，緊急対応などバックアップ体制を充実させ不安を取り除く。

2. 確実な鎮痛と副作用対策

　在宅緩和ケアでは，即時に，かつ安定した鎮痛を得られなければ，在宅継続が困難になる。また，副作用対策をおざなりにすると，せっかく良好な鎮痛を得られても服薬拒否などで麻薬の継続，ひいては在宅の継続が困難になる。便秘や悪心・嘔吐など発現頻度の高い副作用に対しては，予防的な観点から対応する必要がある。便秘に関しては，患者の生活リズムを維持し，宿便予防を念頭に置いて対処する。悪心・嘔吐に関しては，耐性を生じ，通常1〜2週で消失することが多い。制吐薬の長期投与による錐体外路症状，抑うつ，アカシジアなど副作用対策による副作用の出現に注意する。鎮痛状況や副作用の発現に関しては，訪問時にチェックすることは当然であるが，そのほかに患者・家族（介護者）へ頻回に連絡して確認したり，訪問看護ステーションの訪問回数を増やして観察を依頼する。

3. レスキュードーズの準備

　鎮痛に必要な血中濃度維持のための補充や突出痛に対し，レスキュードーズを準備することは入院緩和ケアと同様である。在宅の場合は麻薬管理の観点上，点滴によるレスキュー投与は不可能である。オプソ®，オキノーム®，アンペック坐剤®，PCAポンプなど患者の病状・病態や介護者の能力を考慮して準備する。レスキュードーズの意味，投与間隔など服薬指導を十分行い，患者・家族（介護者）の不安を取り除く。

4. 簡単な投与経路，確実な投与経路

　患者や家族のQOLを考慮し，もっとも簡単で確実な投与経路から始める。もっとも簡単な投与経路は経口投与であり，医療者，患者・家族（介護者）にとって一番ストレスの少ない方法である（フェンタニルパッチ製剤も簡単な方法であるが，ほかの麻薬製剤からの切り替えという縛りがある）。しかし，入院緩和ケアの場合は，看護師による配薬や内服など経口投与は確実な方法にもなりうるが，在宅緩和ケアの場合は，意識障害，嚥下障害など患者の病状，家族（介護者）の生活パターンや介護能力などにより内服時間のずれやスキップが生じ，必ずしも一番確実な投与経路とはならないこともある。また，病状の進行により内服が不可能となる場合も多い。そのような場合には，確実性を優先した投与経路を選択しなければならない。交換や補充の頻度の少ない，フェンタニルパッチ製剤や携帯型ポンプを用いた塩酸モルヒネやフェンタニルの持続皮下注が選択肢となる。確実な鎮痛が得られるなら，器具を必要としないフェンタニルパッチの選択が無難かもしれない。その際は，ほかの麻薬製剤からの切り替えという適用は無視することがある。また近年，核家族化の進行とともに，老老介護や認認介護も増加しており，在宅でのがん性疼痛管理を妨げる要因の一つとなっている。訪問服薬指導を頻回に行い，服薬カレンダーなどを用いて確実に投与できる工夫が必要となることも多い。

5. 携帯型ポンプ[8]

　塩酸モルヒネ，フェンタニル，オキシコドン塩酸塩水和物注射液（オキファスト注®）などの持続静注，持続皮下注が必要となった場合は携帯型ポンプを使用する。これにはバルーン式ディスポーザブルポンプ，電動式シリンジポンプ，電池式ポンプがある。携帯型バルーン式ディスポーザブルポンプはバルーンリザーバーに薬物を注入し，バルーンの収縮により生じる内圧によって作動する。また，PCMと呼ばれる専用の機材を装着することでPCAの機能を持たせ保険適用される。電動式や電池式と比べて精度は落ちるが，誤差も無視できる範囲である。従来の携帯型バルーン式ディスポーザブルポンプは流量が一定で変更できないため，タイトレーションや疼痛コントロールが不安定なときには不向きであったが，近年，大気圧方式を用いた加圧式注入器（クーデックシリンジェクターPCAセット®）が発売され，さらにフローセレクターにより投与速度の変更が可能な製品も使用できるようになった。電動式シリンジポンプは，薬液を充填したシリンジを装着することにより設定した流量で投与することができ，動作履歴の記録・表示機能がついている。PCA機能を有し，PCA投与量，あらかじめ設定されている6段階のロックアウト時間が設定でき，急速投与も可能である。しかし装着できるシリンジが5 ml，10 mlの2種類で，薬物の交換の頻度が高くなる。電池式ポンプは薬物を充填したカセットなどのアドミニストレーションセットを装着して投与する。1時間注入量，PCA投与量，PCA回数，ロックアウト時間が設定できる。また，PCA回数や空押しの回数が記録されタイトレーションに有効であり，急速投与も可能である。しかし電動式シリンジポンプ，電池式ポンプは精度は良いが，値段も高価である。

6. 内服困難や内服不可の症例

　頭頸部がん術後の嚥下障害，頭頸部放射線照射後の咽頭粘膜の乾燥，胃管や胃瘻，腸瘻による経管栄養など内服が困難となる症例がある。特に錠剤やカプセルが内服困難，内服不可能となることが多い。このような場合に

は，非ステロイド性抗炎症薬（nonsteroidal anti-inflammatory drugs：NSAIDs）としてロキソプロフェンナトリウム細粒製剤（ロキソニン細粒®），ロキソプロフェンナトリウム液（ロキソプロフェンナトリウム内服液60 mg「日医工」®），麻薬として硫酸モルヒネ徐放細粒であるモルペス細粒®やモルヒネ坐剤（アンペック坐剤®），内服や経管投与の必要のないフェンタニルパッチ製剤などが有効である。レスキューにはオプソ®，オキノーム®，アンペック坐剤®など内服状況を考慮して選択する。内服，直腸投与が不可能ならPCAポンプによる持続静注や持続皮下注も考慮する。ただし在宅緩和ケアの場合は，常に投与状況を直接確認できるわけではないので，頻回に連絡を取ったり，訪問看護ステーションに依頼して確認を行い，不都合がある場合にはより有効な方法に変更する必要がある。

7．持続静注法，持続皮下注法

内服困難や内服不可能の症例の場合，持続静注法，持続皮下注法も有効な方法である。持続静注法では静脈路が24時間確保されている必要があるため，在宅の場合には中心静脈が確保されている場合に行い，末梢静脈は避ける。中心静脈が確保されていない場合には持続皮下注法を選択する。タイトレーションやレスキュー投与を考慮して，携帯型PCAポンプを用いる。携帯型PCAポンプは高価ではあるが流量の変更や急速投与が可能で，PCA回数や空押しの回数が記録でき，薬物の交換の頻度が少ないデルテックポンプ（CADD Legacy PCA®）が便利である。PCAポンプは持続投与量，レスキュー量，ロックアウト時間の3つの基本設定を行うだけの非常に簡単な装置である。塩酸モルヒネ，フェンタニル，オキシコドン塩酸塩水和物注射液（オキファスト注®）の注射剤を在宅で使用する場合には，取り出すことができない容器に入れることと，患者・家族が設定流量を変更できないことが義務づけられている。このため電動式シリンジポンプのテルフュージョン®や電池式ポンプのデルテックポンプ（CADD Legacy PCA®）にはセーフティーロックや暗証番号などによる制御機能が付いている。

8．鎮　静

各種薬物を使用しても除痛が困難であったり，肺がんや肺転移，がん性リンパ管炎などによる呼吸困難に対しては鎮静を行うが，在宅では十分な観察ができないため困難なことが多い。鎮静薬による呼吸抑制など家族に十分説明してから行うことが望ましい。携帯型ポンプを用いてミダゾラムなどの持続静注や持続皮下注，フェノバルビタールの持続皮下注，ブロマゼパム坐剤（セニラン坐剤®）の間欠的投与を行う。また用法にはないが，ジアゼパム注射液（セルシン®，ホリゾン®）2.5 mg舌下投与も簡便で鎮静効果をもたらす。

9．鎮痛補助薬，放射線療法などによる鎮痛

神経因性疼痛や骨転移痛など麻薬が効きにくい痛みに対しては，抗痙攣薬，抗うつ薬，抗不整脈薬，ステロイドなど鎮痛補助薬を使用する。また骨転移痛に対しては，ビスホスホネートの点滴投与や皮下投与，放射線照射，ストロンチウム投与も有効である。ビスホスホネートの点滴投与や皮下投与は在宅でも可能であるが，高カルシウム血症を伴わない場合には3週間に1回または4週間に1回投与する。その際，低カルシウム血症の合併に注意が必要である。放射線照射，ストロンチウム投与は実施可能施設に限りがあり，在宅患者の場合には搬送手段や搬送のリスクも

十分考慮して適用を判断する。

10. 処置による疼痛緩和

胸水貯留による呼吸困難や胸部圧迫による疼痛，腹水貯留による腹満，胸腹部圧迫による疼痛，呼吸困難などは穿刺，排液を行うことでかなり症状が緩和される。携帯用エコーを携行し在宅でも穿刺，排液を行うことが可能である。穿刺，排液のリスクを十分説明し，訪問看護ステーションと連携し観察を十分に行う。

11. 精神的疼痛，社会的疼痛，霊的疼痛対策

精神的疼痛に対しては，抗不安薬，抗うつ薬などの向精神薬の投与を行う。当院には精神科医がいないため，専門的な診療が必要なときは病-病連携を通して，専門医を受診させたり，コンサルトする。社会的な疼痛に対しては，ソーシャルワーカーを通して社会的サポートを導入したり，家族と話し合い協力を要請する。霊的疼痛に対しては，根本的な解決は困難であり，患者の話を傾聴し，希望があれば代替医療を取り入れ，後ろを振り向かず前を向いてもらうように心がけることが重要であろうと考える。

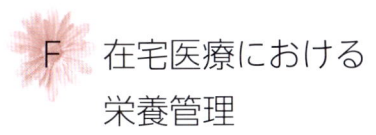

F 在宅医療における栄養管理

社会復帰を目指した急性期医療においては，絶飲食期間の輸液や経腸栄養などの代替栄養管理が必要である。しかし，がん末期においては食欲が低下し食事量が減少したり，腸閉塞など消化管閉塞により経口摂取が不可能になったりするが，その栄養管理は病状・病態を十分考慮していくことが大切である。

そのような考慮を欠き，健康な人の尺度を用いた栄養量の投与を行う強制栄養は，かえって多大な苦痛を与えることにつながる。

1. 経口摂取

可能なかぎり経口摂取を心がけてもらう。食思不振に対しては，①環境調整，味・色・香り・温度・硬さ・形態などを患者の嗜好に合わせたり，②ステロイド，シプロヘプタジン（ペリアクチン®）など食欲増進作用のある薬物を用いたり，③飲めることができれば好みのお酒などで晩酌してもらう，など可能なものを適宜用いる。経口摂取が低下したり，不可能となった場合は，前述のとおり病状・病態を十分考慮し，まず代替栄養管理を行うしかないのか，行うとしたらどのような方法を取るかなど患者・家族の意向を十分踏まえ決定していく。

2. 経腸栄養

消化管機能が温存されている場合は，経腸栄養を考慮する。投与経路としては経鼻胃管，胃瘻，腸瘻などがある。経鼻胃管は留置は簡単であるが，不快であり鼻翼に潰瘍を形成することもあり，栄養管理が長期にわたる場合は胃瘻や腸瘻を考慮する。内視鏡が可能であれば，内視鏡的胃瘻造設術（percutaneous endoscopic gastrostomy：PEG）が適用となる。PEGが施行できない場合は，胃瘻にこだわるなら外科的に造設術を行わなければならないが，通常は代替方法を検討する。在宅で経腸栄養を行う場合は，在宅成分栄養，経管栄養法の指導管理料を請求することができるが，対象薬物がツインライン®，エレンタール®，エレンタールP®などに限られているので注意が必要である。

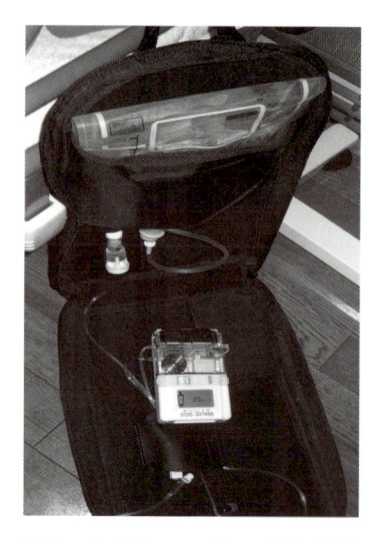

表3 在宅でできる代表的な処置

- HIT (home infusion therapy：在宅輸液療法)
- HOT (home oxygen therapy：在宅酸素療法)
- NIPPV
- 気管カニューレ管理
- 尿路カテーテル
  フォーリーカテーテルの留置，腎瘻管理 etc.
- PTCDの管理
- 胸腹水穿刺排液
- 褥瘡管理
- 輸血   など

在宅医療であってもさまざまな処置が可能である。

図1 カフティーポンプ® を使用したTPN

専用のキャリーバックに輸液バック，カフティーポンプ® を収納し，携帯することができるので，TPNを継続しながら外出も可能である。

3. 末梢輸液，皮下輸液

消化管機能が温存されていない場合は，末梢輸液，皮下輸液を行うことがある。末梢輸液はあくまで一時的なもので，点滴漏れやヘパリン充填による投与ルート確保が困難との観点から，持続投与としないほうが無難である。間欠的投与の場合は，針の抜針，止血は家族（介護者）などに指導し行ってもらう。皮下輸液は生理食塩液，細部外液輸液製剤，ブドウ糖濃度5％までの維持輸液製剤などを用いる。投与部位は，患者が好み，皮下脂肪があり，浮腫のない部位を選択する。持続投与も可能であり，輸液バックの差し替えは家族（介護者）などに指導し行ってもらう。使用済みの輸液バック，金属を含まない輸液セットや静脈留置針は，可燃ごみとして廃棄可能である。

4. 中心静脈栄養 (total parenteral nutrition：TPN)

腸閉塞などによる消化管閉塞，消化管出血，消化管と多臓器との瘻孔形成などにより経口摂取が不可能な場合は，病状・病態によってはTPNを考慮する。TPNを行うには中心静脈カテーテルかCVポート（皮下埋め込み型静脈アクセス）が必要である。中心静脈カテーテルは技術的には在宅でも留置可能であるが，リスクを考慮するとCVポートと同様に医療機関で行ってもらう。在宅でTPNを行う場合は，テルモ社製のカフティーポンプ® が便利であり，頻用されている。操作が簡単で，小型・軽量であり，音声アラームやトラブル時に自動的にクランプ機能が働くアンチフリーフロー機能などの安全性が高い。また気泡混入防止型点滴などを採用しており，これにより輸液バックを点滴棒に吊り下げる必要がなく，専用のキャリーバックに輸液バック，カフティーポンプ® を収納（図1）し，携帯することでTPNを継続しながら外出も可能である。しかしながら，輸液治療単独で患者のQOLを向上させることは不可能で，病状・病態を無視した輸液治療は腹水，胸水，浮腫，気道分泌を悪化させる可能性があり，そのことを十分考慮して輸液治療を計画していく必要性がある。また輸液治療を行う際に

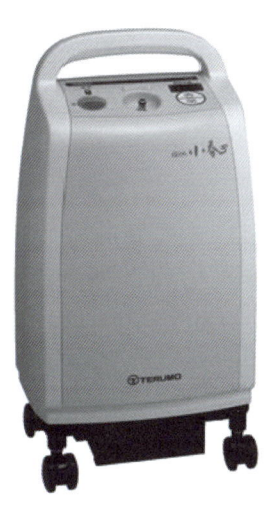

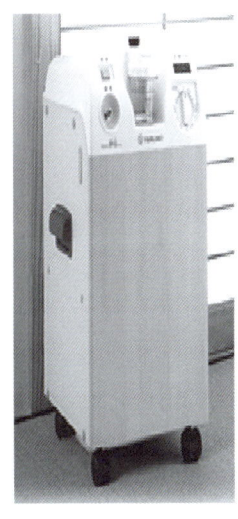

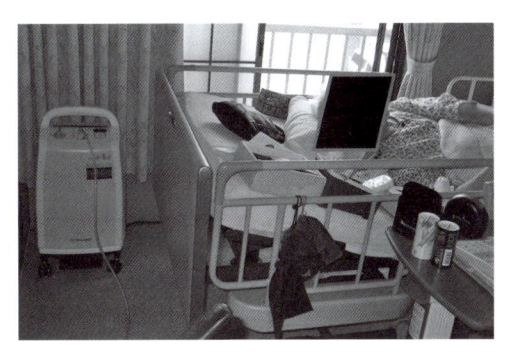

図2 酸素濃縮器
酸素濃縮器を用いたHOTの実際

は，患者・家族（介護者）の意向が十分反映されるべきであり，ただ単に"食べられないから輸液する""終末期だから輸液をしない"といった一律的な治療は支持されない[9]。

G 在宅医療における緩和ケアの実際

在宅緩和ケアを行っていく際の，代表的な処置を表3に挙げた。在宅であろうと，さまざまな処置が可能である。

1. 在宅輸液療法（home infusion therapy：HIT）

F．項で述べたように，在宅でも末梢輸液，皮下輸液，中心静脈栄養が可能である。

2. 在宅酸素療法（HOT，図2）

在宅で酸素が必要と判断された場合は，酸素供給会社に指示し酸素濃縮器を設置する。これは空気を吸気し，空気中の酸素と窒素を分離することで高濃度（約98％）の酸素を排気する器械である。最大投与量は7 l/分で駆動は交流電源である。設置時には外出や停電などの不慮の事態に備え，酸素ボンベも常備する。

3. 非侵襲的換気療法（non-invasive positive pressure ventilation：NIPPV）

慢性閉塞性肺疾患（chronic obstructive pulmonary disease：COPD）が進行し，低酸素血症が増悪した際は，NIPPVを導入し在宅で管理することも可能である。

4. 気管カニューレ管理

気管切開後で，気管カニューレによる気道確保がなされている場合，在宅で気管カニューレを交換するなど管理が可能である。また携帯型吸引器による吸痰も，家族（介護者）に指導し行わせることも可能である。

5. 尿路カテーテル管理

フォーリーカテーテルの留置や交換なども在宅で行うことができる。また腎瘻なども瘻孔が形成されていれば在宅で交換が可能であ

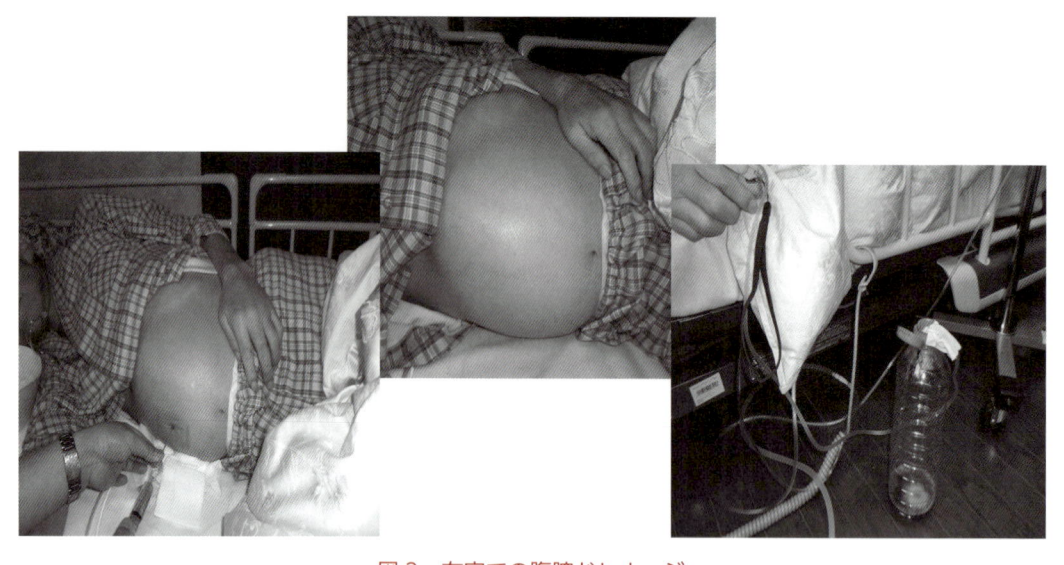

図3　在宅での腹腔ドレナージ
エコーで確認し局所麻酔後16Gの静脈留置針を留置する。腹水はペットボトルに貯める。

る。

6. PTCDなどの管理

減黄術のための留置チューブの消毒や洗浄などの管理も在宅で可能である。

7. 胸水・腹水の穿刺，排液（図3）

胸水貯留による呼吸困難や胸部圧迫による疼痛，腹水貯留による腹満，胸腹部圧迫による疼痛，呼吸困難などは穿刺，排液を行うことでかなり症状が緩和される。携帯用エコーを携行し在宅でも穿刺，排液を行うことが可能である。

8. 褥瘡管理

重度の褥瘡でも適切に管理することで治癒することも多い。日本褥瘡学会のDESIGN重症度分類を用いて評価を行い，その評価により褥瘡ケアアルゴリズムで照らし合わせると適切な治療法が一目瞭然となり，経験が浅くても適切な治療法の選択を行うことができる。しかしながら，がん末期の患者の褥瘡は，その栄養状態から治癒に導くことは不可能で，痛みがあれば鎮痛薬を，感染したら抗生物質を投与するなど，一症状ととらえて対応していく。

9. 輸血

輸血も在宅で行うことが可能である。ただし輸血製剤の発注，クロスマッチの施行，静脈路の確保，輸血中の観察など処置が煩雑で合理的ではない。貧血に対する輸血の適用を十分検討し，必要なら外来，日帰り入院，短期入院などで対応していく。

おわりに

患者・家族のニーズの多様化，医療費削減や看取りの場所の確保などを骨子とした国の医療政策により，今後，在宅医療の責務はますます重くなり，それに関連する地域連携の構築もまた重要な問題となっていく。そのために在宅医の育成や，訪問看護師，ケアマ

ネージャーの教育も重要な課題として早急に取り組む必要があると考えられる．在宅という環境では患者の病状だけではなく，生活環境，介護者の生活パターンや介護能力，訪問看護ステーション，社会サポートシステムなどさまざまな要因が影響するため，熟練した応用力が要求される．がん性疼痛管理を中心とした在宅医療における緩和ケアの使命は，全人的なケアを心がけながら，医療サポートシステムや社会的サポートシステムと連携し，家庭という環境の中で，患者・家族のQOLを維持・向上できるような，より良い療養の場を提供していくことである．

参考文献

1) 厚生労働省第17回社会保障審議会医療保険部会配布資料．
2) 行田泰明．地域における緩和ケア活動．医薬ジャーナル 2007；43（8）：105-9．
3) 行田泰明．在宅緩和ケア．カレントテラピー 2007；25（11）：63-6．
4) 行田泰明，吉澤明孝．在宅医療におけるがん性疼痛対策．ペインクリニック 2006；27：259-66．
5) 吉澤明孝，吉澤孝之，行田泰明．要町病院緩和ケア・在宅医療部．ペインクリニック 2001；22：1705-8．
6) 日本緩和医療学会がん疼痛治療ガイドライン作成委員会．がん疼痛に対する薬物療法．平賀一陽編．EBMに則ったがん疼痛治療ガイドライン．東京：真興交易医書出版部；2000．p.26-36．
7) 吉澤明孝，行田泰明．在宅医療とオピオイド．小川節郎編．オピオイドの基礎と臨床．東京：真興交易医書出版部；2004．p.109-16．
8) 吉野景子，宮野早苗，加藤裕久．がん性疼痛に対するモルヒネ製剤の臨床．小川節郎編．オピオイドの基礎と臨床．東京：真興交易医書出版部；2004．p.42-86．
9) 日本緩和医療学会「終末期における輸液治療に関するガイドライン作成委員会」：II推奨．終末期癌患者における輸液治療に関するガイドライン．第1版．2006．p.9-35．

行田　泰明／佐久間　詠理／渡邉　淳子

索引

和文

あ

アカシジア……………174, 284
亜急性脊髄視束神経症…… 143
アクセスポート…………… 203
アセトアニリド………………42
アセトアミノフェン… 42, 59, 60
　──中毒…………………47
アセリオ®静注用 ………45, 46
アドヒアランス………………29
アブストラル舌下錠® …… 152
アミトリプチリン………… 104
アモキサピン……………… 105
アラキドン酸代謝物…………49
アルフォンス・デーケン… 259
アロディニア………………… 7
アロマターゼ阻害薬……… 143
アンヒバ………………………45

い

イーフェンバッカル錠® … 152
易感染性………………………53
維持的リハビリテーション
　………………………… 237
痛み治療に対する誤解や迷
　信 ……………………………29
痛みの悪循環モデル……… 140
一次ニューロン………………71
1日製剤………………………92
イフェンプロジル………… 127
イミプラミン……………… 105
医療ソーシャルワーカー
　（MSW）………………… 272
　──業務指針…………… 273
医療用麻薬……… 55, 58, 158
胃瘻………………………… 287

う

うつ状態…………………… 178

え

エトドラク……………………37
エリザベス・キューブラー・
　ロス……………………… 259
嚥下困難感………………… 229
延髄………………………… 139
円皮鍼……………………… 253

お

嘔気・嘔吐………………… 173
岡部健……………………… 260
オキシコドン……82, 220, 222
　──注射液換算比……… 220
オキシコンチン®錠 ……83, 86
オキシモルフォン……………82
オキノーム®散 ………………83
　──0.5%……………………86
オキファスト®注 ………83, 86
おくりびと………………… 265
オピオイド… 55, 56, 59, 60, 61, 157
　──受容体……70, 103, 157
　──受容体を介した薬理
　作用…………………… 157
　──タイトレーション… 150
　──鎮痛薬の併用…………39
　──抵抗性…………………11
　──等鎮痛量…………… 222
　──投与経路…………… 160
　──の開始時期………… 159
　──不耐性……………… 204
オピオイド・ローテーション
　……………………95, 151, 163
　──の実際……………… 166
　──の適用……………… 164
　──の理論的裏づけ…… 164
　──時の薬物変更タイミ
　ング…………………… 166
お迎え現象………………… 266
思い……………………………29

か

カール・ロジャーズ……… 262
介護保険…………………… 280
　──制度………………… 276
咳嗽発作………………………78
解離性麻酔薬……………… 128
カウンセリング…………… 262
化学受容器引き金帯……… 173
下顎神経ブロック………… 192
化学療法誘発性ニューロパ
　チー …………………………143
下行性セロトニン神経系……71
下行性疼痛抑制系……102, 139
下行性ノルアドレナリン(NA)
　神経…………………………71
肩関節周囲炎……………… 142
下腸間膜動脈神経節……… 181
下腸間膜動脈神経叢ブロッ
　ク………………………… 187
活性代謝物……………………91
葛藤………………………… 267
合併症……………………… 260
カディアン®カプセル ………77
カディアン®スティック ……77
ガバペンチン………… 101, 114
カフティーポンプ® ……… 288
カルシウムチャネル……… 103
カルシトニン遺伝子関連ペ
　プチド…………………… 139
カルバマゼピン…………… 115
カロナール……………………45
眼窩下神経ブロック……… 192
眼窩上神経ブロック……… 191
関係存在…………………… 264
緩下剤……………………… 171

患者アセスメント……… 164
患者自己調節鎮痛……… 221
がん性痛……… 108，109，111
　　──の緩和……… 113
がん性疼痛……… 139
　　──管理……… 282
　　──症候群……… 3
感染兆候……… 208
がん対策基本法……… 280
がん疼痛……… 23
　　──に対する薬物療法アルゴリズム……… 160
　　──に対する薬物療法ガイドライン……… 159
　　──の疫学……… 23
がんと共存……… 235
がんの統合医療ガイドライン……… 251
がんの補完代替医療ガイドブック……… 251
がんのリハビリテーション……… 235
カンファランス……… 267
漢方治療……… 243
がん補完代替医療ガイドライン……… 251
緩和ケア… 108，109，111，235
　　──チーム……… 275
　　──の病期分類……… 260
緩和的リハビリテーション……… 238

──き──
ギアチェンジ……… 236
器械式 patient-controlled analgesia（PCA）ポンプ……… 283
気管カニューレ……… 289
気管支喘息………79
危機……… 259
気血水……… 244
気血双補……… 246

気血両虚……… 245
偽性永久拮抗作用………68
気分高揚……… 178
希望………259，264
吸収開始時間………74
急性アルコール中毒… 79，186
急性がん性疼痛……… 3
　　──症候群……… 4
灸頭鍼療法……… 253
吸入麻酔薬………80
強オピオイド………67，70
　　──鎮痛薬……… 149
共感……… 238
凝固系……… 205
強制栄養……… 287
胸部交感神経節……… 181
　　──遮断術……… 183
胸壁浸潤……… 228
祛邪法……… 244
巨大網様核………71
緊急小口資金……… 276
筋肉内……… 162

──く──
クマリン系抗凝固薬………80
クリーンニードル鍼……… 255
グルクロン酸抱合…… 43，56，57，58
グルタチオン………44
　　──抱合………43
グルタミン酸……… 139
クロナゼパム……… 117
クロニジン……131，132，133，134，135
クロミプラン……… 105

──け──
ケアの目標……… 261
経管投与………75
経穴……… 251
経済的援助……… 274
携帯型ポンプ……… 285

傾聴………238，262
経腸栄養……… 287
経直腸……… 162
経椎間板法…… 184，185，186
経皮……… 162
　　──吸収剤………92
　　──的通電神経刺激療法……… 253
頸部骨膜炎……… 183
経絡治療……… 253
ケタミン………127，220
血管迷走神経反応……… 255
血腫形成……… 183
血痰……… 230
血中濃度曲線下面積………77
血尿……… 230
解熱作用………35
下痢症状………78
肩甲上神経ブロック……… 193

──こ──
抗炎症作用………35
高額医療・介護合算制度… 276
高額療養費制度……… 276
口渇……… 175
効果判定………38
交感神経ブロック……… 181
口腔内カンジダ症………53
抗痙攣薬……… 114
抗血栓作用………35
抗コリン作用………80，100
毫鍼……… 253
合成オピオイド………90
向精神薬第二種………55
抗ドパミン薬……… 174
高濃度（4%）モルヒネ………78
抗ヒスタミン薬……… 174
抗不安作用………111，112
抗不安薬……… 108，110，113
抗不整脈薬………124，125
硬膜外腔……… 134
硬膜外自己血充填……… 207

硬膜外鎮痛……………… 200
硬膜外膿瘍……………… 208
肛門括約筋の緊張………… 171
ゴーストピル………………78
呼吸困難……………………84
　　──感………………… 229
呼吸抑制………………… 176
骨芽細胞……………………9
骨・関節などの構造的構築
　　変化による痛み………　3
骨吸収………………………9
骨形成………………………9
骨髄抑制……………………80
骨転移…………………… 228
コデイン…… 55，56，57，58，
　　59，62，63
コミュニケーション技法… 262
昏睡…………………………80
根治治療………………… 260
コンパートメントブロック
　　………………………… 182

── さ ──

最大効果発現時間……………74
在宅緩和ケア………… 279，281
　　──対応薬局データベース
　　（www.pcp-net.jp）……… 283
在宅酸素療法…………… 283
在宅療養支援診療所……… 281
　　──制度……………… 279
　　──の要件…………… 280
在宅療養支援病院………… 279
サイトカイン………………49
錯乱・せん妄…………… 176
嗄声……………………… 183
サドルブロック………… 188
サブスタンス P………… 139
作用持続時間………………74
三環系抗うつ薬……… 80，100
三叉神経節ブロック…… 191
三叉神経ブロック……… 191
酸素濃縮器……………… 289

3 段階除痛ラダー……………70

── し ──

時間存在………………… 262
ジクロフェナク……………38
止血……………………… 229
耳鍼療法………………… 253
持続くも膜下腔注入法………78
持続硬膜外腔注入法…………78
持続静注…………… 162，219
持続静脈内注入法……………78
持続皮下………………… 162
　　──注………… 219，285
　　──投与法………………78
ジドブジン…………………80
シナプス可塑性………… 127
シナプス形成…………… 127
自発痛…………………… 127
ジヒドロコデイン…… 55，56，
　　57，58，59，62，63
死へのプロセス………… 259
ジメチコン…………………80
社会的苦痛………… 16，271
弱オピオイド………………67
　　──鎮痛薬………… 149
灼熱痛……………………… 7
宗教……………………… 265
　　──性………………… 265
十全大補湯……………… 246
充足感…………………… 266
出血傾向……………………37
出血性大腸炎………………79
障害年金………………… 276
消化管障害…………………36
消化管の蠕動運動抑制…… 171
上顎洞がん……………… 182
消化性潰瘍…………………53
上下腹神経叢…………… 181
　　──ブロック……… 186
上肢筋麻痺……………… 183
脂溶性…………… 90，202
小線源治療……………… 229

上大静脈症候群………… 231
上腸間膜動脈神経節……… 181
傷病手当金……………… 276
上腹部内臓がん………… 184
初回通過効果…………… 160
褥瘡……………………… 290
食物繊維（野菜，海藻，豆
　　類，イモ類，果物）…… 173
食欲不振……………………49
除痛ラダー……………… 148
徐放機構……………………75
徐放性製剤………… 74，159
処方線量………………… 228
自立存在………………… 264
ジレンマ………………… 267
侵害受容性疼痛……… 33，142
侵害受容性の痛み………… 3
腎機能障害…………………36
鍼灸……………………… 251
神経根ブロック………… 194
神経障害性疼痛……… 40，84，
　　114，133，134，139
神経障害性の痛み………3，7
人工呼吸………………… 135
滲出液…………………… 230
人生の総括……………… 261
身体依存………………… 158
身体的苦痛…………………15
心不全………………………79
心理……………………… 259
　　──的苦痛…………… 110
親和性………………… 67，68

── す ──

随証治療………………… 243
錐体外路症状…………… 174
水分の再吸収…………… 171
水溶性オピオイド……… 203
スチーブンス・ジョンソン
　　症候群…………………47
ステロイド………… 36，174
ストロンチウム………… 229

索 引

スピリチュアルペイン…… 17, 259, 264
スピリット…………………… 265

――― せ ―――

生活の質………23, 235, 281
性器出血……………………… 230
星状神経節………………… 181
　――ブロック…………… 182
精神依存………………80, 158
精神的苦痛……………15, 259
生物学的利用能………………78
生命予後……………………… 236
世界保健機関…………………70
　――方式がん性疼痛治療法…………………… 284
　――方式がん性疼痛治療法の3段階除痛ラダー……33
脊髄圧迫症状………………… 205
脊髄くも膜下腔………133, 134
脊髄くも膜下鎮痛…………… 200
脊髄鎮痛……………………… 200
舌下錠…………………………93
舌がん………………………… 182
積極的傾聴…………………… 262
セレギリン…………………… 106
セレコキシブ…………………37
セレコックス®…………………37
セロトニン… 60, 61, 62, 63, 100
　――症候群…… 62, 63, 106
　――神経………………………71
穿刺痛……………………………7
全身痙攣……………………… 183
全身倦怠感………………………49
全人的苦痛………15, 271, 282
全人的な緩和ケア…………… 110
全身投与経路………………… 204
前帯状回……………………… 139
選択的シクロオキシゲナーゼ-2（COX-2）阻害薬… 141

選択的セロトニン再取り込み阻害薬…………………… 101
選択的ノルアドレナリン・セロトニン再取り込み阻害薬…………………… 100
譫妄…………………………… 165

――― そ ―――

瘙痒感………………………… 174
ソーシャルワーカー（SW）…………………… 271
速放性製剤……… 72, 92, 159
速放性モルヒネ………………77
組織損傷・炎症性による痛み………………………………3
存在論………………………… 262

――― た ―――

退院援助……………………… 273
退院前カンファランス…… 213
体外ポンプ…………………… 209
太極療法……………………… 254
帯状疱疹後神経痛………… 142
耐性…………………………… 158
大腿神経ブロック………… 196
タイトレーション………… 221
体内ポンプ…………………… 209
退薬症状……………… 69, 207
大腰筋筋溝ブロック……… 195
達成感………………………… 267
単刺術………………………… 253

――― ち ―――

知覚過敏……………………… 177
置鍼術………………………… 253
知熱灸………………………… 253
チャイルドプルーフPTP（press through package）…………………………78
注射製剤…………………………92
中心静脈栄養………………… 288
中枢神経抑制薬………………80

中枢性感作…………………… 127
中枢性神経障害性疼痛…… 140
中毒性表皮壊死症候群………47
中脳水道周囲灰白質……… 139
腸管蠕動運動…………………78
腸管内圧亢進………………… 204
腸閉塞………………………… 229
腸瘻…………………………… 287
直腸出血……………………… 230
鎮静…………………………… 286
　――作用…… 112, 132, 135
鎮痛作用…… 35, 49, 70, 91, 131, 133
鎮痛耐性………………………80
鎮痛補助薬…… 50, 80, 109, 113, 286
鎮痛力価……………………… 202
　――換算表……………………87

――― つ ―――

椎体外側アプローチ法……184, 185, 187
痛覚過敏…………………7, 72
つらさと支障の寒暖計…… 262

――― て ―――

手当て………………………… 236
低血糖………………………… 186
低周波鍼通電療法………… 253
低髄液圧性頭痛……………… 207
デキサメタゾン………………50
デキストロメトルファン… 129
デクスメデトミジン………131, 132, 133, 134, 135
デュロキセチン………102, 106
手を当てる…………………… 238
電撃痛……………………………7
天井効果…………………………39

――― と ―――

等鎮痛用量換算表………… 165
疼痛の評価シート………25, 26

索引

透熱灸……………… 253
トータルペイン……… 15, 238
ドスレピン…………… 105
独居老人……………… 273
突出痛………………… 162
トラマドール…… 55, 56, 57, 59, 60, 61, 62, 63
トリガーポイント注射…… 196
トリガーポイント療法…… 253
トリプタン系製剤………… 106
トリミプラン……………… 105

な
ナイキサン®……………… 38
内視鏡的胃瘻造設術……… 287
内臓神経ブロック………… 181
内臓−体性神経収斂……… 9
内臓の痛み……………… 3, 8
ナトリウムチャネル… 103, 123
ナプロキセン……………… 38

に
二次ニューロン…………… 71
日常生活活動……………… 235
日常生活能………………… 80
人参養栄湯……………… 246

ぬ
抜け殻……………………… 78

ね
眠気………………… 175, 204
粘膜吸収性フェンタニル製剤……………………… 152

の
ノイロトロピン…………… 139
脳転移…………………… 228
ノルアドレナリン…… 60, 61, 100
ノルトリプチリン… 104, 105

は
バイスティックの7原則… 271
排尿障害……………… 175
ハイペン®………………… 37
バクロフェン…………… 201
破骨細胞…………………… 9
パシーフ® カプセル……… 78
バッカル錠……………… 93
発汗…………………… 178
八綱弁証……………… 243
パニック発作………… 112
パラアミノフェノール誘導体………………… 42
バリア……………… 23, 29
鍼の適用と禁忌……… 255
パルス高周波熱凝固術…… 194
バルプロ酸ナトリウム…… 117
パロキセチン………… 102
晩期有害事象………… 227
半減期………………… 91

ひ
悲哀の仕事……………… 259
ピーガード® 錠………… 78
脾胃失調………………… 245
非オピオイド鎮痛薬…… 149
皮下埋め込み型静脈アクセス………………… 288
非がん性疼痛…………… 139
非侵襲的換気療法……… 289
非ステロイド性抗炎症薬… 33, 286
皮内鍼…………………… 253
皮膚粘膜眼症候群………… 47
非薬物療法……………… 252

ふ
フェナセチン……………… 42
フェニトイン…………… 118
フェンタニル……… 220, 222
――経皮吸収剤………… 95
――製剤への変更……… 173
――注射剤………………… 97
――貼付剤……………96, 97
――の耐性………………… 97
――パッチ………………… 80
――速放製剤……… 94, 152
腹腔神経叢……………… 181
――ブロック…………… 184
副作用……………………… 36
――対策……………………… 39
服薬カレンダー………… 285
服薬コンプライアンス… 173
扶正法…………………… 244
不対神経節……………… 181
――ブロック…………… 188
ブトルファノール………… 66
ブピバカイン…………… 201
ブプレノルフィン…… 67, 80
ブラジキニン……………… 35
フルルビプロフェンアキセチル……………………… 38
プレガバリン……… 101, 139
プロスタグランジン……… 33

へ
ベタメタゾン……………… 50
変形性関節症…………… 142
ペンタゾシン……………… 65
扁桃体…………………… 139
便秘………………… 91, 171

ほ
縫線核……………………… 71
訪問看護ステーション…… 282
ボーラス投与量………… 223
補完代替医療…………… 251
補剤……………………… 243
補中益気湯……………… 246
骨へのがん転移…………… 9
ボルタレン®……………… 38
ホルモン療法…………… 143

索引

ま
麻酔前投薬……………………79
末梢性神経障害性疼痛……140
麻痺性イレウス………………80
マプロチリン…………………102
慢性がん性疼痛………………3
　　──症候群………………5

み
ミオクローヌス………………177
3日製剤…………………………92
看取りのケア…………………266
耳を傾ける……………………238
ミルナシプラン………102, 106

む
ムスカリン受容体……………103

め
メキシレチン…123, 124, 125
メサドン…………………127, 150
メロキシカム…………………37

も
モービック®……………………37
モノアミンオキシダーゼ阻
　害薬…………………………80
モノアミン酸化酵素阻害薬
　………………………………104

モルヒネ……55, 56, 57, 58,
　65, 70, 222
　　──-3-グルクロナイド…72
　　──-6-グルクロナイド…70
モルペス®細粒…………………75

や
薬物動態パラメータ…………75
薬物弁別試験…………………65

ゆ
有害事象………………………255
有痛性骨転移…………………228
輸血……………………………290

よ
溶骨性骨転移…………………229
腰痛症…………………………142
腰部交感神経節………………181
用量依存性……………………36
抑うつ…………………………262
翼口蓋神経節…………………181
　　──ブロック………………181
余命……………………………260
四環系坑うつ薬………………102

ら
ライエル症候群………………47
ライ症候群……………………47
来世……………………………266

ライフレビュー………………266

り
リドカイン……123, 124, 125,
　220
硫酸抱合………………………43
硫酸モルヒネ…………………74
良導絡療法……………………253
療養の場………………………274
リン酸コデイン………………74
臨死期…………………………266
臨床宗教学……………………260

れ
霊的苦痛…………………17, 259
レスキュー……69, 74, 86, 94
　　──ドーズ…………………284
レボブピバカイン……………201

ろ
老老介護………………………285
肋間神経ブロック……………196
ロックアウト時間……………223
ロピオン®………………………38
ロピバカイン…………………201
ロフェプラミン………………105

わ
悪い知らせ……………………262
腕神経叢ブロック……………192

英文

A
$\alpha_2\delta$ サブユニット……………139
α_2 アドレナリン受容体…131
α_2 受容体アゴニスト……131,
　132, 134, 135

activities of daily living…80,
　235
ADL…………………………80, 235
AM404……………………………44
area under curve………………77
AUC………………………………77

B
β-FNA…………………………68
β-funaltrexamine………………68
β 遮断薬………………………80
best supportive care（BSC)
　………………………………274
bioavailability…………………78
BPI………………………………25

索引

bremazocine ……………… 67
brief pain inventory ………… 25

C

Ca^{2+} チャネル ……………… 139
CAM ……………………… 251
ceiling effect ………………… 39
CGRP ……………………… 139
chemoreceptor trigger zone
 ……………………………… 173
COX-1 ……………………… 34
COX-2 ……………………… 34
　──選択的阻害薬……………… 37
　──阻害薬……………………… 141
　──非選択性阻害薬…………… 38
COX 阻害作用 ………………… 44
CTZ ………………………… 173
CV ポート ………………… 288
cyclooxygenase-2 阻害薬… 141
CYP2D6 …57, 60, 62, 63, 82
CYP2E1 ……………………… 44
CYP3A4 ………… 60, 82, 163

D

δ 作動薬……………………… 67
DCV ………………………… 78
death education ………… 282
diffusion controlled vesicle …78
DNR order ………………… 282

E

external pump …………… 209

F

faces pain scale………… 24, 25
FPS ……………………… 24, 25

G

γ アミノ酪酸 ……………… 139
GABA ……………………… 139
gamma-aminobutyric acid … 139

H

hydromorphone ……… 65, 66

I

internal pump …………… 209

K

κ 受容体……………………… 65

M

μ 受容体……………… 65, 70, 90
morphine-3-glucuronide
 (M-3-G) ………………… 163
morphine-6-glucuronide
 (M-6-G) ………………… 163
MPQ ……………………… 25
MS コンチン® 錠 ………… 74
MS ツワイスロン® カプセル
 ……………………………… 77

N

N-acetyl-p-benzoquinoneimine
 ……………………………… 43
N-acylphenolamine ………… 44
naltrexone ………………… 65
NAPQI ………………… 43, 44
NIPPV …………………… 289
NMDA …………………… 103
　──受容体…………………… 127
non-invasive positive pressure
 ventilation ……………… 289
non-responders……………… 80
nonsteroidal anti-inflammatory
 drugs ……………… 33, 286
NRS ……………………… 24
NSAIDs ……………… 33, 286
numerical rating scale ……… 24
N-アセチル-p-ベンゾキノン
 イミン………………………… 43
N-アセチルシステイン …… 47
N-メチル-D-アスパラギン酸
 ……………………………… 103

O

oncology emergency ……… 23

P

palliative prognosis index… 227
patient-controlled
 analgesia ………… 219, 221
PCA ……………… 219, 221
PCA ポンプ ……………… 223
PEG ……………………… 287
percutaneous endoscopic
 gastrostomy …………… 287
PG ………………………… 33
PGE_2 ……………………… 34
postspinal headache……… 207
PPI ……………………… 227
prostaglandin ……………… 33
PTCD …………………… 290

Q

QOL ……… 23, 235, 260, 281
　──向上……………………… 238
quality of life …… 23, 235, 281

S

SGB ……………………… 182
SHEARE ………………… 262
SMON …………………… 143
SNRI ……………………… 101
Sr-89 …………………… 229
SSP ……………………… 253
　──療法……………………… 253
SSRI……………………… 101
stellate ganglion block …… 182
subacute myelo-optic
 neuropathy …………… 143
SVC 症候群 ……………… 231

T

TENS …………………… 253
the McGill pain questionnaire
 ……………………………… 25

索引

total pain ……………259, 282
total parenteral nutrition… 288
TPN……………………… 288

U
U50,488……………………66

V
VAS …………………24, 25

verbal rating scale ……24, 25
visual analogue scale …24, 25
VRS …………………24, 25

W
WHO がん性疼痛治療指針
  …………………………… 147
WHO 小児がん性疼痛治療
  指針………………………… 153

WHO 方式 ……………… 147
  ──がん性疼痛治療法… 55, 56, 157, 284
  ──がん性疼痛治療法の
  3 段階除痛ラダー… 33, 200

誰にでも理解できる緩和ケアの実践書　　＜検印省略＞

2015年4月20日　第1版第1刷発行

定価（本体7,800円＋税）

編集者　花　岡　一　雄
発行者　今　井　　　良
発行所　克誠堂出版株式会社
〒 113-0033　東京都文京区本郷 3-23-5-202
電話　(03)3811-0995　振替 00180-0-196804
URL　http://www.kokuseido.co.jp

ISBN978-4-7719-0443-9 C3047　￥7800E　　　印刷　三報社印刷株式会社
Printed in Japan ⒸKazuo HANAOKA, 2015

- 本書の複製権・翻訳権・上映権・譲渡権・公衆送信権（送信可能化権を含む）は克誠堂出版株式会社が保有します．
- 本書を無断で複製する行為（複写，スキャン，デジタルデータ化など）は，「私的使用のための複製」など著作権法上の限られた例外を除き禁じられています．大学，病院，診療所，企業などにおいて，業務上使用する目的（診療，研究活動を含む）で上記の行為を行うことは，その使用範囲が内部的であっても，私的使用には該当せず，違法です．また私的使用に該当する場合であっても，代行業者等の第三者に依頼して上記の行為を行うことは違法となります．
- [JCOPY] ＜(社)出版者著作権管理機構　委託出版物＞
  本書の無断複写は著作権法上での例外を除き禁じられています．複写される場合は，そのつど事前に(社)出版者著作権管理機構（電話 03-3513-6969, Fax 03-3513-6979, e-mail：info@jcopy.or.jp）の許諾を得てください．